全国中医药行业高等教育"十二五"规划教材

全国高等中医药院校规划教材（第九版）

局部解剖学

（供中西医临床医学、中医学、针灸推拿学、骨伤、康复等专业用）

主　审　严振国（上海中医药大学）

主　编　邵水金（上海中医药大学）

副主编　李新华（湖南中医药大学）

　　　　梁明康（广西中医药大学）

　　　　张文光（福建中医药大学）

　　　　徐　强（黑龙江中医药大学）

　　　　司银楚（北京中医药大学）

　　　　颜贵明（安徽中医药大学）

　　　　罗友华（成都中医药大学）

中国中医药出版社

·北京·

图书在版编目（CIP）数据

局部解剖学/邵水金主编 . —北京：中国中医药出版社，2015.1（2017.8 重印）
全国中医药行业高等教育"十二五"规划教材
ISBN 978 - 7 - 5132 - 2247 - 1

Ⅰ.①局… Ⅱ.①邵… Ⅲ.①局部解剖学 - 中医学院 - 教材 Ⅳ.①R323

中国版本图书馆 CIP 数据核字（2014）第 293877 号

中 国 中 医 药 出 版 社 出 版
北京市朝阳区北三环东路 28 号易亨大厦 16 层
邮政编码 100013
传真 010 64405750
山东百润本色印刷有限公司印刷
各地新华书店经销

＊

开本 787 × 1092 1/16 印张 17.25 字数 385 千字
2015 年 1 月第 1 版 2017 年 8 月第 4 次印刷
书 号 ISBN 978 - 7 - 5132 - 2247 - 1

＊

定价 55.00 元
网址 www.cptcm.com

全国中医药行业高等教育"十二五"规划教材
全国高等中医药院校规划教材(第九版)
专家指导委员会

全国中医药行业高等教育"十二五"规划教材
全国高等中医药院校规划教材（第九版）

《局部解剖学》编委会

前　言

"全国中医药行业高等教育'十二五'规划教材"（以下简称："十二五"行规教材）是为贯彻落实《国家中长期教育改革和发展规划纲要（2010—2020）》《教育部关于"十二五"普通高等教育本科教材建设的若干意见》和《中医药事业发展"十二五"规划》的精神，依据行业人才培养和需求，以及全国各高等中医药院校教育教学改革新发展，在国家中医药管理局人事教育司的主持下，由国家中医药管理局教材办公室、全国中医药高等教育学会教材建设研究会，采用"政府指导，学会主办，院校联办，出版社协办"的运作机制，在总结历版中医药行业教材的成功经验，特别是新世纪全国高等中医药院校规划教材成功经验的基础上，统一规划、统一设计、全国公开招标、专家委员会严格遴选主编、各院校专家积极参与编写的行业规划教材。鉴于由中医药行业主管部门主持编写的"全国高等中医药院校教材"（六版以前称"统编教材"），进入2000年后，已陆续出版第七版、第八版行规教材，故本套"十二五"行规教材为第九版。

本套教材坚持以育人为本，重视发挥教材在人才培养中的基础性作用，充分展现我国中医药教育、医疗、保健、科研、产业、文化等方面取得的新成就，力争成为符合教育规律和中医药人才成长规律，并具有科学性、先进性、适用性的优秀教材。

本套教材具有以下主要特色：

1. 坚持采用"政府指导，学会主办，院校联办，出版社协办"的运作机制

2001年，在规划全国中医药行业高等教育"十五"规划教材时，国家中医药管理局制定了"政府指导，学会主办，院校联办，出版社协办"的运作机制。经过两版教材的实践，证明该运作机制科学、合理、高效，符合新时期教育部关于高等教育教材建设的精神，是适应新形势下高水平中医药人才培养的教材建设机制，能够有效解决中医药事业人才培养日益紧迫的需求。因此，本套教材坚持采用这个运作机制。

2. 整体规划，优化结构，强化特色

"'十二五'行规教材"，对高等中医药院校3个层次（研究生、七年制、五年制）、多个专业（全覆盖目前各中医药院校所设置专业）的必修课程进行了全面规划。在数量上较"十五"（第七版）、"十一五"（第八版）明显增加，专业门类齐全，能满足各院校教学需求。特别是在"十五""十一五"优秀教材基础上，进一步优化教材结构，强化特色，重点建设主干基础课程、专业核心课程，增加实验实践类教材，推出部分数字化教材。

3. 公开招标，专家评议，健全主编遴选制度

本套教材坚持公开招标、公平竞争、公正遴选主编的原则。国家中医药管理局教材办公室和全国中医药高等教育学会教材建设研究会，制订了主编遴选评分标准，排除各种可能影响公正的因素。经过专家评审委员会严格评议，遴选出一批教学名师、教学一线资深教师担任主编。实行主编负责制，强化主编在教材中的责任感和使命感，为教材质量提供保证。

4. 进一步发挥高等中医药院校在教材建设中的主体作用

各高等中医药院校既是教材编写的主体，又是教材的主要使用单位。"'十二五'行规教材"，得到各院校积极支持，教学名师、优秀学科带头人、一线优秀教师积极参加，凡被选中参编的教师都以高涨的热情、高度负责、严肃认真的态度完成了本套教材的编写任务。

5. 继续发挥教材在执业医师和职称考试中的标杆作用

我国实行中医、中西医结合执业医师资格考试认证准入制度，以及全国中医药行业职称考试制度。2004 年，国家中医药管理局组织全国专家，对"十五"（第七版）中医药行业规划教材，进行了严格的审议、评估和论证，认为"十五"行业规划教材，较历版教材的质量都有显著提高，与时俱进，故决定以此作为中医、中西医结合执业医师考试和职称考试的蓝本教材。"十五"（第七版）行规教材、"十一五"（第八版）行规教材，均在 2004 年以后的历年上述考试中发挥了权威标杆作用。"十二五"（第九版）行业规划教材，已经并继续在行业的各种考试中发挥标杆作用。

6. 分批进行，注重质量

为保证教材质量，"十二五"行规教材采取分批启动方式。第一批于 2011 年 4 月，启动了中医学、中药学、针灸推拿学、中西医临床医学、护理学、针刀医学 6 个本科专业 112 种规划教材，于 2012 年陆续出版，已全面进入各院校教学中。2013 年 11 月，启动了第二批"'十二五'行规教材"，包括：研究生教材、中医学专业骨伤方向教材（七年制、五年制共用）、卫生事业管理类专业教材、中西医临床医学专业基础类教材、非计算机专业用计算机教材，共 64 种。

7. 锤炼精品，改革创新

"'十二五'行规教材"着力提高教材质量，锤炼精品，在继承与发扬、传统与现代、理论与实践的结合上体现了中医药教材的特色；学科定位更准确，理论阐述更系统，概念表述更为规范，结构设计更为合理；教材的科学性、继承性、先进性、启发性、教学适应性较前八版有不同程度提高。同时紧密结合学科专业发展和教育教学改革，更新内容，丰富形式，不断完善，将各学科的新知识、新技术、新成果写入教材，形成"十二五"期间反映时代特点、与时俱进的教材体系，确保优质教材进课堂。为提高中医药高等教育教学质量和人才培养质量提供有力保障。同时，"十二五"行规教材还特别注重教材内容在传授知识的同时，传授获取知识和创造知识的方法。

综上所述，"十二五"行规教材由国家中医药管理局宏观指导，全国中医药高等教育学会教材建设研究会倾力主办，全国各高等中医药院校高水平专家联合编写，中国中医药出版社积极协办，整个运作机制协调有序，环环紧扣，为整套教材质量的提高提供了保障，打造"十二五"期间全国高等中医药教育的主流教材，使其成为提高中医药高等教育教学质量和人才培养质量最权威的教材体系。

"十二五"行规教材在继承的基础上进行了改革和创新，但在探索的过程中，难免有不足之处，敬请各教学单位、教学人员及广大学生在使用中发现问题及时提出，以便在重印或再版时予以修正，使教材质量不断提升。

国家中医药管理局教材办公室
全国中医药高等教育学会教材建设研究会
中国中医药出版社
2014 年 12 月

编写说明

　　《局部解剖学》是在国家中医药管理局和教育部全国高等中医学、中药学本科教学指导委员会的指导下，由全国高等中医药教材建设研究会和中国中医药出版社具体负责组织编写的，是中西医临床医学专业基础课程教材之一。本教材是中医药行业高等教育"十二五"规划教材，可供全国高等中医药院校中西医临床医学、中医学、针灸推拿学、骨伤、康复等专业使用，适用于本科生、七年制和研究生教学。

　　《局部解剖学》是按照人体的局部分区，研究人体各个区域由浅入深的层次结构，以及结构和器官的位置、毗邻和临床应用的一门科学，是基础医学与临床医学之间的桥梁课程。学习目的就在于通过亲自解剖和观察尸体，使学生掌握局部解剖学基本知识，培养学生的动手操作能力和对人体层次结构的洞察能力，培养学生的团队合作精神和严谨、科学、求真、探索的科研作风，以提升学生综合素质，为后续临床课程和临床实践奠定良好的形态学知识基础，为提高临床疗效和避免医疗事故提供保障。本教材以全国高等中医药院校教学大纲为依据，遵照"三基""五性"和"三特定"的教材编写原则，贯穿以学生为中心的编写理念，符合中医药高等教育事业发展和人才培养需求。本教材保持了学科知识的系统性和完整性，体现了基础教材的科学性和先进性，力求做到语句精练、层次分明、重点突出、通俗易懂，注意体现中医药院校的特色，并适当联系临床，具有较高的实际应用价值。

　　本教材由绪论和头部、颈部、胸部、腹部、盆部与会阴、脊柱区、上肢、下肢八章，以及实验报告书写指导、主要参考书目组成。局部分区各章均包括概述、层次结构及结构与器官的位置、毗邻、血液供应、淋巴回流和神经支配，以及解剖操作等内容。书中文字20余万，插图183幅，其中大部分为彩色插图，做到了图文并茂，文字与表格合理结合，重要名词配有英文。全书在每章前面加入"导学"，便于学生了解学习目的和学习要求；每章正文设有"知识链接"模块，增强了教材内容的趣味性和科学性，便于学生了解本学科的新技术和新成果；每章均有"解剖操作"一节，并附"复习思考题"，利于指导学生解剖操作和课后复习之用。教材后面附有实验报告书写指导和主要参考书目，这样极大地方便了教与学。

　　本书由全国25所医药院校的专家、教授组成编写委员会，其中绪论和第六章脊柱区由邵水金和国海东编写，第一章头部由张文光、韩永明、金春峰编写，第二章颈部由司银楚、储开博、赵学纲编写，第三章胸部由徐强、张跃明、王怀福编写，第四章腹部由李新华、李平、和凤军、孟凡洁编写，第五章盆部与会阴由梁明康、游言文、孙国刚编写，第七章上肢由颜贵明、许晓伍、王孟琳、邰浩清编写，第八章下肢由罗友华、唐中生、陈彦文、高书亮编写。全书由主审、主编、副主编负责审稿、统稿和定稿而成。

　　本书在编写、审定等过程中，得到了中国中医药出版社领导和编辑的大力支持，得到了全国各兄弟院校同道的热情帮助，得到了上海中医药大学严振国终身教授的细心审阅，在此表示诚挚的谢意！由于我们的水平有限，不足之处在所难免，希望广大师生和读者提出宝贵意见，以便再版时修订提高，使本教材更臻完善。

《局部解剖学》编委会

2014 年 12 月

目　录

绪　论

一、局部解剖学的定义和学习目的

局部解剖学 regional anatomy 是按照人体的局部分区，研究人体各个区域由浅入深的层次结构，以及结构和器官的位置、毗邻和临床应用的一门科学，是基础医学与临床医学之间的桥梁课程。学习目的就在于通过亲自解剖和观察尸体，使学生掌握局部解剖学基本知识，培养学生的动手操作能力和对人体层次结构的洞察能力，培养学生的团队合作精神和严谨、科学、求真、探索的科研作风，以使学生综合素质得到全面提升，为后续临床课程和临床实践奠定良好的形态学知识基础，为提高临床疗效和避免意外事故发生提供保障。因此，要想成为一名好的临床医生，就必须认真、扎实地学好局部解剖学这门课程。

二、局部解剖学的学习方法

学习局部解剖学，必须理论联系实际。理论就是系统解剖学和局部解剖学的理论，实际就是亲自动手进行尸体解剖操作。尸体解剖操作是学习局部解剖学最重要的方法。不重视尸体解剖操作、不在理论指导下认真进行尸体解剖，是不可能学好局部解剖学的。只有在进行尸体解剖操作的同时，认真学习和复习局部解剖学和系统解剖学的理论知识，做到既动手又动脑，才可能较好地掌握人体各局部的层次结构及其各结构之间毗邻关系，为今后学习临床医学，特别是外科学、妇产科学、影像诊断学、针灸推拿学、骨伤康复、中西医临床医学等打下扎实的基础。

三、常用解剖器械及其使用方法

"工欲善其事，必先利其器"。只有先熟悉解剖器械，才能更好地使用器械。常用的解剖器械有解剖刀、解剖镊、解剖剪、血管钳、肋骨剪和咬骨钳等（图绪-1）。

1. 解剖刀 为最常用的器械之一，刀刃用于切开皮肤和切断肌肉，刀尖用于修洁血管和神经，刀柄常用来做钝性分离。持刀方式可因不同需要而异（图绪-2）。切开皮肤时宜采用执笔法或抓持法，修洁血管、神经时多采用执笔法。

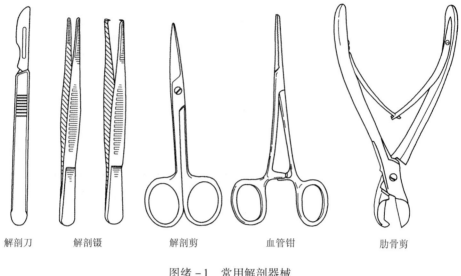

| 解剖刀 | 解剖镊 | 解剖剪 | 血管钳 | 肋骨剪 |

图绪 -1　常用解剖器械

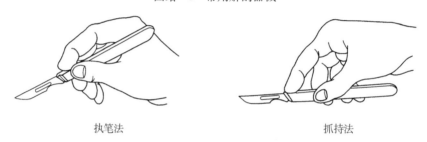

执笔法　　　　　　　　　　　　　　抓持法

图绪 -2　持解剖刀的方法

2. 解剖镊　分有齿镊和无齿镊 2 种。有齿镊因损伤性较大，仅用于夹持皮肤或非常坚韧的组织，切不可用于夹持血管、神经和肌肉等较为脆弱的组织。无齿镊损伤性较小，常用来夹持和分离血管、神经和肌肉等软组织。使用解剖镊一般采用执笔法，即将镊柄夹于拇指与示指和中指的指腹之间（图绪 -3）。

3. 解剖剪　有弯剪和直剪 2 种，且有尖头和圆头之分。圆头剪一般用于剪断血管、神经等软组织，亦用于撑开或分离软组织。尖头剪用于剪断较坚韧的组织或用于剪线等。正确的持剪方法应将拇指与环指套入剪柄环内，示指末节贴于剪轴，起到稳定和定向的作用（图绪 -4）。

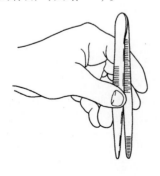

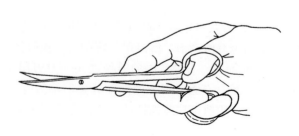

图绪 -3　持解剖镊的方法　　　　　　图绪 -4　持解剖剪的方法

4. 血管钳　通常用于分离血管、神经等软组织，亦用于钳夹肌腱、韧带、皮肤等作牵引固定之用。持钳方法与持解剖剪一样。

5. 其他解剖器械　还有用于剪断肋骨的肋骨剪，用于咬碎骨组织以便暴露深层结构的咬骨钳，用于锯断骨组织的钢锯等。

四、解剖操作的基本技术

人体可分为头部、颈部、胸部、腹部、盆部、会阴部、脊柱区、上肢和下肢等，各局部的层次结构具有许多相似之处，由浅入深为皮肤、浅筋膜、深筋膜、肌肉、骨、体腔和腔内器官等，在皮下至肌层中有大量血管、淋巴管、神经和神经末梢等结构，在解剖操作时其方法亦有差异。

1. 解剖皮肤　按各局部规定的皮肤切口（图绪-5）要求，可先在尸体皮肤上用刀尖背划一线痕，沿该线将刀刃与皮肤呈45°角切开皮肤，切口深度以切透皮肤但不伤及浅筋膜为宜。然后，用有齿镊尖或血管钳夹持皮肤的一角，向上牵拉，同时用刀刃与皮片呈45°角细心划割，将皮肤剥离、翻起。勿使过多的皮下组织附于皮片上。

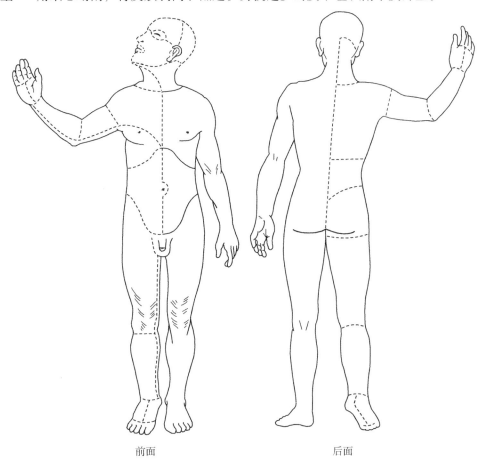

前面　　　　　　　　　后面

图绪-5　全身皮肤切口图

2. 解剖浅筋膜   浅筋膜的解剖主要是剖露浅静脉、浅动脉、皮神经和浅淋巴结等，并清除脂肪组织。浅静脉和浅动脉位于浅筋膜之中，沿其走行方向切开浅筋膜，暴露并将其分离。皮神经先在浅筋膜深面走行，然后逐渐分支浅出。可从皮神经穿出深筋膜处开始沿其走向剖查并将其分离。某些部位的浅筋膜内还有浅淋巴结分布，可用刀尖分离脂肪组织，找到淋巴结后将其挑起，观察与淋巴结相连的输入和输出淋巴管。保留主要的浅动脉、浅静脉、皮神经等结构，其余结构连同纤维脂肪组织一起全部清除，暴露深筋膜。

3. 解剖深筋膜   深筋膜覆盖在肌肉的表面，解剖时用有齿镊提起深筋膜，使刀刃平贴肌肉，沿肌纤维方向将其切除。人体各部位的深筋膜有很大差异：四肢与背部的深筋膜厚而致密，可成片切除；躯干部的大部分深筋膜与肌层结合紧密，只能小片切除；某些部位的深筋膜形成腱鞘、筋膜鞘、血管神经鞘、肌间隔、支持带或作为肌肉的起点，则无需除去。

4. 解剖血管和神经   解剖血管和神经的原则是由粗到细，由主干到分支，仔细剖查，直到进入器官为止。操作时，应以钝性分离为主。先用刀尖沿血管、神经主干的走向，划开包绕它们的由深筋膜形成的血管神经鞘，然后用无齿镊提起血管或神经，沿其两侧用刀尖背面或剪刀仔细做钝性分离，剔除周围的结缔组织、较小的伴行静脉及缠绕在血管壁上的自主神经丛。

5. 解剖肌肉   解剖肌肉时，首先沿肌纤维方向剥离肌肉表面的深筋膜，修出肌肉的边界，然后观察肌肉的位置、形态、起止、肌腹和肌腱的配布、肌纤维方向及血管和神经的分布。有时需按规定将肌肉切断，以便观察深层结构。切断肌肉时，用刀柄或手指伸入肌肉的深面，将其与深面的结构分离，再用剪刀将肌肉剪断，或在肌肉下面垫一刀柄，用刀将肌肉横断，以免伤及深层结构。

6. 解剖内脏器官   解剖内脏器官的目的是暴露和观察脏器的位置、形态和毗邻关系、浆膜配布、体表投影及内部结构，探查其血管、神经分布等。打开胸、腹腔后，首先要原位暴露脏器，仔细观察上述内容，然后剖查其血管、神经。必要时切断血管、神经及有关固定装置，整体取出脏器，然后进一步进行解剖观察。

五、解剖操作的具体要求

1. 端正学习态度   局部解剖学是一门重要的医学专业基础课。认真进行尸体解剖操作是学习局部解剖学最重要、最有效的途径。必须重视尸体解剖操作，尊重、爱惜尸体，宣扬遗体捐献和无私奉献的精神。在解剖操作之前及结束之后，老师和学生都要对着尸体默哀，以示对那些献身医学事业的崇高者的敬意。

2. 认真做好预习   预习是保证解剖操作顺利进行的必备条件，是保证课堂效果的必要准备。每次解剖操作之前应做好预习，认真阅读局部解剖学的相关内容、系统解剖学的相关章节，参考相关的解剖学图谱，了解将要解剖内容的重点、难点和大致的解剖程序，书写解剖操作预案，做到心中有数。

3. 严格解剖操作   严格解剖操作是保证解剖质量和学好局部解剖学的重要前提。应该严格按照教师、教材规定的解剖操作指导依次进行。应逐层进行尸体解剖，先剖露主要结构，再追寻次要结构，对主要结构要加以保护，必要时可切断，但不能切除。对于妨碍操作的次要结构，如伴行静脉、淋巴结和脂肪组织可切除，但不可盲目切割，任意行事。

4. 仔细观察辨认　在进行尸体解剖操作时，做到不怕脏、不怕累、不怕气味刺激，勤动手、善观察、多动脑。要边解剖，边观察，注意辨认，理论联系实验进行思考，讨论实验结果，记录实验过程。一旦发现变异或畸形，不要轻易放过，要报告老师，让更多的同学一起观察，开展讨论和学习，要抓住不可多得的学习和提高的机会。

5. 加强分工协作　在进行尸体解剖时，不可能人人同时操作，故每次解剖操作之前由组长明确分工，如主刀、助手、阅读指导、查图等，其他同学应仔细观察所解剖出的每一结构，认真总结记录，培养团队合作精神。

6. 整理实验环境　实验人员必须遵守解剖实验室规章制度，严格按实验要求进行规范操作。每次解剖操作结束时，应清洗解剖器械，妥善保存。同时，将尸体盖好，不得暴露在外，以防干燥，并将解剖下来的脂肪组织等碎片收拾干净，倒入指定的容器内，保持实验室的清洁卫生。

7. 撰写实验报告　局部解剖学是一门形态学课程，实践性特别强，主要通过尸体解剖操作认识人体的解剖结构。撰写实验报告可以引导学生预习和复习教材中的理论知识，查阅相关文献和实验报告书写指导，记录解剖的操作步骤，培养严谨、科学、求真、探索的科研作风。教师阅改、点评实验报告应重点评价实事求是的科学精神、观察能力、书写能力、创新能力等，并向学生反馈意见。

第一章 头 部

导 学

1. **掌握** 头部的体表标志；额顶枕区和颞区的层次结构，浅筋膜中的血管和神经分布；面部浅层结构中的血管和神经分布，三叉神经和面神经的分支分布；腮腺的位置及穿经腮腺的结构。

2. **熟悉** 头部的境界与分区；颅底内面的形态结构，颅内、外静脉的交通及意义；面部的皮肤及浅筋膜的特点，面肌的名称、位置和神经支配；面侧深区的上颌动脉、下颌神经的分支分布。

第一节 头部概述

头部 head 由颅部和面部组成。颅部以骨性的颅腔容纳并保护脑及其被膜；面部有视器、前庭蜗器、口、鼻等重要器官。

一、境界与分区

头部以下颌体下缘、下颌角、乳突尖、上项线和枕外隆凸的连线与颈部分界。头部又以眶上缘、颧弓上缘、外耳门上缘至乳突的连线为界，分为后上方的颅部和前下方的面部。

二、表面解剖

（一）体表标志

1. 眶上切迹 supraorbital notch 有时为**眶上孔**，位于眶上缘的内、中1/3交界处，即距正中线约2.5cm处，内有眶上血管和神经通过（图1-1）。针灸"鱼腰"穴约当眶上切迹或眶上孔处。

2. 眶下孔 infraorbital foramen 位于眶下缘中点的下方约0.8cm处，内有眶下血管和神经穿过（图1-1）。针灸"四白"穴正当该孔处。

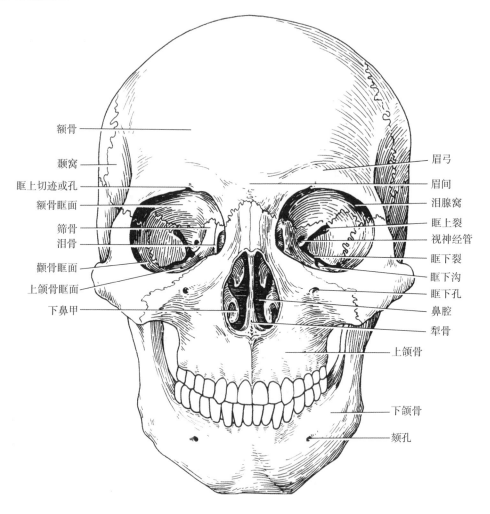

额骨

颞窝

眶上切迹或孔

额骨眶面

筛骨

泪骨

颧骨眶面

上颌骨眶面

下鼻甲

眉弓

眉间

泪腺窝

眶上裂

视神经管

眶下裂

眶下沟

眶下孔

鼻腔

犁骨

上颌骨

下颌骨

颏孔

图 1-1 颅骨前面观

3. 眉弓 superciliary arch　位于眶上缘上方的弓形隆起，男性隆起较显著（图 1-1）。眉弓适对大脑额叶的下缘，其内侧份的深面有额窦。眉弓表面有眉毛覆盖，眉毛的内侧端相当于针灸"攒竹"穴，眉毛的外侧端相当于针灸"丝竹空"穴。

4. 上、下眼睑 upper and lower eyelid　睑的游离缘称**睑缘**，睑缘长有睫毛。上、下睑内侧相连处称**内眦**，外侧相连处称**外眦**。上、下睑之间的裂隙称**睑裂**。眼睑处皮下组织疏松，当面部水肿时，上睑常先出现浮肿。

5. 鼻 nose　位于面部中央。在鼻上部，左、右内眦之间的部位称**鼻根**，中医称"山根"。鼻下部中央，隆凸最高处，称**鼻尖**。鼻尖为针灸"素髎"穴。鼻根与鼻尖之间的部位，称**鼻背**。鼻尖两侧的膨大部，称**鼻翼**。鼻下部有一对向下开口的孔洞，称**鼻孔**。左、右鼻孔之间为**鼻小柱**，向后延续为鼻中隔，分隔左、右鼻腔。

6. 上、下唇 upper and lower lip　为口腔的前壁。上、下唇外侧的连接处称**口角**。上、下唇与口角围成的裂隙称**口裂**。在唇的游离面皮肤与黏膜移行处，因有丰富的毛细血管而呈鲜红色，称**唇红**；机体缺氧时则可变为暗红色乃至绛紫色，称发绀或紫绀。

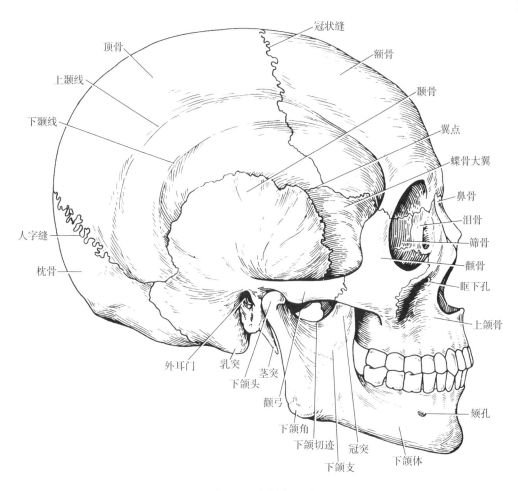

图 1-2 颅骨侧面观

7. 人中 philtrum 又称人中沟，为上唇表面正中线上的纵行浅沟。该沟的上、中 1/3 交界处为针灸"水沟"穴。

8. 鼻唇沟 nasolabial sulcus 为鼻翼外侧向口角外侧延伸的浅沟，位于上唇与颊之间，左右对称。面神经麻痹时，患侧鼻唇沟变浅或消失。

9. 颏唇沟 mentolabial sulcus 为下唇下方与颏部交界处的浅沟。该沟的中点为针灸"承浆"穴。

10. 颏孔 mental foramen 位于下颌第 2 前磨牙根下方，下颌体上、下缘连线的中点或其稍上方，距正中线约 2.5cm，内有颏血管和神经通过（图 1-2）。此处既是颏神经麻醉的进针部位，又是下颌骨骨折的好发部位之一。

11. 顶结节 parietal tuber 在耳尖上方约 5cm 处，是顶骨外侧面的隆凸部。

12. 颧弓 zygomatic arch 位于耳屏至眶下缘的连线上，为颧骨向后延伸的骨性隆起，由颧骨的颞突和颞骨的颧突共同构成（图 1-2），因位置突出，是颌面部骨折的好发部位之一。

13. 颞窝 Temporal fossa 为颧弓上方凹陷处，内有颞肌等结构。

14. 翼点 pterion 在颞窝内，颧弓中点上方二横指（约 3.8cm）处，为蝶骨、额骨、顶骨和颞骨四骨的汇合处（图 1-2）。该处骨质薄弱，深面有脑膜中动脉前支通过。翼点正当针灸"太阳"穴所在的位置。

15. 下颌角 angle of mandible 位于耳郭的前下方，为下颌体下缘与下颌支后缘相交处（图 1-2）。其位置较为突出，骨质较薄弱，为下颌骨骨折的好发部位。

16. 乳突 mastoid process 位于耳垂后方，是颞骨的一骨性突起（图 1-2）。其根部的前内方有茎乳孔，面神经由此出颅；其后部的颅骨内面有乙状窦沟，容纳乙状窦。乳突与下颌角连线的中点为针灸"翳风"穴。

17. 咬肌 masseter 位于耳垂前下方，下颌支外侧面。当上、下牙列咬合时，该肌呈肌性隆起，隆起处为针灸"颊车"穴。

18. 髁突 condylar process 位于耳屏前方，颧弓下方。其上端为下颌头，参加颞下颌关节的组成。在张口、闭口运动时，可触及髁突向前、向后滑动。在耳屏和髁突之间有针灸"耳门""听宫"和"听会"穴，宜张口取穴。

19. 枕外隆凸 external occipital protuberance 位于枕部，后正中线上，头发内，是枕骨外面头部正中线上最突出的隆起，其内面正对窦汇。

20. 上项线 superior nuchal line 为枕外隆凸向两侧延伸至乳突的骨嵴，内面平对横窦。

（二）头部标志线

为确定大脑的主要沟回和脑膜中动脉等的体表投影，也为便于针灸取穴定位，头部标志线设定如下（图 1-3）。

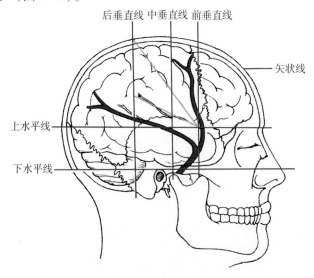

图 1-3 头部标志线和体表投影

1. 下水平线 为通过眶下缘与外耳门上缘的连线。

2. 上水平线 为通过眶上缘的水平线。

3. 矢状线 为通过鼻根部越颅顶正中线至枕外隆凸的弧形线。

4. 前垂直线 为通过颧弓中点的垂直线。

5. 中垂直线 为通过下颌骨髁突中点的垂直线。

6. 后垂直线 为通过乳突基部后缘的垂直线。

（三）体表投影

1. 脑膜中动脉 脑膜中动脉主干投影在下水平线与前垂直线交点处附近；前支经上水平线与前垂直线交点，走向后上方；后支经上水平线与中垂直线交点，斜向后上方走行。

2. 大脑中央沟 在前垂直线和上水平线交点与后垂直线和矢状线交点的连线上，介于中、后垂直线之间的一段。

3. 大脑中央前、后回 分别在大脑中央沟投影线的前、后各 1.5cm 宽的范围内。中央前回下份的前方为运动性语言中枢，其投影位于前垂直线与上水平线交点的稍上方。

4. 大脑外侧沟 相当于大脑中央沟投影线与上水平线夹角的等分线上，介于前、后垂直线之间的一段。

5. 大脑下缘 由鼻根中点上方 1.25cm 处开始向外侧，沿眶上缘向后，经颧弓上缘、外耳门上缘至枕外隆凸的连线。

6. 腮腺管 位于鼻翼与口角之间中点至耳屏间切迹连线的中 1/3 段，相当于颧弓下一横指处。

7. 面动脉 自下颌体下缘与咬肌前缘的交点起，经口角外侧 1cm 处至目内眦的连线上。

第二节 颅 部

颅部由颅顶、颅底、颅腔及其内容物组成，颅顶与颅底以眶上缘和枕外隆凸的环形线为界。颅顶又可分为额顶枕区和颞区。颅底有内、外两面之分，有许多孔裂，是血管、神经等出入颅的部位。本节仅叙述颅顶和颅底内面。

一、颅顶

（一）额顶枕区

1. 境界 前界为眶上缘，后界为枕外隆凸和上项线，两侧借上颞线与颞区分界。

2. 层次结构 由浅入深可分为皮肤、浅筋膜、帽状腱膜与枕额肌、腱膜下疏松结缔组织和颅骨外膜 5 层（图 1-4）。

（1）皮肤 此区皮肤厚而致密，血管丰富，外伤时出血较多，但创口愈合较快。因含有大量毛囊、汗腺和皮脂腺等，较易感染，好发疖肿和皮脂腺囊肿，在施行针刺治疗时应注意消毒。

（2）浅筋膜 由致密结缔组织和脂肪组织构成，致密结缔组织形成许多纵行的纤维隔，使皮肤与帽状腱膜紧密相连，并将脂肪组织分隔成许多纤维小格，内有丰富的血管和神经通过。此层感染时，炎症渗出物不易扩散，早期即可压迫神经末梢引起剧烈疼痛。小格内的血管多被周围结缔组织紧密固定，创伤时血管不易回缩闭合，故出血较多，常需压迫或缝合止血。浅筋膜内血管和神经多伴行呈辐辏状走行，由四周基底部向颅顶走行，按其位置和分布范围，可分为前组、外侧组和后组（图1-5、图1-6）。

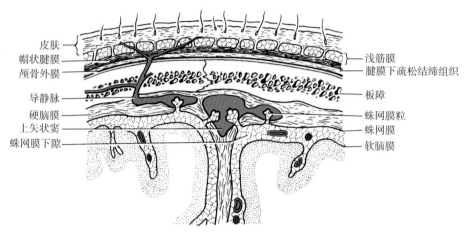

皮肤
帽状腱膜
颅骨外膜
导静脉
硬脑膜
上矢状窦
蛛网膜下隙

浅筋膜
腱膜下疏松结缔组织
板障
蛛网膜粒
蛛网膜
软脑膜

图1-4　颅顶层次结构（冠状面）

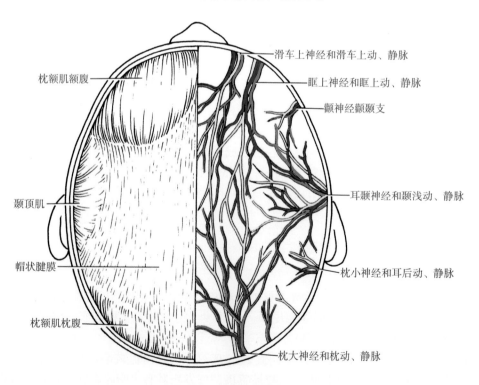

枕额肌额腹
颞顶肌
帽状腱膜
枕额肌枕腹

滑车上神经和滑车上动、静脉
眶上神经和眶上动、静脉
颧神经颧颞支
耳颞神经和颞浅动、静脉
枕小神经和耳后动、静脉
枕大神经和枕动、静脉

图1-5　颅顶部血管和神经

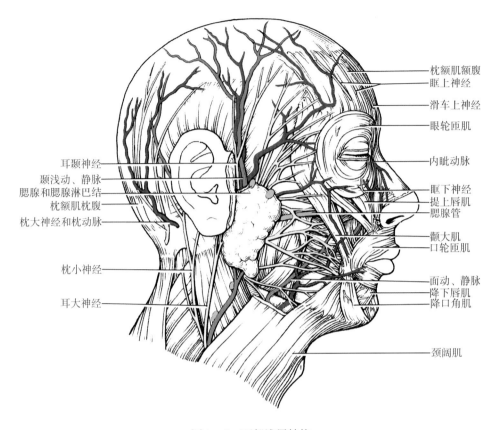

图 1-6 面部浅层结构

1）前组：又分为前内侧组和前外侧组。①前内侧组：距前正中线约 2cm，有滑车上动脉、滑车上静脉和滑车上神经。**滑车上动脉**为眼动脉的终末支，由眶内穿出后上升至额部，分布于额区皮肤。**滑车上静脉**起自冠状缝附近，沿额骨浅面下行，与眶上静脉末端汇合成内眦静脉。**滑车上神经**为三叉神经第 1 支眼神经的分支，经上斜肌滑车上方至额部，分布于额区中线附近的皮肤。②前外侧组：距前正中线约 2.5cm，有眶上动脉、眶上静脉和眶上神经。**眶上动脉**起自眼动脉，经眶上切迹（孔）达额部。**眶上静脉**起自额部，并斜向下内，与滑车上静脉末端汇合成内眦静脉。**眶上神经**为三叉神经第 1 支眼神经的分支，出眶上切迹（孔），分布于额顶区皮肤。

2）外侧组：又分为耳前组和耳后组。①耳前组：有颞浅动脉、颞浅静脉和耳颞神经，三者伴行，出腮腺上缘，越颧弓至颞区。**颞浅动脉**为颈外动脉的终支之一，于下颌颈的后方起自颈外动脉，在腮腺实质内上行，经外耳门前方及颧弓根部至颞部皮下，在颧弓上方 2~3cm 处分为额支和顶支，分布于额部和颞顶部的皮肤、浅筋膜和肌肉。在耳屏前方，可摸到该动脉的搏动。当颞、额、顶部出血时，将该动脉压向颧弓根部，可暂时性止血。**颞浅静脉**与颞浅动脉伴行，收集颅顶部静脉血，汇入下颌后静脉。**耳颞神经**为三叉神经第 3 支下颌神经的分支，穿腮腺实质，出腮腺上缘，与颞浅动脉伴行，越过颧弓根部浅面上行，发出许多小支，分布于颞区皮肤。②耳后组：有耳后动脉、耳后静脉和枕小神经。**耳后动脉**发自颈外动脉，经乳突前方上行，分布于耳郭后部，并有分支分布于腮腺。**耳后静脉**起自耳郭后上方的静脉网，与耳后动脉伴行，汇入颈外静脉。**枕小神经**为颈丛的皮支，沿胸锁乳突肌后缘行向后上方，分布于枕区外侧、耳郭背面上 1/3 的皮肤。

3）后组：有枕动脉、枕静脉和枕大神经。**枕动脉**起自颈外动脉，自二腹肌后腹深面走向后上方，经项部肌肉的深面，由斜方肌上份穿出，分布于颅顶后部。**枕静脉**起自枕部，与枕动脉伴行，最后汇入颈外静脉。**枕大神经**为第 2 颈神经后支，在上项线平面距后正中线 2cm 处穿斜方肌腱膜，分布于颅顶后部皮肤。枕动脉在枕大神经外侧，两者有一定的距离。封闭枕大神经可在枕外隆凸下方一横指、向外侧约 2cm 处进行。

（3）**帽状腱膜 epicranial aponeurosis** 与**枕额肌 occipitofrontal**　帽状腱膜坚韧而致密，前连枕额肌额腹，后连枕额肌枕腹，两侧逐渐变薄，续于颞筋膜。枕额肌以枕腹起自枕骨，前连帽状腱膜；额腹起自帽状腱膜，向前下止于额部皮肤。

帽状腱膜与浅层的皮肤、浅筋膜紧密相连，临床上统称"头皮"。当头皮为锐器所伤，如伤及帽状腱膜，可因枕额肌收缩，使伤口明显裂开，横裂伤尤甚；若未伤及帽状腱膜，则伤口裂开不明显；以此可鉴别头皮外伤是否深达帽状腱膜。缝合修复头皮时，此层必须仔细缝合。

（4）**腱膜下疏松结缔组织**　又称**腱膜下间隙**，是位于帽状腱膜与颅骨外膜之间的薄层疏松结缔组织。此隙范围较大，前至眶上缘，后达上项线。头皮借此层与颅骨外膜连接疏松，故移动性较大；开颅时可经此间隙将皮瓣游离后翻起；头皮撕脱也多在此层分离。此间隙内出血时，常形成较大的头皮下血肿。此间隙内有导血管通过，将颅外血管经板障静脉与颅内静脉窦相沟通，故此层感染可经上述途径继发颅骨骨髓炎，也可向颅内扩散引起颅内感染，因此临床上称此层为颅顶部的"危险区"。

（5）**颅骨外膜**　为一层薄而致密的结缔组织膜，借少量结缔组织与颅骨表面相连。颅骨外膜与颅骨之间结合较为疏松，易于剥离。但在骨缝处骨膜与缝愈着较为紧密，因此骨膜下感染或血肿仅局限在一块颅骨的颅骨外膜与颅骨之间，不易向周围蔓延，以此可与腱膜下间隙感染或血肿相鉴别。

（二）颞区

1. 境界　位于颅的两侧。其上界为上颞线，下界为颧弓上缘，前界为颧骨额突和额骨颧突，后界为上颞线的后下段。

2. 层次结构　由浅入深分为皮肤、浅筋膜、颞筋膜、颞肌和颅骨外膜五层。

（1）**皮肤**　此区皮肤移动性较大，手术时皮肤切口易缝合，愈合后的瘢痕亦不明显。

（2）**浅筋膜**　此层脂肪组织较少，上方与颅顶部浅筋膜相连，下方与面部浅筋膜相续。浅筋膜内含有血管和神经，可分耳前组和耳后组（详见额顶枕区）。

（3）**颞筋膜 temporal fascia**　上方附着于上颞线，向下分浅、深两层，浅层附着于颧弓外面，深层附着于颧弓内面，两层之间夹有脂肪组织。

（4）**颞肌 temporalis**　位于颞窝内，呈扇形，起自颞窝和颞筋膜深面，经颧弓深面止于下颌骨冠突。经颞区开颅术切除部分颞骨鳞部后，颞肌和颞筋膜有保护脑膜和脑的作用，故颞区为开颅减压术常采用的入路。颞肌深面有颞深血管和神经，颞深动脉起自上颌动脉，颞深神经来自下颌神经，支配颞肌。

（5）颅骨外膜 较薄，紧贴颞骨表面，不易分离。骨膜与颞肌之间有一间隙，内含有大量脂肪组织，称**颞筋膜下疏松结缔组织**，并经颧弓深面与颞下间隙相通，再向前与面部颊脂体相连续。因而，颞筋膜下疏松结缔组织有出血或感染时，可向下蔓延至面部，形成面深部的血肿或脓肿，而面部感染，如牙源性感染也可蔓延至颞筋膜下疏松结缔组织中。

二、颅底内面

颅底内面承托脑，由前向后呈三级阶梯形成 3 个窝，分别为颅前窝、颅中窝和颅后窝，其凹凸不平的形态与脑底面及通过的神经、血管等结构相适应（图 1-7）。

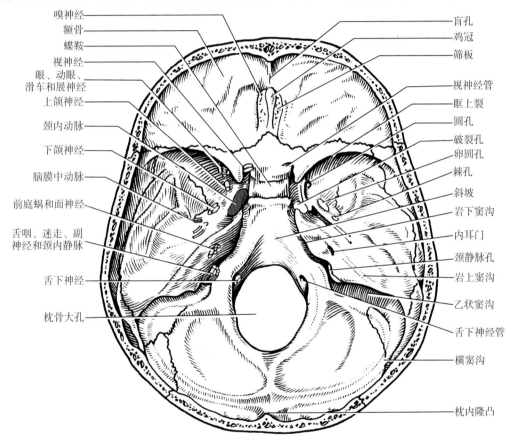

图 1-7 颅底内面观

（一）颅前窝

颅前窝 anterior cranial fossa 是颅底 3 个窝中最浅的一个。其下方是骨性眶和骨性鼻腔，分别构成眶与鼻腔的顶。位于其上面的是大脑半球额叶、嗅球和嗅束等重要结构。

颅前窝由额骨眶部、筛骨筛板、蝶骨小翼和蝶骨体构成。其前外侧壁是额骨的额鳞，额鳞正中的下端有一突起的骨嵴为**额嵴**，大脑镰附于此。额骨之额鳞、鼻部、眶部之间有**额窦**，通常左右各一。颅前窝的后缘以蝶骨小翼后缘、前床突、交叉前沟及沟之两端的视神经管口与颅中窝分界。窝的两侧为额骨眶部，构成眶顶，其表面高低不平，与大脑额叶眶面的脑回、沟相适应。蝶骨小翼后缘正对大脑半球的外侧沟。颅前窝正中部分为嗅窝，其底即**筛板**，上有**筛孔**通鼻腔。嗅丝（嗅神经）自鼻腔嗅黏膜穿过筛孔连接位于嗅窝的嗅球。筛板中央有矢状位的**鸡冠**，与额嵴呈一直线。筛板下外侧位于鼻腔、眶之间有成对的筛骨迷路，内为**筛窦**。

（二）颅中窝

颅中窝 middle cranial fossa 位于颅底中部，较颅前窝为低，分为较小的中央部和两个较大的外侧部。其外侧部是宽阔的深窝，容纳大脑半球的颞叶，颞极深入蝶骨小翼下面的间隙内。中央部为蝶鞍，较高，小而狭窄。

蝶鞍 sella 为蝶骨体的上面，其前上有一横行的隆起为**鞍结节**，结节两侧端的小骨突称**中床突**。鞍结节将蝶鞍分为前方较浅的**交叉前沟**，连于两侧视神经管口之间；后方较深陷的**垂体窝 hypophysial fossa**，容纳垂体。**垂体 hypophysis** 呈椭圆形或圆形，借漏斗穿鞍膈与第三脑室底的灰结节相连。垂体窝后方向上前隆起的骨板称**鞍背**，鞍背向两侧突出的角称**后床突**，窝底为**蝶窦**，窝顶为硬脑膜形成的**鞍膈**，鞍膈的前上方有视交叉和视神经。

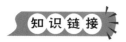

知识链接

垂 体 肿 瘤

垂体位于蝶鞍中央的垂体窝内，借漏斗穿鞍膈与第三脑室底的灰结节相连。垂体肿瘤可突入第三脑室，发生脑脊液循环障碍，引起颅内压增高。垂体前叶肿瘤可将鞍膈前部推向上方，压迫视交叉，出现双眼颞侧视野偏盲。垂体肿瘤向下生长可使垂体窝的深度增加，甚至侵及蝶窦；向两侧扩展可压迫海绵窦，发生海绵窦淤血及脑神经受损的症状。在垂体肿瘤切除术中，应注意避免损伤视神经、视交叉、海绵窦和颈内动脉等结构。

在蝶鞍两侧，硬脑膜两层分离形成不规则腔隙，因内有许多纤维小梁，把窦腔分隔呈海绵状，故称**海绵窦 cavernous sinus**。它呈前后狭长的不规则形，前达眶上裂内侧部，后至颞骨岩部尖，上内侧在中、后床突连线上，下外侧至圆孔和卵圆孔内侧。海绵窦收集许多静脉属支，并与颅外有广泛的交通。窦内有颈内动脉、动眼神经、滑车神经、展神经、三叉神经第1支眼神经和第2支上颌神经等结构通过（图1-8）。如海绵窦血栓形成，可出现海绵窦综合征，表现为上述神经麻痹或神经痛、结膜充血水肿等症状。

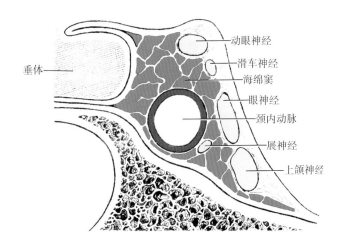

动眼神经

滑车神经

海绵窦

眼神经

颈内动脉

展神经

上颌神经

垂体

图 1-8 海绵窦（右侧，冠状面）

颅中窝外侧部由蝶骨体上外侧面、蝶骨大翼脑面、颞骨鳞部及岩部的前坡面构成。其前界为锐利的蝶骨小翼后缘（即蝶骨嵴），后界为颞骨岩部的上缘骨嵴（即岩嵴），底由蝶骨大翼、颞骨鳞部及岩部的前坡面组成。蝶骨大、小翼之间隔以**眶上裂**，内有动眼神经、滑车神经、三叉神经第 1 支眼神经、展神经和眼上静脉通过。在眶上裂的后下方、蝶鞍两侧排列 3 个孔：由前往后分别为圆孔、卵圆孔和棘孔，分别有上颌神经、下颌神经和脑膜中动脉通过。此外，部分人的棘孔前内侧尚有 **Vesalius 孔**，导静脉由此孔通过，连接翼静脉丛和海绵窦，如此孔缺如，则导静脉由卵圆孔穿过。在内侧，蝶骨体、枕骨与颞骨岩部尖之间围有**破裂孔**（即**颈动脉管内口**）。破裂孔的外侧，位于颞骨岩部近尖端处上面有**三叉神经压迹**，此处骨质菲薄，三叉神经节及其感觉根、运动根位于其上。颞骨岩部前坡面的外侧份称**鼓室盖**，它构成中耳鼓室的上壁，是一层非常薄的骨质。鼓室盖的前内侧，近岩部的中点处有一弓状隆起，其深面为迷路的前半规管。

（三）颅后窝

颅后窝 posterior cranial fossa 是颅底内面最低的凹窝，以鞍背、后床突及颞骨岩部的岩嵴与颅中窝分界。颅后窝的底由颞骨岩部后坡面及枕骨内面组成，容纳小脑、脑干及大多数脑神经，小脑幕构成其顶。窝底的中央为**枕骨大孔**，延髓经此孔与椎管内的脊髓相续，并有椎动脉、椎内静脉丛和副神经的脊髓根通过。颅内 3 层被膜在枕骨大孔处与脊髓相应的被膜互相移行，但硬脊膜在枕骨大孔缘与骨紧密结合，故椎管硬膜外隙与颅内不通。枕骨大孔的前方为**斜坡**，它向前上方连鞍背，斜坡的后上方承托脑桥和延髓。枕骨大孔前外缘有**舌下神经管**，舌下神经由此出颅。

颞骨岩部后坡面为颅后窝的前外侧壁，其中份有朝向外侧的**内耳道**，口为**内耳门**，有面神经、前庭蜗神经及迷路血管通过。在硬膜外经颞骨岩部入路手术中，保护内耳道的硬膜完整是防止面神经和前庭蜗神经损伤的关键。在内耳门后方，枕骨外侧部与颞骨岩部之间有**颈静脉孔**，内有舌咽神经、岩下窦、迷走神经、副神经和颈内静脉通过。岩下窦沟从颞骨岩部尖向下沿岩枕裂延伸到颈静脉孔，容纳岩下窦。枕骨大孔后外侧有**乙状窦沟**经过颞骨乳突部，乙状窦位于其内。枕骨大孔后方的十字形突起称**枕内隆凸**，窦汇位于此。枕内隆凸向两侧延伸为**横窦沟**，容纳横窦。枕内隆凸、横窦沟和颞骨岩部的岩嵴分别构成颅后窝的后界及后、前外侧界，均有**小脑幕附着**。

第三节 面 部

面部位于颅部的前下方，以面颅骨为轮廓支架，外覆软组织构成。面部可分为眶区、鼻区、口区和面侧区。面侧区为位于颧弓、鼻唇沟、下颌体下缘与胸锁乳突肌上部前缘之间的区域，又可分为颊区、腮腺咬肌区和面侧深区。本节仅叙述面部浅层结构、面侧区和眶区。

一、面部浅层结构

（一）皮肤和浅筋膜

面部皮肤薄而柔软，富有弹性，含有丰富的皮脂腺、汗腺和毛囊，是疖肿和皮脂腺囊肿的好发部位。浅筋膜由疏松结缔组织构成，其中颊部脂肪较多，聚集成团块状，称**颊脂体**。睑部皮下脂肪少而疏松，水分易在该处潴留，形成眼睑水肿。浅筋膜内有神经、血管、淋巴管、面肌和腮腺管等结构。

（二）面肌

面肌属于皮肌，较薄弱，起自筋膜或面颅骨，止于皮肤。当面肌收缩时，牵拉皮肤，呈现各种表情，故又称表情肌。某些表情肌还参与咀嚼及语言活动。面肌多位于眼裂、口裂和鼻孔周围（图1-6、表1-1），可分为环行肌和辐射肌2种，前者使孔裂变小，后者使孔裂开大。面肌由面神经支配，面神经受损时，可引起面瘫。

表1-1 面 肌

部位	名 称		形状与位置	作 用	神经支配
颅顶肌	枕额肌	枕腹	长方形；枕部皮下	向后牵拉帽状腱膜	耳后支（Ⅶ）
		额腹	长方形；额部皮下	提眉、产生额纹	颞支（Ⅶ）
眼裂周围肌	眼轮匝肌	睑部	环状；围绕眼裂	眨眼	颞支、颧支（Ⅶ）
		眶部	环状；围绕眼眶	闭眼	
		泪部	束状；泪囊后面	扩大泪囊，使泪液流通	
鼻孔周围肌	鼻肌	横部	鼻背	缩小鼻孔	颊支（Ⅶ）
		翼部	鼻翼后部	开大鼻孔	
口裂周围肌	浅层	口轮匝肌	环状；围绕口裂	闭口	颊支、下颌缘支（Ⅶ）
		提上唇肌	近四边形；眶下缘与上唇之间	上提上唇，开大鼻孔	颧支、颊支（Ⅶ）
		颧肌	束状；提上唇肌的外上方	牵拉口角向外上方	颧支（Ⅶ）
		笑肌	束状；横向位于口角外侧	牵拉口角向外	颊支（Ⅶ）
		降口角肌	三角形；口角下方	牵拉口角向下	下颌缘支（Ⅶ）

续表

部位	名 称		形状与位置	作 用	神经支配
口裂周围肌	中层	提口角肌	束状；尖牙窝至口角	上提口角	颊支（Ⅶ）
		降下唇肌	菱形；下唇下方	下降下唇	颊支（Ⅶ）
	深层	颊肌	长方形；横向位于颊部	使唇颊紧贴牙龈，参与咀嚼和吮吸	颊支（Ⅶ）
		颏肌	锥形；颏隆凸两侧	上提颏部的皮肤，前送下唇	下颌缘支（Ⅶ）

（三）血管、神经和淋巴结

1. 面动脉 facial artery 起自颈外动脉，经下颌下腺深面，在咬肌止点前缘绕下颌体下缘，行向前上，经口角与鼻翼外侧上行至目内眦，改称**内眦动脉**（图1-6）。面动脉行程迂曲，在上唇、下唇和鼻外侧，发出上唇动脉、下唇动脉和鼻外侧动脉，分支营养相应的部位。面动脉后方有面静脉伴行，浅面有部分面肌覆盖，并有面神经下颌缘支和颈支越过。

2. 面静脉 facial vein 起自内眦静脉，伴行于面动脉的后方，位置表浅，迂曲不明显，经鼻外侧和口角外侧下行，绕下颌体下缘至下颌角下方，与下颌后静脉的前支汇合成一干，穿入颈筋膜浅层，注入颈内静脉（图1-9）。

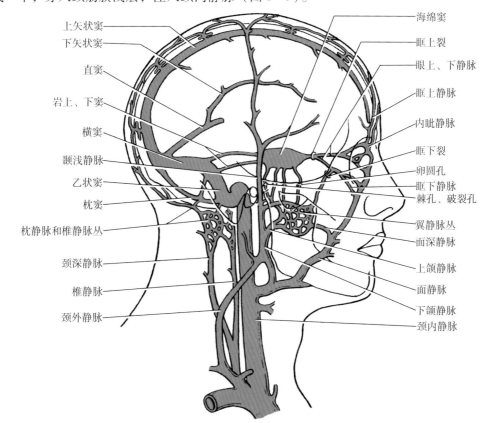

图1-9 颅内、外静脉及其交通

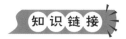 知识链接

危险三角

危险三角（面部）通常是指口裂以上两侧口角至鼻根的三角形区域。由于面静脉通过内眦静脉、眼静脉与海绵窦相交通，亦可通过面深静脉、翼静脉丛等与海绵窦相交通，口角平面以上的面静脉通常无静脉瓣，当该三角区域内有感染时，挤压或面肌收缩均可使血液逆流进入颅内海绵窦，从而引起颅内感染。

3. 三叉神经 trigeminal nerve 为混合性脑神经，其躯体运动纤维支配咀嚼肌，躯体感觉纤维分布于头面部的皮肤、眶内结构、鼻腔、口腔等处，管理痛温觉和触觉。三叉神经的三大分支是眼神经、上颌神经和下颌神经，分别经眶上裂、圆孔和卵圆孔出颅。其终末支穿面颅骨各孔，分布于相应区域的皮肤，其主要的皮支有：①**眶上神经 supraorbital nerve** 为眼神经的分支，与同名血管伴行，经眶上切迹（孔）至皮下，分布于额部的皮肤。②**眶下神经 infraorbital nerve** 为上颌神经的分支，与同名血管伴行，由眶下孔穿出，分布于下睑、鼻背外侧及上唇的皮肤。③**颏神经 mental nerve** 为下颌神经的分支，与同名血管伴行，由颏孔穿出，分布于下唇及颏区的皮肤。

知识链接

三叉神经痛

三叉神经痛是面部三叉神经分布区域内反复发作的阵发性剧痛，常伴有面部肌肉抽搐，无感觉缺失。病变可发生于三叉神经的眼神经、上颌神经和下颌神经，发病支神经在穿出处常有压痛点，如眼神经在眶上切迹（眶上孔）、上颌神经在眶下孔、下颌神经在颏孔。疼痛发作多因面部某些区域受刺激引起，因此患者怕说话、洗脸、刷牙。三叉神经痛若有明确病因引起的神经损害，治疗时要尽力去除病因，如治疗牙痛、炎症等。对病因不明的三叉神经痛首先应止痛，可用药物止痛、针灸治疗、普鲁卡因封闭等，严重者可采用外科手术治疗。

4. 面神经 facial nerve 由茎乳孔出颅，向前进入腮腺，先分为上、下两干，然后再分支并相互交织成丛，最后呈扇形分为5组分支，由腮腺上缘、前缘和下端穿出，支配面肌。面神经的5组分支有：①**颞支 temporal branches** 有1~2支，经腮腺上缘穿出，越过颧弓后段浅面，行向前上方，支配眼轮匝肌上份和枕额肌额腹。②**颧支 zygomatic branches** 有3~4支，经腮腺前上缘穿出，支配眼轮匝肌下份、颧肌和提上唇肌。③**颊支 bucal branches** 有3~5支，经腮腺前缘穿出，支配颊肌和口裂周围肌。④**下颌缘支 marginal mandibular branches** 有1~3支，经腮腺下端穿出，在颈阔肌深面，越过

面动、静脉的浅面，沿下颌体下缘前行，支配下唇诸肌和颏肌。⑤**颈支 cervical branches** 有 1~2 支，经腮腺下端穿出，在下颌角附近下行至颈部，支配颈阔肌。

5. 淋巴结 面部淋巴结主要有：①**颧淋巴结 malar lymph node** 位于眶下方、眶下孔附近，收纳下眼睑和睑结膜的淋巴。②**颊肌淋巴结 buccal lymph node** 位于口角附近、颊肌表面，收纳鼻、颊部的皮肤和黏膜的淋巴。③**下颌淋巴结 mandibular lymph node** 位于咬肌前缘、面动脉附近，收纳鼻、颊部的皮肤和黏膜的淋巴。以上 3 群淋巴结的输出淋巴管均注入下颌下淋巴结，故当面部感染时，常见下颌下淋巴结肿大。

二、面侧区

（一）腮腺咬肌区

腮腺咬肌区的上界为颧弓与外耳道，下界为下颌体下缘，前界为咬肌前缘，后界为乳突和胸锁乳突肌上部前缘。此区由浅入深大致分为皮肤、浅筋膜、浅层血管及神经、腮腺管、腮腺咬肌筋膜、腮腺、穿经腮腺的血管和神经、咬肌等结构。这里重点叙述腮腺、穿经腮腺的血管和神经、咬肌等。

1. 腮腺 parotid gland 位于耳郭前下方，上缘邻近颧弓、外耳道和颞下颌关节，下缘平下颌角，前邻咬肌、下颌支和翼内肌的后缘，后邻乳突前缘和胸锁乳突肌上部前缘。腮腺呈不规则的锥体形，底向外侧，尖向内侧突向咽旁。通常以下颌支后缘或以穿过腮腺的面神经丛平面为界，将腮腺分为浅、深两部：浅部多呈三角形向前延伸，覆盖于咬肌后部的浅面；深部位于下颌后窝内及下颌支的深面，向内延伸至咽旁。腮腺的深面与茎突诸肌及深部血管神经相邻。由茎突诸肌、颈内动脉、颈内静脉、舌咽神经、迷走神经、副神经和舌下神经共同形成"**腮腺床**"，紧贴腮腺的深面，并借茎突与位于其浅面的颈外动脉分开（图 1 – 10、图 1 – 11）。

在腮腺前缘深面发出**腮腺管 parotid duct**，此管长 3.5~5cm，距颧弓下一横指处横行向前，经过咬肌浅面至咬肌前缘，以直角向内穿颊肌，开口于上颌第 2 磨牙相对处的颊黏膜上。开口处黏膜形成腮腺管乳头，可经此乳头插管，进行腮腺管造影。与腮腺管伴行的有面神经颊支及面横动、静脉（图 1 – 10、图 1 – 11）。

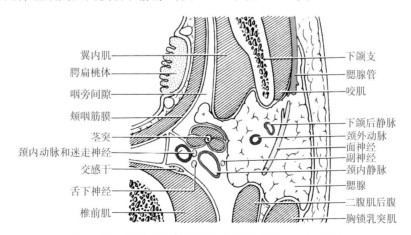

图 1 – 10 腮腺和面侧深区的水平面（右侧，上面观）

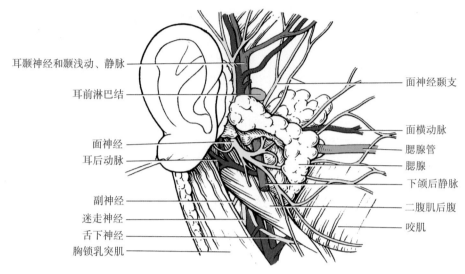

图 1 – 11　穿经腮腺的血管和神经

2. 腮腺咬肌筋膜　此筋膜来自颈筋膜浅层，在腮腺后缘分为浅、深两层，包裹腮腺形成腮腺鞘，两层在腮腺前缘处融合，覆盖于咬肌表面，称**咬肌筋膜**。腮腺鞘浅层较致密，深层比较薄弱并有裂隙。腮腺鞘与腮腺结合紧密，并伸入腺内，将腮腺分成许多小叶。当腮腺炎化脓时，可局限于腮腺鞘内，也可经腮腺鞘深层至咽旁，引起咽旁脓肿或颈部其他部位的脓肿。当腮腺化脓时，可形成多个小叶脓肿，故在切开排脓时，应注意引流每一个脓腔。

3. 穿经腮腺的血管和神经　纵行于腮腺内部的结构有颈外动脉、颞浅动脉、颞浅静脉、下颌后静脉、耳颞神经；横行于腮腺内部的结构有上颌动脉、上颌静脉、面横动脉、面横静脉、面神经及其分支。上述血管神经的位置关系，由浅入深依次为面神经及其分支、下颌后静脉、颈外动脉及耳颞神经（图 1 –11、图 1 – 12）。

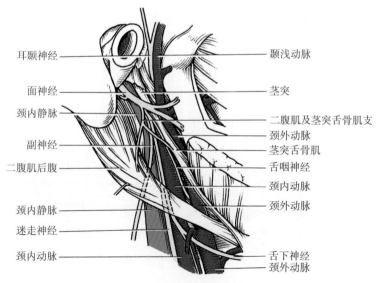

图 1 – 12　腮腺深面的血管和神经

（1）**下颌后静脉 retromandibular vein**　颞浅静脉和上颌静脉与同名动脉伴行，穿入腮腺，然后汇合成下颌后静脉。继而在颈外动脉的浅面下行至腮腺下端，分为前、后两支，前支与面静脉汇合后注入颈内静脉，后支与耳后静脉等汇合成颈外静脉。

（2）**颈外动脉 external carotid artery**　由颈部上行，经二腹肌后腹和茎突舌骨肌深面，进入下颌后窝，由深面穿入腮腺，行于下颌后静脉的后内侧，至下颌颈平面分为上颌动脉和颞浅动脉两条终支。上颌动脉经下颌颈内侧入颞下窝；颞浅动脉在腮腺深面发出面横动脉后，越过颧弓根部表面至颞区。

（3）**面神经**　在颅外的行程中，因穿经腮腺而分为三段。

第1段：即腮腺前段，为面神经干从茎乳孔穿出至进入腮腺以前的一段。位于乳突与外耳道之间的切迹内，此段长1~1.5cm。此段虽被腮腺所遮盖，但尚未进入腮腺实质内，故显露面神经干可在此处进行。

第2段：即腮腺内段，为面神经干于腮腺后内侧面进入腮腺的部分。在腮腺内，面神经干位于下颌后静脉和颈外动脉的浅面，分为上、下两干，自干再发出9~12条分支，彼此交织成丛，最后形成颞支、颧支、颊支、下颌缘支和颈支五组分支。

第3段：即腮腺后段，为面神经穿出腮腺以后的分支。面神经五组分支分别由腮腺浅部的上缘、前缘和下端穿出，呈扇形分布于相应区域，支配面肌。

（4）**耳颞神经 auriculotemporal nerve**　在腮腺深面上行，出腮腺至颞区。当耳颞神经因腮腺肿胀或受肿瘤压迫时，可引起由颞区向颅顶部的放射性剧痛。

4. 咬肌 masseter muscle（表1-2）　位于下颌支的外侧面，腮腺浅部的深面。咬肌外侧表面被腮腺和咬肌筋膜覆盖，但腮腺浅部仅覆盖咬肌的后上1/3部分。咬肌深面与下颌支之间有一间隙，称**咬肌间隙**。

（二）面侧深区

面侧深区位于颅底下方，口腔及咽的外侧，由顶、底和四个壁围成的腔隙。其顶为蝶骨大翼的颞下面，底平下颌体下缘，前壁为上颌骨体的后面，后壁为腮腺深部，外侧壁为下颌支，内侧壁为翼突外侧板和咽侧壁，内有翼内肌、翼外肌、上颌动脉、翼静脉丛、下颌神经及其分支等结构。

1. 翼内、外肌 medial and lateral pterygoid（图1-13、表1-2）　位于下颌支内侧深面。其中翼内肌在颞下窝的下内侧部；翼外肌在颞下窝的上外侧部，两肌腹之间有血管和神经穿行。

2. 上颌动脉 maxillary artery（图1-13、图1-14）　为颈外动脉的终支之一，平下颌颈处起自颈外动脉，经下颌颈的深面入颞下窝，行于翼外肌的浅面或深面，经翼外肌两头之间入翼腭窝。上颌动脉以翼外肌为标志分为三段。

第1段：位于下颌颈深面，自起点至翼外肌下缘。此段主要分支有：①**下牙槽动脉 inferior alveolar artery**经下颌孔入下颌管，分支分布于下颌骨、下颌牙及牙龈，终支出颏孔改称**颏动脉**，分布于颏区。②**脑膜中动脉 middle meningeal artery**行于翼外肌深面，穿耳颞神经两根之间垂直上行，经棘孔入颅，分布于颞顶区内面的硬脑膜。

第2段：位于翼外肌的浅面或深面。分支分布于翼内肌、翼外肌、咬肌和颞肌，另发出**颊动脉**与颊神经伴行，分布于颊肌和颊黏膜。

第 3 段：位于翼腭窝内。此段主要分支有：①**上牙槽后动脉 posterior superior alveolar artery** 向前下穿入上颌骨后面的牙槽孔，分布于上颌窦黏膜、上颌后份的牙槽突、牙及牙龈等。②**眶下动脉 infraorbital artery** 经眶下裂、眶下沟及眶下管，出眶下孔，沿途发出分支，分布于上颌前份的牙槽突、牙和牙龈及下睑、眶下方的皮肤。

3. 翼静脉丛 pterygoid venous plexus（图 1-15） 位于颞下窝内，在翼内、外肌与颞肌之间，由上颌静脉及其属支相互吻合而成的静脉丛。此丛通过眼下静脉、面深静脉与面静脉相通，并经卵圆孔和破裂孔的导血管与海绵窦相通，故口、鼻、咽等部位的感染，均可沿上述途径蔓延至颅内，引起颅内感染。

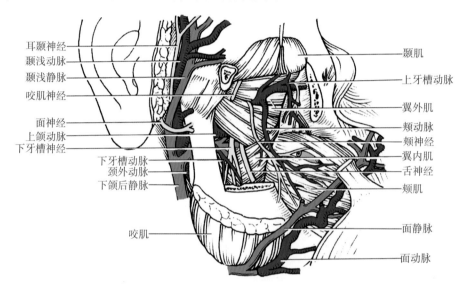

图 1-13　面侧深区肌肉、血管和神经（浅部）

表 1-2　咀嚼肌

层次	名称	起点	止点	作用	神经支配
浅层	颞肌	颞窝和颞筋膜深面	下颌骨冠突	前部：提下颌骨（闭口） 后部：拉下颌骨向后	颞深神经（V₃）
	咬肌	浅层：颧弓前 2/3 深层：颧弓后 1/3	咬肌粗隆	上提下颌骨（闭口）	咬肌神经（V₃）
深层	翼内肌	翼窝和上颌结节	翼肌粗隆	上提下颌骨，并前移	翼内肌神经（V₃）
	翼外肌	颞下窝、颞下嵴与翼突外侧板	下颌骨髁突、翼肌凹与颞下颌关节囊	单侧：使下颌骨向对侧移动 双侧：协助开口	翼外肌神经（V₃）

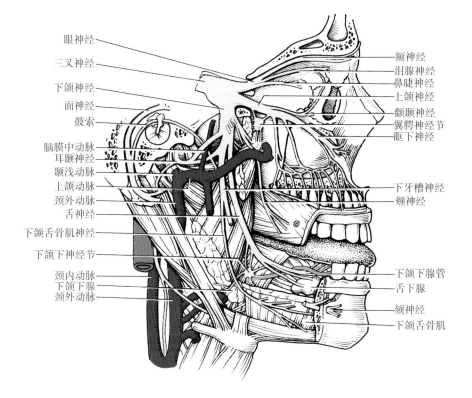

眼神经
三叉神经
下颌神经
面神经
鼓索
脑膜中动脉
耳颞神经
颞浅动脉
上颌动脉
颈外动脉
舌神经
下颌舌骨肌神经
下颌下神经节
颈内动脉
下颌下腺
颈外动脉

额神经
泪腺神经
鼻睫神经
上颌神经
颧颞神经
翼腭神经节
眶下神经
下牙槽神经
颊神经
下颌下腺管
舌下腺
颏神经
下颌舌骨肌

图 1 – 14　面侧深区肌肉、血管和神经（深部）

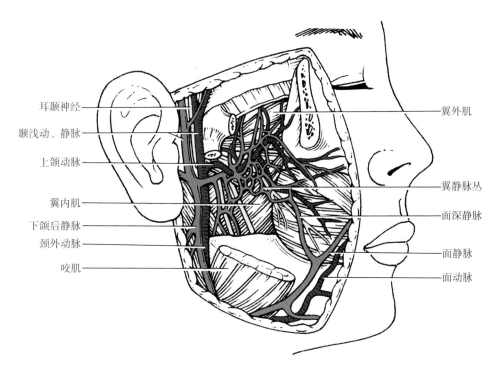

耳颞神经
颞浅动、静脉
上颌动脉
翼内肌
下颌后静脉
颈外动脉
咬肌

翼外肌
翼静脉丛
面深静脉
面静脉
面动脉

图 1 – 15　翼静脉丛

4. 下颌神经 mandibular nerve 为三叉神经的最大分支，经卵圆孔出颅进入颞下窝，位于翼外肌的深面。下颌神经发出运动支支配咀嚼肌，包括翼内肌神经、翼外肌神经、颞深前神经、颞深后神经和咬肌神经，还发出下述 4 条感觉支（图 1 - 13、图 1 - 14）。

（1）**颊神经 buccal nerve** 经翼外肌两头之间穿出，沿下颌支前缘的内侧下行至咬肌前缘，穿颊肌和颊脂体，分布于颊黏膜、颊侧牙龈及颊部和口角的皮肤。

（2）**耳颞神经 auriculotemporal nerve** 以两根起自下颌神经，夹持脑膜中动脉后合成一干，沿翼外肌深面，绕过下颌骨髁突的内侧至下颌后窝，穿入腮腺鞘，于腮腺上缘处穿出，分布于外耳道、耳郭及颞区的皮肤。

（3）**舌神经 lingual nerve** 在翼外肌深面下行，途中接受面神经鼓索，继续向前下呈弓形行走，先经下颌支与翼内肌之间，达下颌下腺的上方，再沿舌骨舌肌的浅面前行至口底，分布于下颌下腺、下颌舌侧牙龈、舌下腺以及舌前 2/3 和口底的黏膜。

（4）**下牙槽神经 inferior alveolar nerve** 位于舌神经的后方，与同名动、静脉伴行，于翼内肌外侧下行，经下颌孔入下颌管，分支分布于下颌骨及下颌牙。终支出颏孔称**颏神经**，分布于颏区的皮肤。

（三）面侧区间隙

面侧区间隙是指位于颅底与上、下颌骨之间，散在于骨、筋膜与肌之间的潜在性间隙，彼此相通。间隙内充满着疏松结缔组织，感染可沿间隙扩散。此处仅叙述咬肌间隙和翼下颌间隙（图 1 - 16）。

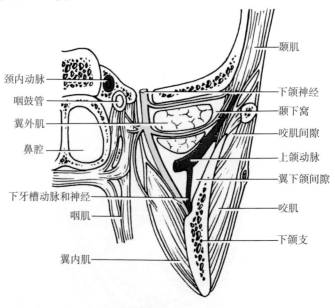

图 1 - 16 面部间隙（右侧，冠状面）

1. 咬肌间隙 masseter space 位于下颌支与咬肌之间。其前界为咬肌前缘与颊肌，后界为下颌支后缘及腮腺，上界为颧弓下缘，下界为下颌体下缘，内侧界为下颌支外板，外侧界为咬肌及腮腺浅部。当牙源性感染时，炎症有可能扩散至此间隙。

2. 翼下颌间隙 pterygomandibular space　位于下颌支与翼内肌之间。其上界为翼外肌下缘，下界为翼内肌在下颌支的附着处，前界为颞肌和颊肌，后界是下颌支后缘和腮腺，内侧界即翼内肌筋膜的外上面，外侧界是下颌支内板与颞肌内面。此间隙以下颌支与咬肌间隙相隔，又经下颌切迹处两间隙相通。间隙内有下牙槽血管、神经及疏松结缔组织，牙源性感染也常累及此间隙。下牙槽神经阻滞麻醉就是把药液注射于此间隙内。

三、眶区

眶区包括眶、睑、眼球、眼副器和眶内血管、神经等，此处仅对眶和眶内血管、神经做简要的介绍。

（一）眶

眶 orbit　为由骨围成的四面锥体形腔隙（图 1-1），可分为一底、一尖和四壁。眶底朝向前外侧；眶尖朝向后内侧，眶尖处有视神经管通颅中窝。四壁为眶上壁、眶下壁、眶内侧壁和眶外侧壁。眶上壁与眶外侧壁之间有眶上裂，此裂通颅中窝。眶外侧壁与眶下壁交界处有眶下裂，此裂通颞下窝。眶上壁借薄而脆的额骨眶部与颅前窝分隔。眶外侧壁较厚，由颧骨和蝶骨构成。眶内侧壁最薄，由额骨、泪骨、筛骨和蝶骨体构成，与筛窦和鼻腔相邻。眶下壁主要由上颌骨和颧骨构成，上有眶下沟。眶下沟向前通眶下管，眶下管开口于眶下孔。眶下壁下方为上颌窦。

（二）眶内的血管和神经

1. 血管

（1）**眼动脉 ophthalmic artery**　是颈内动脉入颅后的分支，走行于视神经下外侧，由视神经管入眶，在眶内发出若干分支。其最重要的分支为视网膜中央动脉，在眼球后方穿入视神经，经眼球的视神经盘至眼底，分支营养视网膜等结构。

（2）**眼上、下静脉**　眼上静脉沿眶上壁后行，经眶上裂，与海绵窦相连。眼下静脉贴眶下壁后行分为两支：一支与眼上静脉吻合，另一支经眶下裂与翼静脉丛相交通。

2. 神经

（1）**视神经 optic nerve**　连于眼球与间脑之间，经视神经管入颅内，传导视觉。

（2）**眼神经 ophthalmic nerve**　为三叉神经的第 1 支，经眶上裂入眶，其分支有泪腺神经、鼻睫神经和额神经等，分布于泪腺、鼻黏膜（嗅部除外）、眼球、泪囊、泪阜及额顶部和鼻背的皮肤。

（3）**动眼神经 oculomotor nerve**　经眶上裂入眶，分支支配上直肌、下直肌、内直肌、下斜肌、提上睑肌、瞳孔括约肌和睫状肌。

（4）**滑车神经 trochlear nerve**　经眶上裂入眶，分支支配上斜肌。

（5）**展神经 abducent nerve**　经眶上裂入眶，分支支配外直肌。

（6）**上颌神经 maxillary nerve**　为三叉神经的第 2 支，经眶下裂入眶，走行于眶下沟、眶下管，再由眶下孔穿出，称**眶下神经**，分支主要分布于眼裂和口裂之间的皮肤、上颌牙齿及鼻腔和口腔的黏膜。

第四节 头部解剖操作

一、解剖面部

（一）皮肤切口与翻皮

1. 切口 尸体仰卧位。由于面部的皮肤很薄，皮肤切口宜浅，具体切口为：①从颅顶中央部开始向前下经眉间、鼻背、人中至下颌体下缘中点做正中矢状切口。②自颅顶中央向两侧至耳郭根部上方做冠状切口。③沿上、下睑缘，鼻孔周缘，唇红缘各做一环形切口。④从鼻根中点向外侧至目内眦，再从目外眦向外侧至耳前做横切口。⑤自下颌体下缘中点，沿下颌体下缘、下颌角至乳突做横切口。

2. 翻皮 将面部的皮肤向两侧翻起，翻皮时皮片要薄，避免损坏深面的面肌、血管和神经。

（二）解剖面部浅层结构

1. 解剖面肌 依次修洁出眼轮匝肌、枕额肌额腹、口轮匝肌、提上唇肌、颧小肌、颧大肌、降下唇肌，以及口角外侧深部的颊肌和下部的颈阔肌等。解剖时，尽可能注意保留穿经面肌达浅层的血管和神经分支。

2. 解剖面动、静脉 在咬肌前缘与下颌体下缘交界处寻找面动脉及伴行其后外方的面静脉，并向内上方追踪，可见其经口角、鼻翼外侧延续为内眦动、静脉，并依次解剖出面动脉的分支：下唇动脉、上唇动脉和它的终支内眦动脉。在颊肌的表面寻找面静脉与翼静脉丛交通的面深静脉。

3. 解剖三叉神经在面部的分支及其伴行血管

（1）在眶上缘中、内1/3交界处，小心分离眼轮匝肌和枕额肌额腹，寻找从眶上孔（或切迹）穿出的眶上血管和神经，并在其内侧1cm处找出滑车上血管和神经。

（2）在眶下缘中点下方约1cm处纵行切开提上唇肌，找出从眶下孔穿出的眶下血管和神经。

（3）在口角处向下翻开降口角肌，距正中线2～3cm处寻找从颏孔穿出的颏血管和神经。

（三）解剖腮腺咬肌区及颊肌

1. 解剖腮腺咬肌筋膜及腮腺管 在咬肌后缘浅面，颧弓下方找出腮腺，切开并清除其表面的腮腺咬肌筋膜，并寻找腮腺淋巴结。

2. 解剖腮腺上缘、前缘和下端的结构

（1）在腮腺上缘由后向前依次找出耳颞神经和颞浅动、静脉，以及越过颧弓上行的面神经颞支和越过颧骨向前上行的面神经颧支。

（2）在腮腺前缘、颧弓下方约一横指处找到腮腺管，追踪至咬肌前缘。在腮腺管上方找出面横动、静脉和面神经颧支；在腮腺管下方找出面神经颊支和下颌缘支。

（3）在腮腺下端找出穿行于颈阔肌深面的面神经颈支，并寻找下颌后静脉前支和后支。

3. 解剖穿经腮腺的结构

（1）解剖面神经主干　沿面神经分支平面分离腮腺实质，可见面神经分支交织成丛。从后方将腮腺浅部连同腮腺管一起翻向前，剔除腮腺深部的腺组织，追踪面神经上、下干和主干至其穿出茎乳孔处。

（2）解剖下颌后静脉　该静脉位于面神经丛的深面，向下分为前、后2支，前支汇入面静脉，后支与耳后静脉、枕静脉汇合注入颈外静脉。

（3）解剖颈外动脉及其分支　颈外动脉由颈部入下颌后窝，从深面穿入腮腺，行于下颌后静脉的内侧，剖出其分支：枕动脉、耳后动脉、颞浅动脉和上颌动脉。

（4）解剖耳颞神经　该神经在腮腺深面上行，从其上缘处穿出至颞区。

（5）辨认腮腺床诸结构　腮腺深面的颈内动、静脉和后4对脑神经，它们共同组成腮腺床。

4. 解剖咬肌　清除咬肌表面的筋膜及残余腮腺组织，观察咬肌的纤维方向。于咬肌起点的前、后缘锯断颧弓，将颧弓连同咬肌拉向外下方，寻找下颌切迹处进入咬肌的血管和神经并切断，继续将咬肌翻至下颌角处。

5. 解剖颞肌　在尽量保留行于浅筋膜内的颞浅动、静脉和耳颞神经的前提下，修洁颞筋膜。并沿上颞线切开颞筋膜，由前向后翻起，暴露颞肌。在颞肌下部的深面找出向前下行走的颊神经，并加以保护。斜形锯断冠突，将冠突连同颞肌向上翻起，用刀柄钝性分离颞肌与颞窝下部的骨，找出经颞肌深面贴颅骨表面上行的颞深血管和神经。

（四）解剖面侧深区

1. 暴露面侧深区

（1）锯断下颌颈　用刀柄由后方插入颞下颌关节深面，使其与深面的软组织分离，紧靠颞下颌关节下方锯断下颌颈。

（2）锯断下颌体　于正中线旁1cm处锯断下颌体，切断翼内肌在下颌角内面的止点，紧靠下颌孔剪断下牙槽血管和神经。

（3）切断下颌舌骨肌　沿下颌体下缘切断下颌舌骨肌。

（4）除去下颌骨　经口腔前庭切断唇、颊与下颌体的联系，除去已游离的一段下颌骨。

2. 观察翼内、外肌的位置、起止和走行，查看翼静脉丛及其属支、下颌后静脉。

3. 解剖上颌动脉及其分支，追踪脑膜中动脉至棘孔。

4. 解剖下颌神经及其分支

（1）解剖颊神经　颊神经于翼外肌两头之间穿出，行向前下至颊肌的表面。

（2）解剖耳颞神经　切断翼外肌的止点，寻找耳颞神经，查看耳颞神经的两根夹持脑膜中动脉的情况。

（3）解剖舌神经　在下牙槽神经的前方，翼内肌表面的脂肪组织中找出舌神经。

翻起翼外肌，在舌神经的后缘与颅底之间寻认向前下方汇入舌神经的鼓索。

（4）解剖下牙槽神经 下牙槽神经自翼外肌下缘处向下，与同名血管伴行至下颌孔进入下颌管。在进入下颌孔的稍上方发出下颌舌骨肌神经。

二、解剖颅部

（一）解剖颅顶部软组织

1. 翻皮 将颅顶正中切口向后延长至枕外隆凸，自颅顶中央翻开 4 个皮片，暴露帽状腱膜。颅顶部皮肤借浅筋膜内的结缔组织与帽状腱膜紧密相连，共同形成头皮，不易剥离。

2. 解剖浅筋膜内的结构 在额部找到已解剖出的滑车上血管和神经、眶上血管和神经及枕额肌额腹，向上追踪修洁直至颅顶帽状腱膜的前部。在颞部向上追踪面神经颞支、颞浅血管、耳颞神经、耳大神经、枕小神经、耳后血管、耳后神经。将尸体翻转，面部朝下，在枕外隆凸处找出第 3 颈神经末支，在枕外隆凸外侧 2cm 处找出枕动脉和枕大神经，并追踪至颅顶。

3. 观察帽状腱膜 该腱膜前连枕额肌额腹，后连枕额肌枕腹。修洁枕额肌额腹，暴露帽状腱膜的前缘。

4. 探查腱膜下间隙 沿上述皮肤切口方向切开帽状腱膜，将刀柄插入腱膜下疏松结缔组织中，探查并验证其深面与颅骨外膜之间的一潜在性间隙，将腱膜与颅骨外膜分开。

5. 剖查颅骨外膜 用同样方法切开颅骨外膜，再用刀柄插入颅骨外膜深面探查，可见颅骨外膜与骨缝连接紧密，与骨面则连接疏松易于分离。

（二）开颅

在眶上缘上方 1.5cm 处和枕外隆凸之间做一环形线，沿此线将颅骨锯开。颅骨锯开后，先用骨凿插入锯开的缝内，用力撬开颅盖，操作时注意不要伤及硬脑膜。

（三）解剖硬脑膜

1. 查看脑膜中动脉的走行及其前支经过翼点内面的情况。在正中矢状线剪开上矢状窦，寻认突入窦内的蛛网膜粒。

2. 沿上矢状窦两旁自前向后剪开硬脑膜，再由上述切口中点向两侧呈冠状位剪开硬脑膜至耳上方，切断所有进入上矢状窦的大脑上静脉，将四片硬脑膜翻向外下方。

3. 在颅前窝，将额叶轻轻撬起，切断大脑镰在鸡冠的附着点，拉大脑镰向后至其与小脑幕的相连处。

（四）取脑

1. 切断第 I 对脑神经 将头自然后仰下垂，用手指插入额叶与颅前窝之间，轻轻地使额叶与颅前窝分开，当看到嗅球和嗅束后，紧贴嗅球下面切断嗅丝。

2. 切断第 II、III、IV、V 对脑神经 将额叶继续与颅底分开，看清视神经、视交叉及其后方的漏斗、后外侧的颈内动脉，用刀深入颅底，紧靠视神经管处切断视神经，然后再切断漏斗和两侧的颈内动脉。在漏斗的后方可见鞍背及其向两侧突起的后床突，切断位于后床突外侧的动眼神经和滑车神经，再切断滑车神经后方的三叉神经根。

3. 切断小脑幕 将脑分别推向两侧，从颅中窝拉出颞叶前端，再将脑向后拉起，可见大脑半球和小脑之间的小脑幕。提起枕叶，沿直窦两侧切断小脑幕，再向两侧延伸，沿横窦沟和颞骨岩部上缘切断小脑幕的附着缘。切断注入直窦前端的大脑大静脉，将大脑镰连同直窦一起拉向枕后。

4. 切断第Ⅵ、Ⅶ、Ⅷ对脑神经 在颅后窝内斜坡两侧切断展神经根。在展神经根的后外方、颞骨岩部后面，切断出入内耳门的面神经和前庭蜗神经根。

5. 切断第Ⅸ、Ⅹ、Ⅺ、Ⅻ对脑神经 用刀伸入颅底枕骨大孔的前外侧，切断穿经颈静脉孔的颈内静脉、舌咽神经、迷走神经和副神经。在延髓前外方切断舌下神经根。在舌下神经根的内侧用刀伸向椎管，于枕骨大孔水平切断左、右椎动脉和脊髓，最后将整个脑从颅内取出。

复习思考题

一、名词解释

翼点　危险三角（面部）　腮腺鞘　腮腺床　翼静脉丛　咬肌间隙　翼下颌间隙

二、问答题

1. 简述额顶枕区的境界和层次结构。
2. 简述额顶枕区浅筋膜内主要血管、神经的名称及分布情况。
3. 简述海绵窦位置、穿经结构、毗邻及交通关系。
4. 简述纵行和横行穿经腮腺的结构及这些结构由浅入深的位置关系。
5. 简述上颌动脉的走行位置、分段和主要分支。
6. 简述面神经出颅后的走行位置、分段、分支和分布。

第二章　颈　　部

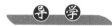

1. 掌握　颈部的分区及体表标志；颈丛皮支，颈筋膜层次及筋膜间隙；颈动脉三角的境界及内容；甲状腺动脉与喉的神经的关系及意义；颈动脉鞘的内容及位置关系，锁骨下动脉的分支，椎动脉三角的境界及内容；臂丛的根、干、股、束的形成。

2. 熟悉　颈部的体表投影；下颌下三角和肌三角的境界及内容；颈袢和颈交感干的组成、位置及分支；枕三角和锁骨上三角的境界及内容；颈部各淋巴结群的名称、位置、收纳范围及回流途径；舌骨上、下肌群及颈前部肌的名称、位置及神经支配。

第一节　颈部概述

颈部 neck 位于头部、胸部与上肢之间，联系于三者之间的结构均列于颈部的一定部位。颈部前方正中有呼吸道和消化管的颈部；颈部两侧有纵向走行的大血管和神经；颈根部除有往返于颈部、胸部和上肢之间的动脉、静脉、淋巴管、神经，以及气管、食管、甲状腺、甲状旁腺等外，还有由胸腔突入的胸膜顶和肺尖。颈部众多结构之间有丰富的结缔组织填充，形成筋膜鞘和诸多筋膜间隙。颈部的肌肉多为纵行，不仅可使颈部活动具有较大的灵活性，并参与呼吸、吞咽和发音等生理活动。颈部淋巴结较多，主要沿浅静脉和深部血管、神经排列，在各种感染性疾病发展过程中有重要意义；肿瘤转移时常易受累，手术清除淋巴结时，应避免损伤血管和神经等。

一、境界与分区

（一）境界

颈部上界以下颌体下缘、下颌角、乳突尖、上项线和枕外隆凸的连线与头部分界；下界以胸骨颈静脉切迹、胸锁关节、锁骨上缘、肩峰至第 7 颈椎棘突的连线与胸部、上肢分界。

（二）分区

颈部分为固有颈部和项部两部分。**固有颈部**是位于两侧斜方肌前缘之间和脊柱颈部前方的部分，即通常所指的颈部；**项部**是位于两侧斜方肌与脊柱颈部后方之间的区域。固有颈部以胸锁乳突肌为标志分为颈前区、颈外侧区和胸锁乳突肌区（图 2-1）。

1. 颈前区　位于颈前正中线、下颌体下缘和胸锁乳突肌前缘之间。颈前区又以舌骨为界分成**舌骨上区**和**舌骨下区**；前者以二腹肌前腹分为内侧的**颏下三角**和外侧的**下颌下三角**；后者借肩胛舌骨肌上腹分为后上方的**颈动脉三角**和前下方的**肌三角**。

2. 颈外侧区　位于胸锁乳突肌后缘、斜方肌前缘和锁骨中 1/3 上缘之间。肩胛舌骨肌下腹将其分为上部较大的**枕三角**和下部较小的**锁骨上三角**。

3. 胸锁乳突肌区　即该肌所在的区域。

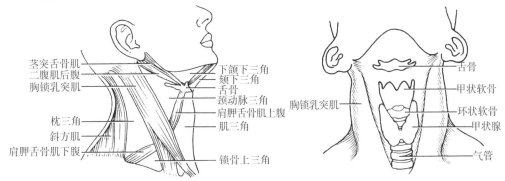

图 2-1　颈部分区及体表标志

二、表面解剖

（一）体表标志

1. 舌骨 hyoid bone　位于颏隆凸的下后方，适对第 3、第 4 颈椎体之间（图 2-1）。舌骨体两侧可触及**舌骨大角**，是寻找舌动脉的标志。

2. 甲状软骨 thyroid cartilage　位于舌骨体下方（图 2-1），上缘平第 4 颈椎上缘，颈总动脉在此处分为颈内、外动脉。甲状软骨左、右板融合处的上端向前突出，形成**喉结**，成年男性清晰可见。喉结旁开 1.5 寸为针灸"人迎"穴所在的部位。

3. 环状软骨 cricoid cartilage　位于甲状软骨下方（图 2-1），平对第 6 颈椎横突，此处分别是喉与气管、咽与食管的分界标志，也可作为计数气管环和甲状腺触诊的标志。

4. 颈动脉结节 carotid tubercle　即第 6 颈椎横突前结节，颈总动脉行经其前方。平环状软骨弓处以拇指向后压迫，可将颈总动脉压向颈动脉结节，暂时阻断颈总动脉血流，作为头部出血时的临时压迫止血点。

5. 胸锁乳突肌 sternocleidomastoid　是颈部分区的重要标志（图 2-1）。该肌起端的胸骨头、锁骨头与锁骨围成**锁骨上小窝 lesser supraclavicular fossa**，位于胸锁关节上方。

6. 胸骨上窝 suprasternal fossa　位于胸骨颈静脉切迹上方的凹陷处，在此可触及气管颈部。此窝中央为针灸"天突"穴所在的部位。

7. 锁骨上大窝 greater supraclavicular fossa　位于锁骨中 1/3 上方的凹陷。在窝底可触及锁骨下动脉的搏动，在此处将动脉压向下方的第 1 肋，可暂时阻断该动脉的血流，达到临时止血的目的。此窝中央为针灸"缺盆"穴所在的部位。

（二）体表投影

1. 颈总动脉 common carotid artery 及颈外动脉 external carotid artery　由乳突尖与下颌角连线的中点，右侧至右胸锁关节、左侧至左锁骨上小窝做一连线，此线以甲状软骨上缘为界，上段为颈外动脉的体表投影，下段为颈总动脉的体表投影（图 2 - 2）。

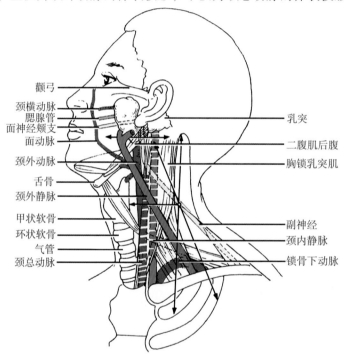

图 2 - 2　颈部体表投影

2. 锁骨下动脉 subclavian artery　右侧自右胸锁关节、左侧自左锁骨上小窝向外上至锁骨上缘中点划一凸向上方的弓形线，弓形线的最高点距锁骨上缘约 1cm，该线即为锁骨下动脉的体表投影（图 2 - 2）。

3. 颈外静脉 external jugular vein　位于下颌角至锁骨中点的连线上（图 2 - 2）。颈外静脉是小儿静脉穿刺的常用部位之一。

4. 副神经 accessory nerve　自乳突尖与下颌角连线的中点，经胸锁乳突肌后缘上、中 1/3 交点，至斜方肌前缘中、下 1/3 交点的连线（图 2 - 2）。

5. 臂丛 brachial plexus　自胸锁乳突肌后缘中、下 1/3 交点至锁骨中、外 1/3 交点稍内侧的连线。臂丛在锁骨中点上方比较集中，位置浅表，易于触及，常作为臂丛锁骨上入路阻滞麻醉的部位。

6. 神经点 是颈丛皮支穿出颈筋膜的集中点，位于胸锁乳突肌后缘的中点处，为颈部皮神经阻滞麻醉的部位。

7. 胸膜顶 cupula of pleura 及肺尖 apex of lung 位于锁骨内侧1/3段上方，最高点距锁骨上缘2~3cm。

<h2 style="text-align:center">第二节 颈部层次结构</h2>

一、浅层结构

（一）皮肤

颈部皮肤较薄，移动性较大，皮纹横行，故手术常做横切口，以利于皮肤愈合和术后不留瘢痕。

（二）浅筋膜

颈部浅筋膜为一薄层含有脂肪的疏松结缔组织，内含有颈阔肌、浅静脉和浅神经等（图2-3、图2-4）。

1. 颈阔肌 platysma 是位于颈前外侧部浅筋膜内的一菲薄而宽阔的皮肌，由面神经颈支支配，其发育程度和个体差异较大，少数人缺如。此肌起自胸大肌和三角肌筋膜，越过锁骨斜向内上方，止于下颌体下缘及腮腺咬肌筋膜，并移行于口角的面肌。肌三角内侧部和枕三角上部多未被该肌覆盖。颈阔肌深面的浅筋膜内有颈前静脉、颈外静脉、颈外侧浅淋巴结、颈丛皮及面神经颈支等。

2. 浅静脉

（1）**颈前静脉 anterior jugular vein** 由颏部小静脉汇合而成，沿颈前正中线两侧下行至锁骨上方转向外侧，经胸锁乳突肌下份的深面汇入颈外静脉或锁骨下静脉。左、

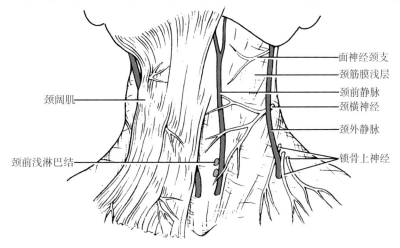

图2-3 颈阔肌及颈部浅层结构（左侧颈阔肌已切除）

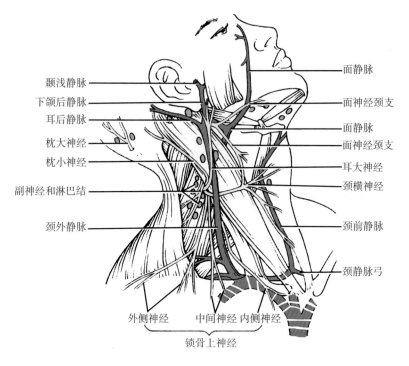

图 2-4 颈部浅层结构

右颈前静脉在胸骨上间隙内的吻合支，称**颈静脉弓**。若左、右颈前静脉合为一支，位于颈前正中线，则称**颈前正中静脉**。

（2）**颈外静脉 external jugular vein** 由耳后静脉、枕静脉和下颌后静脉后支在下颌角附近汇合而成，沿胸锁乳突肌表面垂直下行，于锁骨中点上方约 3cm 处穿深筋膜，注入锁骨下静脉或静脉角。在穿深筋膜处，颈外静脉与深筋膜紧密结合，故当静脉壁受伤破裂时，管腔不易闭合，可导致气体栓塞。临床上右心衰竭上腔静脉血回流受阻时，可致颈外静脉怒张。

3. 浅神经

（1）**颈丛皮支** 共有 4 条，均于胸锁乳突肌后缘中点（神经点）浅出深筋膜，分布于颈部皮肤。①**枕小神经 lesser occipital nerve** 勾绕副神经后，沿胸锁乳突肌后缘上升，分布于枕部皮肤。②**耳大神经 greater auricular nerve** 较粗大，沿胸锁乳突肌表面伴颈外静脉上行，分布于耳郭和腮腺区皮肤。③**颈横神经 transverse nerve of neck** 横过胸锁乳突肌中份，穿颈阔肌浅面向前，分布于颈前区皮肤。④**锁骨上神经 supraclavicular nerve** 分为 3 支，行向外下方，在锁骨上缘处浅出，分布于颈前外侧部、胸前壁上部和肩部等处皮肤。

（2）**面神经颈支** 自腮腺下端穿出后，入颈阔肌深面，行向前下方，支配该肌。

二、颈筋膜及筋膜间隙

（一）颈筋膜

颈筋膜 cervical fascia 即颈深筋膜，位于颈浅筋膜的深面，包绕颈项部肌肉和器官，并在血管和神经周围形成筋膜鞘及筋膜间隙。颈筋膜可分为浅、中、深 3 层（图 2 – 5、图 2 – 6）。

1. 颈筋膜浅层 superficial layer of cervical fascia　又称**封套筋膜**，向两侧包绕斜方肌和胸锁乳突肌周围，形成两肌的鞘；向后附着于项韧带和第 7 颈椎棘突；向前于颈前正中线处左、右相交织，形成一个完整的封套结构。该筋膜在下颌下三角和腮腺区分为两层，包裹下颌下腺和腮腺，形成两腺的鞘。

2. 颈筋膜中层 middle layer of cervical fascia　又称**内脏筋膜**，位于舌骨下肌群深面，包裹着咽、食管颈部、喉、气管颈部、甲状腺和甲状旁腺等器官。此筋膜在甲状腺两侧叶的后外方分为前、后两层后包裹甲状腺，形成**甲状腺鞘**，又称**甲状腺假被膜**。此筋膜前下部覆盖于气管者称**气管前筋膜**；后上部覆盖颊肌和咽缩肌者称**颊咽筋膜**。气管

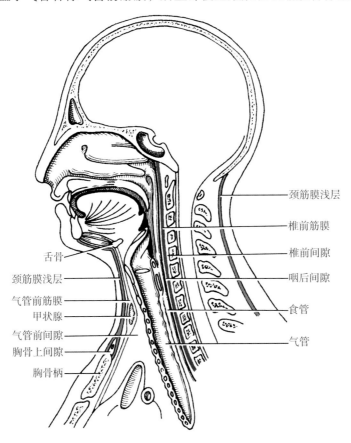

图 2 – 5　颈筋膜及筋膜间隙（正中矢状面）

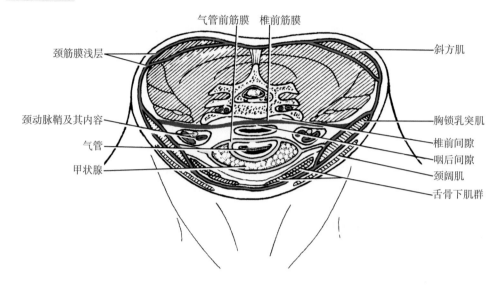

气管前筋膜　椎前筋膜

颈筋膜浅层

颈动脉鞘及其内容

气管

甲状腺

斜方肌

胸锁乳突肌

椎前间隙

咽后间隙

颈阔肌

舌骨下肌群

图 2 - 6　颈筋膜及筋膜间隙（水平面）

前筋膜向上附于环状软骨弓、甲状软骨斜线及舌骨，向下经气管前方入胸腔与纤维心包相续。颈筋膜中层向两侧包裹颈总动脉、颈内动脉、颈内静脉和迷走神经周围，形成**颈动脉鞘 carotid sheath**。该鞘上起颅底，下续纵隔，鞘内有纵行的纤维隔将动脉和静脉分开，迷走神经位于动、静脉之间的后方。

3. 颈筋膜深层 deep layer of cervical fascia　又称**椎前筋膜 prevertebral fascia**，位于椎前肌和斜角肌的前面，向上附着于颅底，向下续于前纵韧带及胸内筋膜。两侧覆盖臂丛、颈交感干、膈神经、锁骨下动脉及锁骨下静脉。此筋膜向下外方，包裹腋动、静脉及臂丛周围，形成**腋鞘**。

（二）筋膜间隙

颈筋膜各层之间有疏松结缔组织存在，形成筋膜间隙（图 2 - 5、图 2 - 6），炎症可沿这些间隙相互蔓延。

1. 气管前间隙 pretracheal space　位于气管前筋膜与气管颈部之间，上至舌骨，下通上纵隔，内有甲状腺最下动脉、甲状腺下静脉、甲状腺奇静脉丛、头臂干及左头臂静脉，小儿还有胸腺上部。在气管切开术后护理不当时，此间隙内可发生感染，并可向下蔓延至上纵隔。

2. 咽后间隙 retropharyngeal space　位于椎前筋膜与颊咽筋膜之间，其延伸至咽侧壁外侧的部分为**咽旁间隙**。外侧为颈动脉鞘，向下与后纵隔相通。此间隙内的感染多来自其内的咽后淋巴结的炎症。

3. 椎前间隙 prevertebral space　位于椎前筋膜与脊柱颈段之间，与腋窝交通。颈椎结核脓肿多积于此间隙，可向外侧至颈外侧区，经腋鞘扩散至腋窝；若脓肿溃破后，可经咽后间隙向下至后纵隔。

4. 胸骨上间隙 suprasternal space　是颈筋膜浅层在距胸骨柄上缘 3 ~ 4cm 处分前、后两层，向下分别附着于胸骨柄前、后缘所形成的间隙，内有颈静脉弓、颈前静脉下段、胸锁乳突肌胸骨头、淋巴结及脂肪组织等。

第三节 颈 前 区

颈前区以舌骨为界，分为舌骨上区和舌骨下区。前者包括两侧对称的下颌下三角和中间单一的颏下三角，后者包括颈动脉三角和肌三角。

一、舌骨上区

（一）下颌下三角

1. 境界 下颌下三角 submandibular triangle 是由下颌体下缘与二腹肌前、后腹围成的三角形区域，又称**二腹肌三角**。其浅面有皮肤、浅筋膜、颈阔肌和颈筋膜浅层；深面有下颌舌骨肌、舌骨舌肌及咽中缩肌（表2-1）。

表2-1 舌骨上肌群

名 称	起 点	止 点	作 用	神经支配
下颌舌骨肌	下颌骨内面颌舌线	下颌舌骨肌缝、舌骨体	拉舌骨向前上	下颌舌骨肌神经（三叉神经）
二腹肌	乳突切迹	下颌骨二腹肌窝	降下颌骨，上提舌骨	前腹：三叉神经 后腹：面神经
茎突舌骨肌	茎突根部	舌骨大角基部	拉舌骨向后上	面神经
颏舌骨肌	下颌骨颏棘	舌骨体	上提舌骨	舌下神经

2. 内容 三角内主要有下颌下腺、血管、神经和淋巴结等（图2-7）。

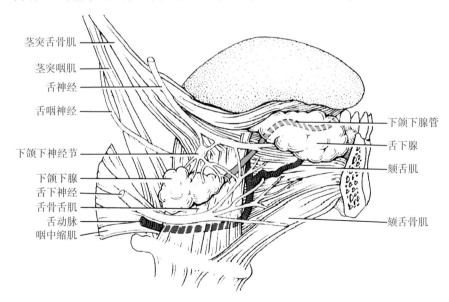

图2-7 下颌下三角及其内容（下颌骨右半和部分下颌下腺已切除）

（1）**下颌下腺 submandibular gland**　位于由颈筋膜浅层所形成的筋膜鞘内。此腺呈"U"形夹住下颌舌骨肌后缘，故分为浅、深两部。浅部位于该肌浅面，较大；深部位于该肌的后缘和深面，较小。**下颌下腺管 submandibular duct** 由深部的前端发出，经下颌舌骨肌与舌骨舌肌之间前行，开口于舌下阜。

（2）血管、神经和淋巴结　①**面动脉 facial artery** 平舌骨大角起自颈外动脉，经二腹肌后腹深面进入下颌下三角，沿下颌下腺深面前行，至咬肌前缘处绕过下颌体下缘入面部。②**面静脉 facial vein** 与面动脉伴行，在下颌下腺浅面位于面动脉后方，与下颌后静脉前支汇合后注入颈内静脉。③**舌动脉 lingual artery** 在面动脉稍下方起自颈外动脉，与舌静脉伴行，在舌骨大角与舌下神经之间前行，经舌骨舌肌深面前行入舌。④**舌下神经 hypoglossal nerve** 于二腹肌后腹深面入下颌下三角，位于下颌下腺的内下方，经下颌舌骨肌与舌骨舌肌之间前行入舌。⑤**舌神经 lingual nerve** 于下颌下腺上方，经下颌骨内面与舌骨舌肌之间前行入舌。⑥**下颌下神经节 submandibular ganglion** 位于下颌下腺深部上方和舌神经下方，上方连于舌神经，向下发出分支至下颌下腺。⑦**下颌下淋巴结**位于下颌下腺周围，有 4～6 个，收纳颏下淋巴结及颊、唇、牙、舌、口底的淋巴，其输出淋巴管注入颈外侧上深淋巴结。

（二）颏下三角

1. 境界　颏下三角 submental triangle 是由左、右二腹肌前腹与舌骨体围成的三角形区域。其浅面为皮肤、浅筋膜和颈筋膜浅层；深面为两侧的下颌舌骨肌及其筋膜。

2. 内容　三角内有 1～3 个颏下淋巴结。该淋巴结收纳颏部、下唇中部、口底和舌尖的淋巴，其输出淋巴管注入下颌下淋巴结和颈内静脉二腹肌淋巴结。

二、舌骨下区

（一）颈动脉三角

1. 境界　颈动脉三角 carotid triangle 是由胸锁乳突肌上份前缘、肩胛舌骨肌上腹和二腹肌后腹围成的三角形区域。其浅面有皮肤、浅筋膜、颈阔肌和颈筋膜浅层；深面为椎前筋膜；内侧为咽侧壁及其筋膜。

2. 内容　三角内有颈总动脉及其分支、颈内静脉及其属支、舌下神经及其降支、迷走神经及其分支、副神经和部分颈外侧深淋巴结等（图 2 - 8）。

（1）动脉　①**颈总动脉 common carotid artery** 位于颈内静脉内侧，在胸锁乳突肌和肩胛舌骨肌夹角内，平甲状软骨上缘处分为颈内动脉和颈外动脉。颈总动脉末端和颈内动脉起始部的膨大处为**颈动脉窦 carotid sinus**，窦壁内有压力感受器。在颈总动脉分叉处的后方，借结缔组织连有一米粒大小的椭圆形小体，称**颈动脉小球 carotid glomus**，是化学感受器。两者分别有调节血压和呼吸的作用。②**颈外动脉 external carotid artery** 起自颈总动脉，沿颈内动脉前内侧垂直上行，从甲状软骨上缘至舌骨大角处自前壁由下而上依次发出甲状腺上动脉、舌动脉和面动脉；近二腹肌后腹下缘处向后上方发出枕动脉；自起始部内侧壁向上发出细小的咽升动脉，沿咽侧壁上行。③**颈内动脉 internal carotid artery** 起自颈总动脉，于颈外动脉的后外方行至其后方，经二腹肌后腹深面至颅底，经颈动脉管入颅中窝。该动脉在颈部无分支。

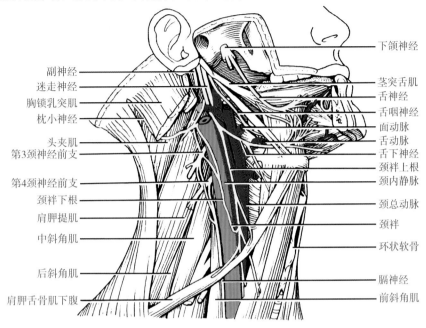

副神经
迷走神经
胸锁乳突肌
枕小神经
头夹肌
第3颈神经前支
第4颈神经前支
颈袢下根
肩胛提肌
中斜角肌
后斜角肌
肩胛舌骨肌下腹

下颌神经
茎突舌肌
舌神经
舌咽神经
面动脉
舌动脉
舌下神经
颈袢上根
颈内静脉
颈总动脉
颈袢
环状软骨
膈神经
前斜角肌

图 2-8　颈动脉三角及其内容

（2）静脉　**颈内静脉 internal jugular vein** 位于颈总动脉和颈内动脉的外侧，大部分被胸锁乳突肌覆盖。其颈部的属支自上而下依次为面静脉、舌静脉和甲状腺上、中静脉。

（3）神经　①**舌下神经 hypoglossal nerve** 从二腹肌后腹深面进入颈动脉三角，呈弓形向前越过颈内、外动脉浅面，发出降支，称**颈袢上根**，沿颈总动脉浅面下降，与颈丛的分支共同构成**颈袢**。②**副神经 accessory nerve** 经二腹肌后腹深面入颈动脉三角，再经颈内动、静脉之间行向后外侧，至胸锁乳突肌上份穿入该肌，并发出分支支配该肌。③**迷走神经 vagus nerve** 行于颈动脉鞘内，沿颈内静脉、颈内动脉与颈总动脉之间的后方下降。在颈动脉三角内的分支有喉上神经和颈心支。**喉上神经**发自迷走神经的下神经节，在颈内、外动脉的内侧与咽中缩肌之间，舌骨大角处分为内、外两支；内支伴喉上动脉穿甲状舌骨膜入喉，分布于声门裂以上的喉黏膜；外支伴甲状腺上动脉，沿咽下缩肌表面下行，支配咽下缩肌和环甲肌。**颈心支**在喉上神经起点下方发出，沿颈总动脉浅面下行入胸腔，参与心丛的组成。

（二）肌三角

1. 境界　肌三角 muscular triangle 是由颈前正中线、胸锁乳突肌前缘和肩胛舌骨肌上腹围成的三角形区域。其浅面由浅入深依次有皮肤、浅筋膜、颈阔肌、颈前静脉和颈筋膜浅层；深面为椎前筋膜。

表 2 - 2 舌骨下肌群

名　称	起　点	止　点	作　用	神经支配
胸骨舌骨肌	胸骨柄及锁骨内侧端后面	舌骨体内侧半	下拉舌骨	颈袢（C_{1-3}）
肩胛舌骨肌	肩胛骨上缘、肩胛横韧带	舌骨体外侧半	下拉舌骨	颈袢（C_{1-3}）
胸骨甲状肌	胸骨柄、第 1 肋后面	甲状软骨板斜线	下拉甲状软骨	颈袢（C_{1-3}）
甲状舌骨肌	甲状软骨板斜线	舌骨体与大角交界处	下拉舌骨	舌下神经（C_1、C_2）

2. 内容 三角内浅层有胸骨舌骨肌和肩胛舌骨肌上腹，深层有胸骨甲状肌和甲状舌骨肌（表 2 - 2），在气管前筋膜深部有甲状腺、甲状旁腺、气管颈部和食管颈部等器官（图 2 - 9、图 2 - 10）。

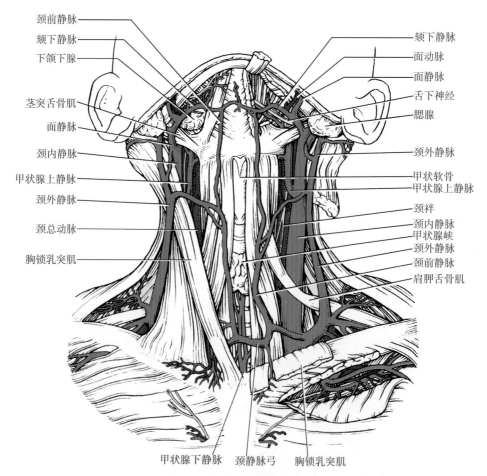

图 2 - 9 颈前区浅层结构

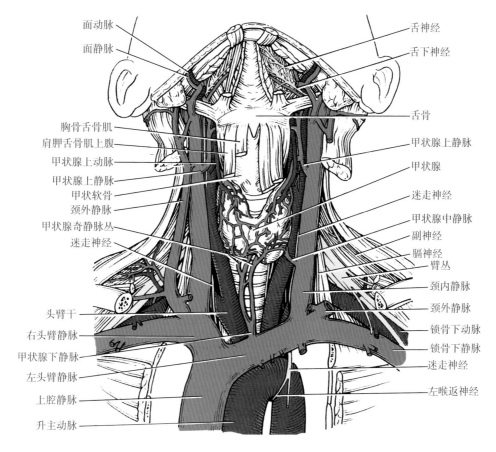

面动脉
面静脉
胸骨舌骨肌
肩胛舌骨肌上腹
甲状腺上动脉
甲状腺上静脉
甲状软骨
颈外静脉
甲状腺奇静脉丛
迷走神经
头臂干
右头臂静脉
甲状腺下静脉
左头臂静脉
上腔静脉
升主动脉

舌神经
舌下神经
舌骨
甲状腺上静脉
甲状腺
迷走神经
甲状腺中静脉
副神经
膈神经
臂丛
颈内静脉
颈外静脉
锁骨下动脉
锁骨下静脉
迷走神经
左喉返神经

图 2 - 10　颈前区深层结构

（1）甲状腺

1）形态与被膜：**甲状腺 thyroid gland** 呈"H"形，分为左、右侧叶及其相连的甲状腺峡。从甲状腺峡向上伸出长短不一的锥状叶（约占总人数的 70%）。甲状腺表面紧贴一薄层外膜称**真被膜**，即**纤维囊**，由此发出许多纤维小隔伸入腺实质。真被膜外面，气管前筋膜包绕甲状腺形成腺鞘，称**甲状腺假被膜**。真、假被膜之间为**囊鞘间隙**，内有疏松结缔组织、血管、神经及甲状旁腺。假被膜与甲状软骨、环状软骨及气管软骨环的软骨膜愈着、增厚形成**甲状腺悬韧带**，将甲状腺固定于喉及气管壁上。因此，当吞咽时，甲状腺可随喉的活动上下移动，可为判断甲状腺是否肿大的依据之一。

2）位置与毗邻：甲状腺的侧叶贴附喉下部和气管颈部的前外侧，上极达甲状软骨中部，下极至第 6 气管软骨环。甲状腺峡通常位于第 2 ~4 气管软骨前方（图 2 - 11、图2 - 12）。甲状腺前面由浅入深依次为皮肤、浅筋膜、颈筋膜浅层、舌骨下肌群、气管前筋膜和囊鞘间隙。左、右侧叶的后内侧与喉、气管、咽、食管、喉返神经相邻；侧叶的后外侧与颈动脉鞘及鞘内结构、颈交感干相邻。当甲状腺肿大时，可因压迫气管、食管和喉返神经而发生呼吸困难、吞咽困难或声音嘶哑；如压迫颈交感干时，可出现 Horner 综合征，即患侧面部潮红、无汗、瞳孔缩小、上睑下垂及眼球内陷等。

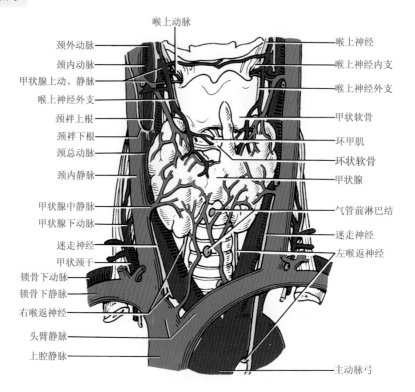

喉上动脉

颈外动脉　　　　　　　　　　　　　　　喉上神经
颈内动脉　　　　　　　　　　　　　　　喉上神经内支
甲状腺上动、静脉　　　　　　　　　　　喉上神经外支
喉上神经外支　　　　　　　　　　　　　甲状软骨
颈袢上根　　　　　　　　　　　　　　　环甲肌
颈袢下根　　　　　　　　　　　　　　　环状软骨
颈总动脉　　　　　　　　　　　　　　　甲状腺
颈内静脉
甲状腺中静脉　　　　　　　　　　　　　气管前淋巴结
甲状腺下动脉　　　　　　　　　　　　　迷走神经
迷走神经　　　　　　　　　　　　　　　左喉返神经
甲状颈干
锁骨下动脉
锁骨下静脉
右喉返神经
头臂静脉
上腔静脉　　　　　　　　　　　　　　　主动脉弓

图 2 - 11　甲状腺的位置与血管、神经（前面观）

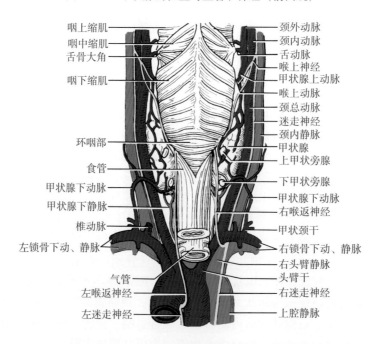

咽上缩肌　　　　　　　　　　　　　　　颈外动脉
咽中缩肌　　　　　　　　　　　　　　　颈内动脉
舌骨大角　　　　　　　　　　　　　　　舌动脉
咽下缩肌　　　　　　　　　　　　　　　喉上神经
　　　　　　　　　　　　　　　　　　　甲状腺上动脉
　　　　　　　　　　　　　　　　　　　喉上动脉
　　　　　　　　　　　　　　　　　　　颈总动脉
　　　　　　　　　　　　　　　　　　　迷走神经
　　　　　　　　　　　　　　　　　　　颈内静脉
环咽部　　　　　　　　　　　　　　　　甲状腺
食管　　　　　　　　　　　　　　　　　上甲状旁腺
　　　　　　　　　　　　　　　　　　　下甲状旁腺
甲状腺下动脉　　　　　　　　　　　　　甲状腺下动脉
甲状腺下静脉　　　　　　　　　　　　　右喉返神经
椎动脉　　　　　　　　　　　　　　　　甲状颈干
左锁骨下动、静脉　　　　　　　　　　　右锁骨下动、静脉
　　　　　　　　　　　　　　　　　　　右头臂静脉
气管　　　　　　　　　　　　　　　　　头臂干
左喉返神经　　　　　　　　　　　　　　右迷走神经
左迷走神经　　　　　　　　　　　　　　上腔静脉

图 2 - 12　甲状腺的位置与血管、神经（后面观）

　　3）甲状腺上动脉与喉上神经（图 2 - 11、图 2 - 12）：**甲状腺上动脉 superior thy-roid artery** 起自颈外动脉起始部，与喉上神经外支伴行向前下方，至甲状腺上极附近分

为前、后两支。前支沿甲状腺侧叶前缘下行进入腺体，并与对侧分支吻合；后支沿侧叶后缘下行，与甲状腺下动脉的上支吻合。该动脉还分出**喉上动脉**，与喉上神经内支伴行，穿甲状舌骨膜入喉，分布于喉内黏膜。**喉上神经 superior laryngeal nerve** 发自迷走神经，沿咽侧壁下行，在舌骨大角处分为内、外 2 支。内支伴喉上动脉穿甲状舌骨膜入喉，分布于声门裂以上的喉黏膜；外支伴甲状腺上动脉行向前下方，距甲状腺侧叶上极约 1cm 处离开该动脉，弯向内侧，发支支配环甲肌和咽下缩肌。甲状腺次全切除术结扎甲状腺上动脉时，应紧贴甲状腺侧叶上极进行，以免伤及喉上神经外支使环甲肌麻痹，出现声音低钝或呛咳等症状。

4）甲状腺下动脉与喉返神经（图 2 - 11、图 2 - 12）：**甲状腺下动脉 inferior thyroid artery** 起自甲状颈干，沿前斜角肌内侧缘上升，至第 6 颈椎平面，在颈动脉鞘后方弯向内侧，在近甲状腺侧叶下极后面行向上内，分为上、下两支进入甲状腺，分布于甲状腺、甲状旁腺、气管和食管等处。**喉返神经 recurrent laryngeal nerve** 发自迷走神经，左侧喉返神经勾绕主动脉弓，右侧勾绕右锁骨下动脉，两者均上行于气管与食管之间的沟内，在咽下缩肌下缘、环甲关节后方进入喉内改称**喉下神经 inferior laryngeal nerve**。其运动纤维支配除环甲肌以外的所有喉肌，感觉纤维分布于声门裂以下的喉黏膜。左喉返神经行程较长，位置深，多在甲状腺下动脉后方；右喉返神经行程较短，位置浅，多在甲状腺下动脉前方。两者入喉前都经过环甲关节后方，故甲状软骨下角可作为寻找喉返神经的标志。由于喉返神经与甲状腺下动脉的关系在甲状腺侧叶下极附近比较复杂，因此，行甲状腺次全切除术结扎甲状腺下动脉时，应远离甲状腺侧叶下极，以免损伤喉返神经。单侧喉返神经损伤时，患侧声带麻痹，可引起声音嘶哑；若双侧喉返神经损伤，使双侧声带麻痹，可导致严重呼吸困难，应做气管切开术，进行急救。

5）**甲状腺最下动脉 arteria thyroidea ima**：为一单支，较小，可起自头臂干、主动脉弓、右颈总动脉或胸廓内动脉等处，沿气管颈部前方上行，达甲状腺峡，与甲状腺上、下动脉的分支吻合。该动脉出现率为 10%，当行低位气管切开或甲状腺手术时应加以注意。

6）甲状腺的静脉：甲状腺的静脉变异较大，起自甲状腺浅面和气管前面的静脉丛，汇合成甲状腺上、中、下三对静脉（图 2 - 11）。①**甲状腺上静脉**起自甲状腺侧叶上极，与同名动脉伴行，注入颈内静脉。②**甲状腺中静脉**起自甲状腺侧叶外侧缘中、下 1/3 交界处，粗而短，经过颈总动脉前方，直接注入颈内静脉，此静脉有时缺如。③**甲状腺下静脉**起自甲状腺侧叶下极，经气管前面下行，汇入头臂静脉；两侧甲状腺下静脉在气管颈部前方常吻合成**甲状腺奇静脉丛**，故行低位气管切开时，应注意止血。

（2）**甲状旁腺 parathyroid gland**　为两对扁椭圆形小体，直径 0.6 ~ 0.8cm，表面光滑，呈棕黄色或淡红色，位于甲状腺侧叶后面的囊鞘间隙内，有时可位于甲状腺实质内或被膜外气管周围的结缔组织中。上甲状旁腺多位于甲状腺侧叶上、中 1/3 交界处，平环状软骨；下甲状旁腺多位于甲状腺侧叶下 1/3 处（图 2 - 12）。甲状腺手术时，应注意保留甲状旁腺，若误切，可使患者钙、磷代谢失调，血钙降低，导致肌兴奋性增强，引起抽搐。

（3）**气管颈部 cervical part of trachea**　上端平第 6 颈椎下缘接环状软骨，下端平胸骨颈静脉切迹处移行为气管胸部。成人气管颈部长约 6.5cm，横径为 1.5 ~ 2.5cm，由 6~8 个气管软骨及其间的软组织构成。气管周围有疏松结缔组织包绕，故活动性大。仰头或低头时，气管可上、下移动 1.5cm。头转向一侧时，气管亦随之转向同侧，食管却移向对侧，故常规施行气管切开术时，头应严格保持正中位置，并尽量后仰，使气管接近体表，以免伤及食管及周围的血管和神经。气管颈部前方由浅入深依次为皮肤、浅筋膜、颈筋膜浅层、胸骨上间隙及其内的静脉弓、舌骨下肌群、气管前筋膜和气管前间隙等。第 2~4 气管软骨前方有甲状腺峡，其下方有甲状腺下静脉、甲状腺奇静脉丛及可能存在的甲状腺最下动脉。气管颈部后方为食管；其两侧为甲状腺侧叶，气管与食管之间的气管食管旁沟内有喉返神经；后外侧有颈交感干和颈动脉鞘等。在进行气管切开术时，应熟悉上述毗邻结构。

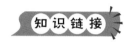

气管切开术

　　行气管切开术时，患者头部应向后仰，使气管颈部往上牵引而增长，且气管的位置更接近皮肤，以便于手术操作。自环状软骨向下至胸骨上窝处沿前正中线做垂直切口，依次切开皮肤、浅筋膜和颈筋膜浅层，向两侧分离、牵拉舌骨下肌群，显露气管颈部。甲状腺峡部覆盖于气管第 2~4 气管软骨环的前面，损伤后容易出血。一般应在第 3~5 气管软骨环进行气管切开，插入气管套管，新的呼吸道即可建立。

　　此外，幼儿的胸腺、左头臂静脉和主动脉弓等常高出胸骨颈静脉切迹，达气管颈部前面。故对幼儿行气管切开术时，应注意不宜低于第 5 气管软骨，以免伤及上述结构。

　　(4) **食管颈部 cervical part of esophagus**　　上端于环状软骨（平第 6 颈椎下缘）处与咽相接，下端平颈静脉切迹与第 1 胸椎体上缘平面处移行为食管胸部。食管颈部前方与气管颈部相邻，且位置稍偏左侧，故食管手术入路以左侧为宜；其后方与颈长肌、脊柱相邻；后外侧隔椎前筋膜与颈交感干相邻；两侧为甲状腺侧叶、颈动脉鞘及其内容物。

第四节　胸锁乳突肌区及颈根部

一、胸锁乳突肌区

（一）境界

　　胸锁乳突肌区 Sternocleidomastoid region 是指该肌所在的区域（表 2 - 3）。该区皮肤较薄，浅筋膜中有颈阔肌、浅静脉及皮神经。

表 2-3 颈前部肌

肌 群	名 称	起 点	止 点	作 用	神经支配
颈浅肌	颈阔肌	胸大肌筋膜、三角肌筋膜	下颌体下缘、腮腺咬肌筋膜	紧张颈部皮肤	面神经颈支
颈外侧肌	胸锁乳突肌	胸骨柄前面、锁骨内侧 1/3 上缘	颞骨乳突外面、上项线外侧 1/3	一侧收缩使头转向同侧，双侧收缩头向后仰	副神经、颈神经前支（C_2、C_3）
颈深内侧群肌（椎前肌）	颈长肌	第 3~6 颈椎横突、第 5~7 颈椎体、第 1~3 胸椎体	寰椎前结节、第 2~4 颈椎体	屈颈、侧屈	颈神经前支（$C_{3~8}$）
颈深内侧群肌（椎前肌）	头长肌	第 3~6 颈椎横突	枕骨底下面	低头、侧屈	颈神经前支（$C_{1~6}$）
颈深内侧群肌（椎前肌）	头前直肌	寰椎横突	枕骨底下面、枕骨大孔前方	低头、侧屈	颈神经前支（C_1、C_2）
颈深内侧群肌（椎前肌）	头侧直肌	寰椎横突	枕骨外侧部	低头、侧屈	颈神经前支（C_1、C_2）
颈深外侧群肌（椎侧肌）	前斜角肌	第 3~6 颈椎横突前结节	第 1 肋斜角肌结节	一侧收缩颈侧屈、侧旋；两侧收缩颈前屈；上提第 1、第 2 肋助吸气	颈神经前支（C_5、C_6）
颈深外侧群肌（椎侧肌）	中斜角肌	第 3~7 颈椎横突后结节	第 1 肋上面中份	一侧收缩颈侧屈、侧旋；两侧收缩颈前屈；上提第 1、第 2 肋助吸气	颈神经前支（C_5、C_6）
颈深外侧群肌（椎侧肌）	后斜角肌	第 5、第 6 颈椎横突后结节	第 2 肋	一侧收缩颈侧屈、侧旋；两侧收缩颈前屈；上提第 1、第 2 肋助吸气	颈神经前支（C_5、C_6）

（二）内容

1. 颈袢 ansa cervicalis 由第 1~3 颈神经前支的分支构成（图 2-8）。其中来自第 1 颈神经前支的部分纤维先随舌下神经走行，至颈动脉三角内离开此神经，**称舌下神经降支**，又名**颈袢上根**，再沿颈内、颈总动脉浅面下行；来自颈丛第 2、第 3 颈神经前支的纤维经过颈丛联合发出降支，**称颈袢下根**，再沿颈内静脉浅面或深面下行。上、下两根在颈动脉鞘表面合成颈袢，位于肩胛舌骨肌中间腱的上缘附近，适平环状软骨弓。颈袢分支支配肩胛舌骨肌、胸骨舌骨肌和胸骨甲状肌。甲状腺手术时，多平环状软骨切断舌骨下肌群，可避免损伤颈袢的肌支。

2. 颈动脉鞘及其内容 颈动脉鞘 carotid sheath 上起自颅底，下续纵隔。鞘内有颈内动脉、颈总动脉、颈内静脉和迷走神经组成的颈血管神经束，其中动脉位于内侧，静脉位于外侧，迷走神经位于两者之间的后方。该鞘的浅面有胸锁乳突肌、胸骨舌骨肌、胸骨甲状肌、肩胛舌骨肌下腹、颈袢及甲状腺上、中静脉；鞘的后方有甲状腺下动脉横过（左侧还有胸导管弓横过），隔椎前筋膜有颈交感干、椎前肌及颈椎横突；鞘的内侧有咽、食管颈部、喉、气管颈部、甲状腺侧叶及喉返神经等。

3. 颈丛 cervical plexus 由第 1~4 颈神经的前支构成，位于胸锁乳突肌上部的深面，肩胛提肌与中斜角肌的浅面。其分支有皮支和肌支，最大的肌支是膈神经。

4. 颈交感干 cervical part of sympathetic trunk 由颈上、中、下交感干神经节及其

节间支组成（图2-13），位于脊柱颈段的两侧，椎前筋膜的深面。**颈上神经节**最大，呈梭形，长约3cm，位于第2、第3颈椎横突前方。**颈中神经节**最小，位于第6颈椎横突的前方，可缺如。**颈下神经节**多与第1胸神经节融合成**颈胸神经节**，又名**星状神经节**，长1.5~2.5cm，位于第1肋颈的前方。上述3对神经节各发出一心支，参与心丛的组成。

二、颈根部

（一）境界

颈根部 root of neck 是指颈部与胸部、上肢之间的接壤区域，由进出胸廓上口的诸结构所占据。其前界为胸骨柄，后界为第1胸椎体，两侧为第1肋。**前斜角肌**是颈根部重要的标志（表2-3），其前内侧有胸膜顶和颈根部的纵行结构，前、后方及外侧有胸部、颈部与上肢之间的横行血管和神经等（图2-13）。

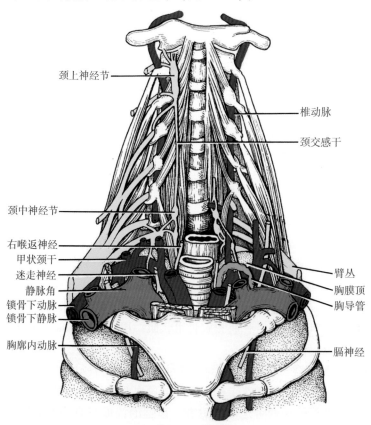

图2-13　颈根部结构

（二）内容

1. 胸膜顶 cupula of pleura 为覆盖于肺尖部的壁胸膜，突入颈根部，高出锁骨内侧1/3上缘2~3cm（图2-13）。从第7颈椎横突、第1肋颈和第1胸椎体连至胸膜顶的筋膜，称胸膜上膜，又称 **Sibson 筋膜**，起悬吊作用。行肺萎陷手术时，需切断上述筋膜，才能使肺尖塌陷。胸膜顶前方有锁骨下动脉及其分支、前斜角肌、膈神经、迷走神经、锁骨下静脉，前方左侧还有胸导管颈部跨过；后方有颈交感干和第 1 胸神经前支；外侧有中斜角肌和臂丛；内侧左、右不同，左侧有左锁骨下静脉和左头臂静脉，右侧有头臂干、右头臂静脉和气管。臂丛麻醉、颈根部手术及针灸时，应熟练掌握胸膜顶和肺尖的位置及毗邻结构，避免引起气胸。

2. 锁骨下动脉 subclavian artery　左侧起自主动脉弓，右侧起自头臂干，两者呈弓形越过胸膜顶的前方，穿斜角肌间隙至第 1 肋外缘，移行为腋动脉。以前斜角肌为界，将其分为 3 段。

（1）第 1 段　位于前斜角肌内侧，胸膜顶前方。该段动脉前方的毗邻左、右侧不同，右侧有迷走神经跨过，左侧有膈神经及胸导管跨过。该段动脉的分支有：①**椎动脉 vertebral artery** 起自锁骨下动脉上壁，沿前斜角肌内侧上行于胸膜顶前面，穿经上位 6 个颈椎横突孔，经枕骨大孔入颅，分布于脑、脊髓和内耳。②**胸廓内动脉 internal thoracic artery** 正对椎动脉起始处起自锁骨下动脉下壁，经锁骨下静脉之后向下入胸腔。③**甲状颈干 thyrocervical trunk** 起自锁骨下动脉上壁，分出甲状腺下动脉、肩胛上动脉及颈横动脉。④**肋颈干 costocervical trunk** 起自锁骨下动脉第 1 段或第 2 段的后壁，分为**颈深动脉和最上肋间动脉**。

（2）第 2 段　位于前斜角肌后方，上方紧邻臂丛各干，下方跨胸膜顶。

（3）第 3 段　位于前斜角肌外侧，第 1 肋上面，其前下方邻锁骨下静脉，外上方为臂丛。该段动脉有时发出颈横动脉或肩胛上动脉。

3. 锁骨下静脉 subclavian vein　自第 1 肋外缘续于腋静脉，经锁骨后方与前斜角肌止点之间，向内侧与颈内静脉汇合成头臂静脉，汇合处为静脉角。该静脉壁与第 1 肋、锁骨下肌和前斜角肌的筋膜相愈着，故此处管壁破裂后易导致气栓。临床上，可经锁骨内侧端下方和第 1 肋之间行锁骨下静脉穿刺，进行长期输液、心导管插管及中心静脉压测定等。

4. 胸导管与右淋巴导管　胸导管 **thoracic duct** 沿食管左侧出胸腔上口至颈部，平第 7 颈椎高度，形成**胸导管弓**。经过颈动脉鞘后方，椎动、静脉和颈交感干等结构的前方，弯向下内注入左静脉角（图 2－13），注入口处有一对瓣膜，有阻止血液流入胸导管的作用。左颈干、左锁骨下干及左支气管纵隔干通常注入胸导管末端。**右淋巴导管 right lymphatic duct** 为一短干，长约 1cm，由右颈干、右锁骨下干和右支气管纵隔干汇合而成，注入右静脉角。有时各淋巴干也可直接注入右锁骨下静脉或右颈内静脉。颈根部手术时，应注意勿损伤胸导管或右淋巴导管，若不慎损伤，可引起乳糜漏或淋巴漏。

5. 迷走神经 vagus nerve　在颈根部，于颈总动脉和颈内静脉之间下行入胸腔。右迷走神经下行至右锁骨下动脉第 1 段前面时发出右喉返神经，勾绕该动脉下面和后方返回至颈部；左迷走神经在左颈总动脉与左颈内静脉之间下行入胸腔。

6. 膈神经 phrenic nerve　发自颈丛，由第 3～5 颈神经前支组成，位于前斜角肌前面，椎前筋膜深面，在胸膜顶的前内侧和迷走神经的外侧，穿锁骨下动、静脉之间进入胸腔（图 2－14）。膈神经前方有胸锁乳突肌和颈内静脉、肩胛舌骨肌中间腱、颈横动脉和肩胛上动脉，内侧有颈升动脉上行。

7. 椎动脉三角 triangle of vertebral artery　由前斜角肌内侧缘、颈长肌外侧缘和锁骨下动脉第 1 段围成的三角形区域。该三角的尖为第 6 颈椎横突前结节；后方有胸膜顶、第 7 颈椎横突、第 8 颈神经前支及第 1 肋颈；前方有颈动脉鞘、膈神经、甲状腺下动脉及胸导管弓（左侧）等。三角内的主要结构有椎动、静脉，甲状颈干及甲状腺下动脉，交感干及颈胸神经节等（图 2 - 14）。

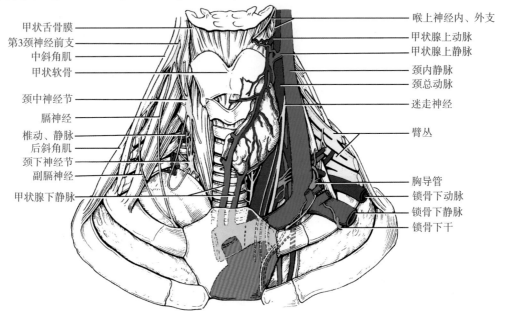

图 2 - 14　椎动脉三角及其内容

第五节　颈外侧区

颈外侧区是由胸锁乳突肌后缘、斜方肌前缘和锁骨中 1/3 上缘围成的三角形区域，又称**颈后三角**。该区被肩胛舌骨肌下腹分为枕三角和锁骨上三角。

一、枕三角

（一）境界

枕三角 occipital triangle 是由胸锁乳突肌后缘、斜方肌前缘与肩胛舌骨肌下腹上缘围成的三角形区域（图 2 - 15）。其浅面由浅入深依次为皮肤、浅筋膜和颈筋膜浅层；深面为椎前筋膜及其覆盖的前斜角肌、中斜角肌、后斜角肌、肩胛提肌和头夹肌。

（二）内容

1. 副神经 accessory nerve　自颈静脉孔出颅后，经二腹肌后腹深面，沿颈内静脉前外侧下行，在胸锁乳突肌上部的前缘穿入该肌，发出肌支支配该肌。其本干在胸锁乳突肌后缘上、中 1/3 交点处进入枕三角，被枕小神经勾绕，是确定副神经的标志。在枕三角内，副神经沿肩胛提肌表面，斜过枕三角中份，在斜方肌前缘中、下 1/3 交界处进入该肌深面，并支配该肌（图 2－15）。在枕三角内副神经位置表浅，周围有淋巴结排列，行颈部淋巴结清除术时，应避免损伤该神经，以免引起斜方肌瘫痪。

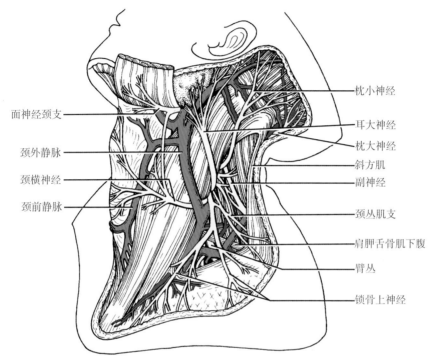

图 2－15　枕三角及其内容

2. 颈丛和臂丛的分支　颈丛皮支在胸锁乳突肌后缘中点处穿出颈筋膜浅层，分布于头、颈、胸前上部及肩上部的皮肤（图 2－15）。颈丛肌支支配肩胛提肌、斜方肌和椎前肌。臂丛分支有支配菱形肌的**肩胛背神经**，该神经位于副神经与臂丛上缘之间。此外，还有支配冈上、下肌的**肩胛上神经**和入腋区支配前锯肌的**胸长神经**等。

二、锁骨上三角

（一）境界

锁骨上三角 supraclavicular triangle 是由胸锁乳突肌后缘、肩胛舌骨肌下腹和锁骨上缘中 1/3 围成的三角形区域。由于此三角位于锁骨上方，在体表呈明显凹陷，故又称**锁骨上大窝**。其浅面由浅入深依次为皮肤、浅筋膜及位于其中的锁骨上神经、颈外静脉末段、颈阔肌及颈筋膜浅层；深面为斜角肌下份及椎前筋膜。

（二）内容

1. 锁骨下静脉及静脉角　锁骨下静脉 subclavian vein 在第 1 肋外缘由腋静脉延续而

成。在该三角内锁骨下静脉位于锁骨下动脉第 3 段的前下方，有颈外静脉和肩胛背静脉汇入。该静脉在前斜角肌内侧与颈内静脉汇合成头臂静脉，汇合处向上外开放的夹角，称**静脉角**。胸导管和右淋巴导管分别注入左、右静脉角（图 2－16）。

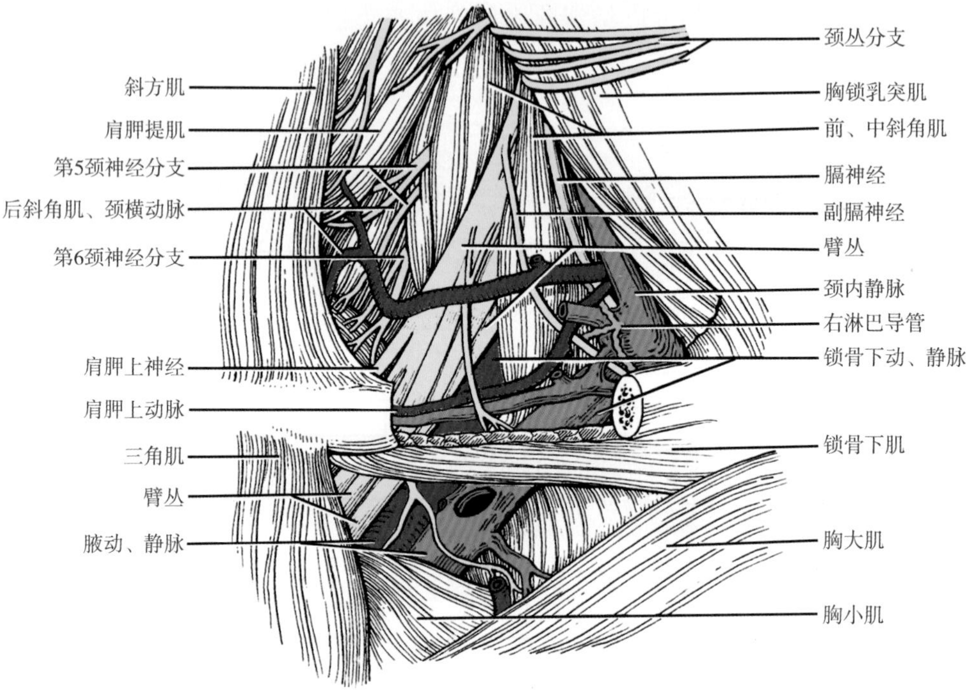
颈丛分支
斜方肌
胸锁乳突肌
肩胛提肌
前、中斜角肌
第5颈神经分支
膈神经
后斜角肌、颈横动脉
副膈神经
第6颈神经分支
臂丛
颈内静脉
右淋巴导管
肩胛上神经
锁骨下动、静脉
肩胛上动脉
三角肌
锁骨下肌
臂丛
腋动、静脉
胸大肌
胸小肌

图 2－16 锁骨上三角及其内容（右侧）

2. 锁骨下动脉 subclavian artery 经斜角肌间隙进入锁骨上三角，走向腋窝。位于该三角内的是锁骨下动脉第 3 段，其下方为第 1 肋，后上方有臂丛诸干，前下方为锁骨下静脉。在该三角内可见锁骨下动脉的直接和间接的分支有：肩胛背动脉、肩胛上动脉和颈横动脉，分别至斜方肌深面及肩胛区。

3. 臂丛 brachial plexus 由第 5～8 颈神经前支和第 1 胸神经前支的大部分组成（图 2－17）。臂丛共计 5 个根，经斜角肌间隙，锁骨下动脉后上方进入锁骨上三角。臂丛在锁骨下动脉后上方合成上、中、下 3 个干，第 5、第 6 颈神经前支合成上干，第 7 颈神经前支延续为中干，第 8 颈神经前支和第 1 胸神经前支的大部分合成下干。各干均分为前、后 2 股，经锁骨中份的后下方进入腋窝，围绕腋动脉合成内侧束、外侧束和后束。根、干、股组成**臂丛锁骨上部**。在锁骨中点上方，为锁骨上臂丛神经阻滞麻醉处。臂丛锁骨上部发出肩胛背神经、肩胛上神经和胸长神经等。臂丛与锁骨下动脉均由椎前筋膜形成的筋膜鞘包绕，续于腋鞘。

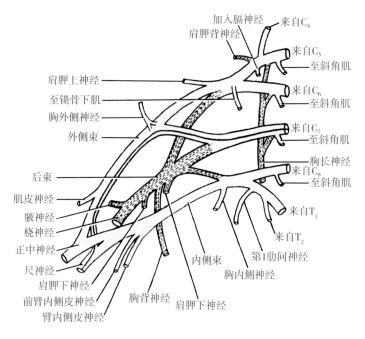

加入膈神经
肩胛背神经
来自C₄
来自C₅
至斜角肌
肩胛上神经
至锁骨下肌
来自C₆
胸外侧神经
至斜角肌
外侧束
来自C₇
至斜角肌
后束
胸长神经
来自C₈
肌皮神经
至斜角肌
腋神经
桡神经
来自T₁
正中神经
来自T₂
尺神经
第1肋间神经
肩胛下神经
内侧束
前臂内侧皮神经
胸背神经
胸内侧神经
臂内侧皮神经
胸背神经
肩胛下神经

图 2 - 17 臂丛

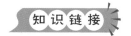

臂丛阻滞麻醉

臂丛麻醉可根据臂丛的组成、位置及毗邻关系，采用如下两种方法。①颈入路法：以第 6 颈椎横突为标志，将麻醉药注入斜角肌间隙内，药物常仅阻滞上干和中干，故适用于肩部和臂部的手术。②锁骨上入路法：阻滞点选在锁骨中点上方一横指处，此处臂丛的上、中、下三干均逐渐集中，靠近锁骨下动脉并居其后上方，故麻醉阻滞效果比较好，适用于上肢所有手术，但不要进针太深，以免伤及胸膜顶、肺尖及血管等。

第六节 颈部淋巴结

颈部淋巴结（图 2 - 18、图 2 - 19）众多，淋巴管彼此相连，除收纳头、颈部淋巴外，还收纳胸部和上肢的部分淋巴。

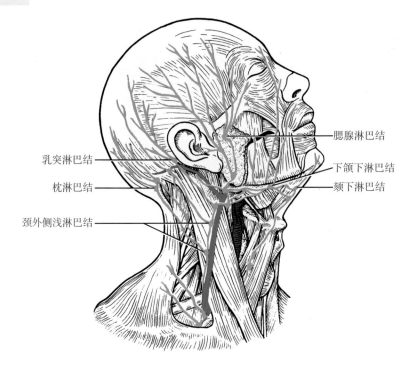

图 2 - 18　头颈部浅淋巴结

图中标注：
腮腺淋巴结
乳突淋巴结
枕淋巴结
颈外侧浅淋巴结
下颌下淋巴结
颏下淋巴结

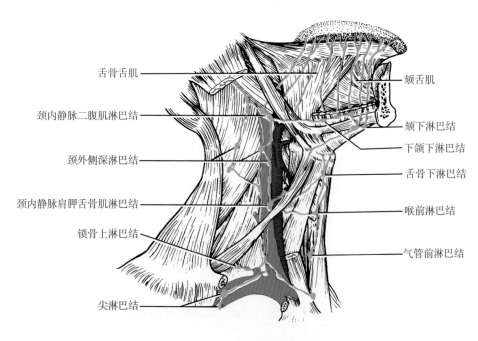

图 2 - 19　颈深部淋巴结

图中标注：
舌骨舌肌
颈内静脉二腹肌淋巴结
颈外侧深淋巴结
颈内静脉肩胛舌骨肌淋巴结
锁骨上淋巴结
尖淋巴结
颏舌肌
颏下淋巴结
下颌下淋巴结
舌骨下淋巴结
喉前淋巴结
气管前淋巴结

一、颈上部淋巴结

1. 下颌下淋巴结 submandibular lymph nodes　位于下颌下腺周围，收纳颏下淋巴结和颊、唇、牙、舌、口底的淋巴，其输出淋巴管注入颈外侧上深淋巴结。

2. 颏下淋巴结 submental lymph nodes 位于颏下三角内，收纳颏部、下唇中部、口底和舌尖等处的淋巴，其输出淋巴管注入下颌下淋巴结和颈内静脉二腹肌淋巴结。

3. 枕淋巴结 位于枕部、斜方肌上端表面，收纳项部和枕部的淋巴，其输出淋巴管注入颈外侧浅、深淋巴结。

4. 乳突淋巴结 位于耳后、胸锁乳突肌上端表面，收纳颞、顶、乳突区及耳郭的淋巴，其输出淋巴管注入颈外侧浅、深淋巴结。

5. 腮腺淋巴结 位于腮腺表面和实质内，收纳面部、耳郭、外耳道等处的淋巴，其输出淋巴管注入颈外侧浅淋巴结和颈外侧上深淋巴结。

二、颈前部淋巴结

1. 颈前浅淋巴结 沿颈前静脉排列，收纳舌骨下区浅层的淋巴，其输出淋巴管注入颈外侧下深淋巴结，或直接注入锁骨上淋巴结。

2. 颈前深淋巴结 位于颈部器官周围，可分为4组。

（1）喉前淋巴结 位于喉的前方，收纳喉的淋巴。其中声门裂以上的淋巴结，其输出淋巴管注入颈外侧上深淋巴结；声门裂以下的淋巴结，其输出淋巴管注入气管旁淋巴结。喉癌和甲状腺癌常累及该淋巴结。

（2）甲状腺淋巴结 位于甲状腺峡的前面，收纳甲状腺的淋巴，其输出淋巴管注入气管前淋巴结和气管旁淋巴结，或直接注入颈外侧上深淋巴结。

（3）气管前淋巴结 位于气管颈部的前外侧，收纳甲状腺和气管颈部的淋巴，其输出淋巴管注入气管旁淋巴结和颈外侧下深淋巴结。

（4）气管旁淋巴结 位于气管颈部后外侧，沿喉返神经排列，收纳喉、气管、甲状腺和食管的淋巴，其输出淋巴管注入颈外侧下深淋巴结。

三、颈外侧部淋巴结

1. 颈外侧浅淋巴结 superficial lateral cervical lymph nodes 沿颈外静脉排列，收纳枕、耳后和腮腺的淋巴，其输出淋巴管注入颈外侧深淋巴结。

2. 颈外侧深淋巴结 deep lateral cervical lymph nodes 数量较多，10~15个，沿颈内静脉排列，上自颅底，下至颈根部。通常以肩胛舌骨肌下腹为界，分为上、下2群。

（1）颈外侧上深淋巴结 排列于颈内静脉上段周围，直接或间接收纳头面部、颈上部和颈浅部的淋巴，还收纳咽、喉、气管、甲状腺、食管、腭扁桃体及舌根等处的淋巴，其输出淋巴管注入颈外侧下深淋巴结，或直接注入颈干。较重要的淋巴结有：①位于二腹肌后腹下方，面静脉汇入颈内静脉交角处的淋巴结，称**颈内静脉二腹肌淋巴结**，收纳鼻咽部、腭扁桃体和舌根部的淋巴；鼻咽癌、舌根部癌常较早转移至该淋巴结，临床检查时，在舌骨大角平面，于胸锁乳突肌上份前缘处可触到肿大的淋巴结。②位于鼻咽部后方的淋巴结，称**咽后淋巴结**，收纳鼻腔后部、鼻旁窦、鼻咽部的淋巴，鼻咽癌首先转移至该淋巴结。

（2）颈外侧下深淋巴结 排列于颈内静脉下段、臂丛及锁骨下血管周围，收纳颈外侧上深淋巴结的输出淋巴管，也直接收纳颈上部各处及耳、鼻、咽、喉、口腔、甲状腺等处的淋巴，其输出淋巴管合成颈干，左侧注入胸导管，右侧注入右淋巴导管。较重要的淋巴结有：①位于颈内静脉与肩胛舌骨肌中间腱交角处的淋巴结，称**颈内静脉肩胛舌骨肌淋巴结**，收纳舌尖部的淋巴，舌尖癌首先转移至该淋巴结。②沿颈横血管排列的淋巴结，称**锁骨上淋巴结**，其中位于左侧颈根部静脉角处的淋巴结又称**魏尔啸（Virchow）淋巴结**，当胃癌或食管下部癌转移时，可累及该淋巴结。临床检查时，可在胸锁乳突肌后缘和锁骨上缘交角处触到肿大的淋巴结。

第七节　颈部解剖操作

一、皮肤切口与翻皮

1. 切口　尸体仰卧，在肩部或项部的下方垫一木枕，使头部尽量后仰。颈部皮肤较薄，做切口要浅，具体切口为：①自颏部中央沿颈前正中线，向下至胸骨颈静脉切迹中点处做正中切口。②自正中切口上端，沿下颌体下缘向两侧切至乳突。③自正中切口下端，沿锁骨向外侧切至肩峰。

2. 翻皮　自颈前正中线将皮肤翻向外侧，直至斜方肌前缘处，显露颈阔肌。因该肌是浅筋膜中的结构，其表面无任何重要的血管和神经，故在剥离皮肤时，可直接显露该肌。

二、解剖浅层结构

1. 解剖颈阔肌　观察颈阔肌的起止点和肌纤维走向后，切断该肌中部，并将断端向上、下翻起。此肌深面有颈丛皮支、面神经颈支和下颌缘支、颈部浅静脉和浅淋巴结，注意勿损伤这些结构。

2. 解剖颈外静脉和颈前静脉　确定下颌角后，于其后下方，沿胸锁乳突肌表面剖出颈外静脉。此静脉下端在锁骨上方穿入深筋膜。沿颈外静脉剖查可发现颈外侧浅淋巴结，观察后将其清除。在颈前正中线两侧浅筋膜内寻找颈前静脉，向下追至其穿入深筋膜处。沿途剖查颈前淋巴结，观察后将其清除。

3. 解剖颈丛皮支　从胸锁乳突肌后缘中点处向前、向上、向下清理颈丛皮支。修洁在胸锁乳突肌表面上行至耳郭、腮腺区的耳大神经及从该肌后缘深面向后上至枕区的枕小神经；在胸锁乳突肌中份表面寻找颈横神经；向下于锁骨内侧端、中份和外侧端处寻找锁骨上神经的3个分支。

三、解剖舌骨上区

1. 解剖颏下三角　清除颏下深筋膜浅层及颏下淋巴结，辨认颏下三角的境界。由左、右两侧二腹肌前腹与舌骨体围成。三角深面为下颌舌骨肌。

2. 解剖下颌下三角　下颌下三角由二腹肌前、后腹和下颌体下缘围成。显露二腹肌前、后腹，确认下颌下三角的境界后，切开深筋膜浅层形成的下颌下腺鞘，清除邻近的下颌下淋巴结，观察下颌下腺的位置及毗邻结构。

（1）解剖面动脉　在下颌下腺表面找出面静脉，在下颌下腺与下颌骨之间剖出面动脉，可见其在咬肌前缘绕下颌体下缘至面部。

（2）解剖下颌舌骨肌及神经 将下颌下腺翻向上，修洁二腹肌后腹和茎突舌骨肌，切断二腹肌前腹在下颌骨上的附着点，向下翻转后，修洁三角深面的下颌舌骨肌，此时应注意该肌表面前行的同名神经。

（3）解剖舌骨舌肌浅面的结构 切断下颌舌骨肌在舌骨上的附着部，将下颌舌骨肌翻向上，显露其深面的舌骨舌肌，并在下颌下腺深部的前缘及舌骨舌肌表面寻找下颌下腺管、舌神经及舌下神经。沿舌下神经向后上追踪，并寻找颈袢上根。在舌骨大角上方与舌下神经之间寻找舌动脉，该动脉由舌骨舌肌后缘进入其深面。舌神经先位于下颌下腺管后上方，而后向前经该管的外侧，勾绕该管的内侧，分布于舌。

四、解剖舌骨下区

首先清除浅筋膜，观察颈深筋膜浅层即封套筋膜，注意在胸骨柄上方的胸骨上间隙内寻找连接左、右颈前静脉的颈静脉弓。

1. 解剖颈动脉三角 清除舌骨下区深筋膜浅层，修洁后查看颈动脉三角的境界由胸锁乳突肌上份前缘、肩胛舌骨肌上腹和二腹肌后腹围成。

（1）观察颈总动脉的分支 观察颈内、外动脉的相互位置关系。辨认颈总动脉末端和颈内动脉起始处的颈动脉窦。在颈内、外动脉分叉处的后方，找到颈动脉小球及至小球和窦的舌咽神经分支（颈动脉窦支）后，向上分别修洁颈内、外动脉。

（2）解剖颈外动脉的分支 剖出颈外动脉的起始部后，向上依次寻找其分支：①甲状腺上动脉走向前下，分布于喉和甲状腺。②舌动脉在舌骨大角上方向前上，进入口腔底部。③面动脉通过二腹肌后腹与茎突舌骨肌深面进入下颌下三角。

（3）解剖舌下神经 在颈外动脉和颈内动脉的浅面剖查舌下神经，可向前上经二腹肌后腹深面追踪至下颌下三角。

2. 解剖肌三角 肌三角是由颈前正中线，胸锁乳突肌前缘和肩胛舌骨肌上腹围成。

（1）解剖甲状腺及其被膜 暴露出甲状腺和邻近器官。此时可观察颈深筋膜中层包裹甲状腺形成腺鞘，又称甲状腺假被膜。切开假被膜进入囊鞘间隙，再切开甲状腺的外膜，又称真被膜，即纤维囊，真被膜紧贴甲状腺实质。注意观察甲状腺侧叶、峡部和锥状叶。

（2）解剖甲状腺动脉与喉的神经的关系 在甲状腺上极附近，剖出甲状腺上动脉及伴行走向环甲肌的喉上神经外支。将甲状腺侧叶向内侧翻起，于甲状腺下极处寻认甲状腺下动脉。剖出该动脉后可追踪至甲状颈干的发起处。在气管食管旁沟内找寻喉返神经，注意观察该神经与甲状腺下动脉的交叉关系。

（3）观察甲状旁腺 解剖甲状腺后，于甲状腺侧叶后面上、下部腺实质或结缔组织中寻认上、下甲状旁腺。

五、解剖胸锁乳突肌区

1. 解剖胸锁乳突肌 切断此肌在胸骨柄和锁骨上的起点，翻向上方，注意查找支配此肌的副神经及其走向。颈外动脉的分支在此肌上1/3深面进入该肌。

2. 修洁舌骨下肌群 在各肌外侧缘筋膜中，剖出颈袢至各肌的分支，并沿分支向上追踪颈袢至颈动脉鞘前面。平胸骨柄上缘切断胸骨舌骨肌，翻向上方，并修洁深层的胸骨甲状肌和甲状舌骨肌。切断胸骨甲状肌下端并翻起，暴露甲状腺、喉、气管等颈部脏器。

3. 解剖气管前筋膜及颈袢　该筋膜紧贴舌骨下肌群后面，覆盖于气管前方，并包裹甲状腺形成腺鞘。在颈动脉鞘前面附近找寻并追踪颈袢上、下两根。观察来自第 1 颈神经前支的上根与舌下神经的关系和来自颈 2 神经、颈 3 神经前支的下根与上根的吻合处。

4. 解剖颈动脉鞘　纵向切开颈动脉鞘，探查鞘内结构，观察颈总动脉、颈内动脉、颈内静脉和迷走神经的位置关系。解剖颈内静脉，仔细清理并观察该静脉的毗邻关系及与锁骨下静脉汇合处形成静脉角的情况，观察颈内静脉的各属支（面静脉，舌静脉，甲状腺上、中静脉）后，分别将其清除。将颈内静脉和颈总动脉分别向两侧拉开，在两者深面寻找迷走神经干。在喉旁找到喉上神经后可追踪至迷走神经发出处。

5. 解剖颈交感干　于颈动脉鞘后方、迷走神经内侧寻找颈交感干。沿颈交感干向上、下清理，可剖出颈上、中神经节。颈上神经节呈梭形，较大易辨认，颈中神经节不明显。沿颈交感干向下追踪至胸膜顶后方，寻认颈下神经节。

六、解剖颈外侧区

将胸锁乳突肌摆回原位，观察颈外侧区由胸锁乳突肌后缘、斜方肌前缘和锁骨中 1/3 上缘围成，该区被肩胛舌骨肌下腹分为枕三角和锁骨上三角。

1. 解剖副神经　副神经由胸锁乳突肌后缘上、中 1/3 交界处（一般在颈丛皮支穿出点上方）斜向外下，至斜方肌前缘中、下 1/3 交界处入斜方肌深面。修洁副神经，并找出沿副神经周围排列的淋巴结。另外，在副神经下方约一横指处有第 3、第 4 颈神经前支的分支与副神经并行，进入斜方肌深面。

2. 解剖颈丛　将颈内静脉和颈总动脉拉向内侧，清出颈丛各根及颈丛分支。颈丛深面为肩胛提肌和中斜角肌，颈丛下方为前斜角肌。追踪颈丛发出的膈神经，该神经从前斜角肌上份的外侧缘，向内下沿前斜角肌表面下降入胸腔。

3. 解剖臂丛及其分支　在前斜角肌外侧解剖臂丛的三个干，继续向内侧追踪臂丛的 5 个根。臂丛向外下方，斜经锁骨上三角深部和锁骨后方进入腋窝。如腋腔结构已解剖，则可沿各干向腋腔方向追寻和辨认臂丛的三个束。然后，进一步由臂丛的上干或上干的后股追寻肩胛上神经；由第 5 颈神经根追寻肩胛背神经，该神经穿中斜角肌到颈外侧区；此外，沿臂丛和中斜角肌之间寻找来自第 5、第 6、第 7 颈神经根的胸长神经，该神经由第 1 肋外缘跨越前锯肌上缘进入腋腔。

七、解剖颈根部

1. 解剖椎动脉三角　离断胸锁关节，在锁骨中、外 1/3 交界处锯断锁骨，分离锁骨下肌，取下断离的锁骨。清除颈外侧区深筋膜，观察椎动脉三角的范围：内侧界为颈长肌，外侧界为前斜角肌，下界为锁骨下动脉第 1 段，剖查三角内的结构，如椎动脉、椎静脉、甲状腺下动脉等。

2. 解剖锁骨下动脉及其分支　在前斜角肌内侧，清理锁骨下动脉第 1 段及其分支，在该段动脉的上壁，由内侧向外侧依次寻找椎动脉和甲状颈干，在下壁与椎动脉起点相对处找出胸廓内动脉；并在锁骨下动脉后方寻找由其后壁发出的肋颈干。在斜角肌间隙内，清理被前斜角肌覆盖的锁骨下动脉第2段；在前斜角肌的外侧，修洁锁骨下动脉第3段，有时此段可发出颈横动脉或肩胛上动脉。

3. 解剖静脉角和淋巴导管　清理锁骨下动脉第3段前方的锁骨下静脉，该静脉沿前斜角肌前方向内侧与颈内静脉汇合成静脉角。仔细寻认胸导管横过颈动脉鞘后方，再转向前下，跨越左锁骨下动脉前方注入左静脉角。在右静脉角处仔细寻认右淋巴导管，其长度约1cm，但有时缺如。寻找胸导管和右淋巴导管时，注意辨认同侧的颈干、锁骨下干和支气管纵隔干。

4. 解剖迷走神经及喉返神经　修洁颈内静脉和颈总动脉并向下追踪两者之间后方的迷走神经。右迷走神经经颈内静脉后方，锁骨下动脉第1段前方入胸腔，并发出右喉返神经勾绕右锁骨下动脉走向后上，进入气管食管旁沟。左迷走神经经左颈总动脉和左锁骨下动脉之间进入胸腔。

复习思考题

一、名词解释

颈袢　　腋鞘　　颈动脉鞘　　囊鞘间隙　　椎动脉三角　　枕三角　　斜角肌间隙

二、问答题

1. 简述颈筋膜的层次及筋膜间隙。
2. 简述颈动脉三角的境界和内容。
3. 气管切开经过哪些层次？术中应注意哪些解剖结构？
4. 甲状腺次全切除经过哪些层次？术中应注意哪些问题？
5. 试述臂丛锁骨上部的组成及其分支。
6. 简述锁骨下动脉的分段和分支。

第三章 胸 部

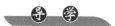

1. 掌握 胸部的体表标志；胸壁的构成和层次，女性乳房的淋巴回流，肋间隙的肌肉、血管和神经配布，锁胸筋膜的构成、穿经的结构及意义；胸膜腔的构成和壁胸膜的分部，肺门和肺根结构的排列关系；纵隔的分部和各部结构的位置与毗邻。

2. 熟悉 胸部的标志线；胸上肢肌及胸固有肌的名称、位置及神经支配；膈的两个三角、三个裂孔的名称、位置及其意义；肺和胸膜的体表投影，肺的血管配布；心和心瓣膜的体表投影，心包腔与心包窦的概念，胸交感干和迷走神经的位置及其走行。

第一节 胸部概述

胸部 thorax 为躯干的上半，位于颈部与腹部之间，其上部两侧与上肢相连。胸部由胸壁、胸腔和胸腔脏器组成。胸廓是胸部的支架，由 1 块胸骨、12 对肋骨和 12 块胸椎借胸椎间盘、关节、韧带连结而成。各肋之间为肋间隙，其中填充有肋间组织。胸廓外面被以皮肤和肌肉，内面衬以胸内筋膜，共同构成胸壁，并参与呼吸运动。胸廓和膈围成的腔隙称胸腔，其中部为纵隔，两侧容纳左、右肺和胸膜腔。胸腔含有呼吸系统和循环系统的主要器官，向上经胸廓上口与颈部相通，向下借膈与腹腔分隔。

一、境界与分区

（一）境界

胸壁的上界以胸骨颈静脉切迹、胸锁关节、锁骨上缘、肩峰至第 7 颈椎棘突的连线与颈部分界，下界以胸剑结合、肋弓、第 11 肋前端、第 12 肋下缘至第 12 胸椎的连线与腹壁分界，两侧上部以三角肌前、后缘与上肢分界。由于膈穹隆突向胸腔，使胸腔的范围与胸壁的下界不完全一致，腹腔上部的某些脏器随膈的膨隆而突向上，表面被胸壁下部所遮盖而受到保护，如肝、脾等。当胸部下份外伤时，除胸壁损伤外，可能累及其深面的腹腔脏器。胸膜顶、肺尖和小儿胸腺向上突入颈根部，故在颈根部针刺、手术和臂丛麻醉时，应注意保护这些结构和器官，以免造成气胸。

（二）分区

1. 胸壁 可分为胸前区、胸外侧区和胸背区。胸前区位于前正中线与腋前线之间；胸外侧区位于腋前线与腋后线之间；胸背区位于腋后线与后正中线之间，是脊柱区的一部分。

2. 胸腔 分为中部和左、右部。中部被纵隔所占据，左、右部容纳肺和胸膜。

二、表面解剖

（一）体表标志

1. 锁骨 clavicle 全长在皮下均可触及。锁骨中、外 1/3 交界处的下方为**锁骨下窝**，其深面有腋血管和臂丛通过。

2. 喙突 coracoid process 位于锁骨下窝内，当锁骨下方一横指处，向后深按可摸到喙突。

3. 颈静脉切迹 jugular notch 为胸骨柄上缘的切迹，男性平第 2 胸椎体下缘，女性平第 3 胸椎体下缘。临床上常以此切迹检查气管是否偏移。

4. 胸骨角 sternal angle 后方平对第 4 胸椎体下缘，两侧接第 2 肋软骨。胸骨角平面约平对主动脉弓起止端、气管杈、左主支气管与食管交叉处。

5. 剑突 xiphoid process 为胸骨体下方一薄骨片，幼年时为软骨，老年后才完全骨化。剑突与胸骨体相接处称**胸剑结合**，此处平对第 9 胸椎。胸剑结合处为针灸"中庭"穴，剑突下端为针灸"鸠尾"穴。

6. 肋 ribs 和肋弓 costal arch 肋共 12 对，由肋骨和肋软骨构成。除第 1 肋位于锁骨后方不易触及外，其余各肋及肋间隙在胸壁均可摸到。第 1～7 对肋骨借肋软骨直接与胸骨相连；第 8～10 对肋软骨不直接连于胸骨，而是依次连于上一肋软骨，如此形成一对肋弓，是肝和脾的触诊标志，其最低点即第 10 肋的最低处向后约平对第 2、第 3 腰椎之间。两侧肋弓在前正中线相交会，两者之间的夹角称**胸骨下角**，为 70°～110°。一侧肋弓与剑突之间的夹角称**剑肋角**，左剑肋角为心包穿刺常用的进针部位之一。第 11、第 12 对肋前端游离于腹壁肌之中，故又称浮肋。第 12 肋在背部下方可触及，为背部和腰部的分界标志。第 11 肋前端为针灸"章门"穴，第 12 肋前端为针灸"京门"穴。

7. 胸大肌 pectoralis major 为胸前部的肌性隆起。肌肉发达者，其轮廓明显可见。

8. 乳头 mammary papilla 男性乳头位于锁骨中线与第 4 肋间隙相交处，为针灸取穴的重要标志；女性乳头略低，偏外下方。男性两乳头连线的中点为针灸"膻中"穴，乳头为针灸"乳中"穴。

9. 心尖搏动点 位于左侧第 5 肋间隙，左锁骨中线内侧 1～2cm 处，或距前正中线 7～9cm 处，为心脏体表投影的左下点。

10. 前锯肌 serratus anterior   做上肢前推动作时，在胸侧壁上可见到前锯肌下部肌齿，肌肉发达者比较明显，与前锯肌下部肌齿交错处为腹外斜肌的附着部位。

（二）胸部标志线

为了在体表确定胸壁主要血管、神经的走行及胸腔内重要器官的正常位置，并适应临床诊断、治疗的需要，常在胸部做下列标志线（图3-1）。

1. 前正中线 anterior median line   沿身体前面正中所做的垂直线，相当于胸骨的正中垂直线。

2. 胸骨线 sternal line   通过胸骨外侧缘最宽处所做的垂直线。

3. 锁骨中线 midclavicular line   通过锁骨中点所做的垂直线，男性通过乳头。

4. 胸骨旁线 parasternal line   通过胸骨线与锁骨中线之间的中点所做的垂直线。

5. 腋前线 anterior axillary line   通过腋前襞向下所做的垂直线。

6. 腋中线 midaxillary line   通过腋窝中点向下所做的垂直线。

7. 腋后线 posterior axillary line   通过腋后襞向下所做的垂直线。

8. 肩胛线 scapular line   两臂下垂时，通过肩胛骨下角所做的垂直线。

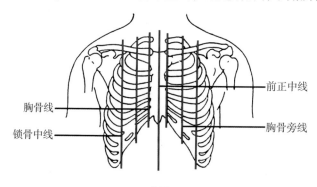

胸骨线
锁骨中线
前正中线
胸骨旁线

前面

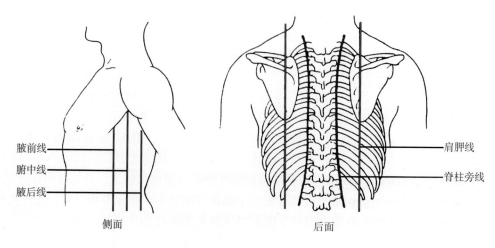

腋前线
腋中线
腋后线

侧面

肩胛线
脊柱旁线

后面

图3-1　胸部标志线

9. 脊柱旁线 paravertebral line　经各椎骨横突外侧端所做的连线，此线略凸向内侧。

10. 后正中线 posterior median line　通过身体后面正中所做的垂直线，相当于通过各椎骨棘突尖所做的垂直线。

第二节　胸　　壁

胸壁由皮肤、浅筋膜、深筋膜、胸廓外肌层、胸廓、肋间肌和胸内筋膜等构成。胸腔的手术入路需切开皮肤、浅筋膜、深筋膜、胸廓外肌层和肋间肌，分离或切断肋骨，切开胸内筋膜和壁胸膜。本节仅介绍胸前区和胸外侧区，胸背区在脊柱区叙述。

一、浅层结构

（一）皮肤

胸前区和胸外侧区皮肤较薄，特别是胸骨前面、两侧部、锁骨下窝及乳头区皮肤最薄。除胸骨表面的皮肤外，其余部分均有较大的活动性。

（二）浅筋膜

胸前区和胸外侧区的浅筋膜与颈部、腹部及上肢的浅筋膜相延续，各部厚薄与个体发育和营养等因素有关，胸骨前面较薄，其余部分较厚。浅筋膜内含有脂肪组织、浅血管、皮神经、淋巴结和乳房等（图 3 - 2）。

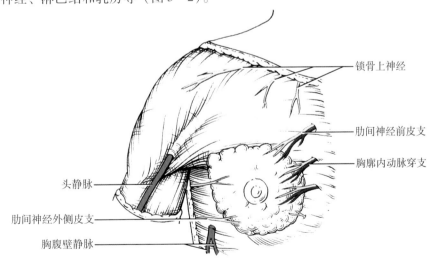

图 3 - 2　胸前外侧区浅层结构

1. 浅血管

（1）浅动脉　胸廓内动脉穿支与肋间神经前皮支伴行，在胸骨线稍外侧穿出，分布胸前区内侧部；女性第 2 ~ 4 穿支较粗大，发出分支至乳房，在行乳癌根治术时，应注意结扎止血。肋间后动脉前、外侧支与肋间神经前、外侧皮支伴行，分布于胸前、外侧区皮肤、肌肉和乳房。

（2）浅静脉　**胸腹壁静脉**起自脐周静脉网，沿胸侧壁斜向外上行，注入**胸外侧静脉**，后者再注入腋静脉。胸腹壁静脉沿途收集腹壁上部和胸壁浅层结构的静脉血。当肝硬化肝门静脉高压时，它参与肝门静脉与上腔静脉的侧支循环。与胸廓内动脉穿支和肋间后动脉前、外侧支伴行的静脉，分别注入胸廓内静脉和肋间后静脉。

2. 皮神经　**锁骨上神经**起自颈丛，有 2 ~ 4 支，经颈部向下越锁骨前面，分布于胸骨柄、锁骨下窝和肩部皮肤。**肋间神经**在腋前线附近发出外侧皮支，分布于胸外侧区和胸前区外侧部的皮肤；在胸骨两侧发出前皮支，分布于胸前区内侧部的皮肤。肋间神经的皮支分布呈明显的节段性，自上而下按神经序数排列。第 2 肋间神经皮支分布于胸骨角平面的皮肤，其外侧皮支分出肋间臂神经分布于臂内侧部皮肤；第 4 肋间神经分布于乳头平面的皮肤；第 6 肋间神经分布于胸剑结合平面的皮肤；第 8 肋间神经分布于肋弓平面的皮肤。

（三）乳房

小儿及男性乳房不发达，在此主要介绍成年女性乳房，其大小、形态、位置与女性自身的发育、营养、妊娠和哺乳等因素有关。

1. 位置　**乳房 mamma** 位于胸肌筋膜表面，胸骨旁线与腋中线之间，平第 2 ~ 6 肋高度，乳头平对第 4 肋间隙或第 5 肋。乳房与胸肌筋膜之间的间隙称**乳房后间隙**，内有疏松结缔组织和淋巴管，因此乳房可轻度移动。患乳腺癌时，乳房可被固定在胸大肌上而影响移动。

2. 形态结构　成年未授乳女性乳房呈半球形，紧张而富有弹性。乳房由皮肤、乳腺和脂肪组织构成（图 3 - 3）。乳房表面中央有**乳头**。乳头周围色泽较深的环行区称**乳晕**。乳腺被结缔组织分隔为 15 ~ 20 个**乳腺叶**，每个乳腺叶由若干个乳腺小叶组成。每个乳腺叶有一条**输乳管**，末端开口于乳头。乳腺叶和输乳管以乳头为中心呈放射状排列，故乳腺脓肿切开引流时，为避免损伤输乳管，应行放射状切口。乳房结缔组织中有许多纤维束，其一端连于胸肌筋膜，另一端连于皮肤，称**乳房悬韧带**（**Cooper 韧带**），对乳腺组织和脂肪组织起支持作用，并保持一定的弹性和硬度。患乳腺癌时，由于淋巴回流受阻和癌组织增生使乳房悬韧带相对缩短，牵拉皮肤向内凹陷，使皮肤呈橘皮样改变，是乳腺癌早期的一个特征性表现。

3. 淋巴回流　女性乳房的淋巴管丰富，可分为浅、深两部，并互相交织成网。浅部淋巴管在乳晕周围形成乳晕下淋巴管丛，深部淋巴管在乳腺小叶周围和输乳管壁内合成深淋巴管丛，两者之间有广泛吻合。乳房的淋巴主要注入腋淋巴结，部分注入胸骨旁淋巴结、胸肌间淋巴结和膈淋巴结（图 3 - 4）。患乳腺炎或乳腺癌时，细菌或肿瘤细胞常沿淋巴回流途径进行转移或扩散。因此，熟悉乳房局部的淋巴回流途径及淋巴结群的位置具有重要的临床意义。

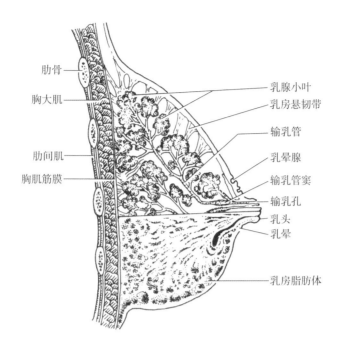

图 3 - 3 女性乳房（矢状面）

肋骨
胸大肌
肋间肌
胸肌筋膜

乳腺小叶
乳房悬韧带
输乳管
乳晕腺
输乳管窦
输乳孔
乳头
乳晕
乳房脂肪体

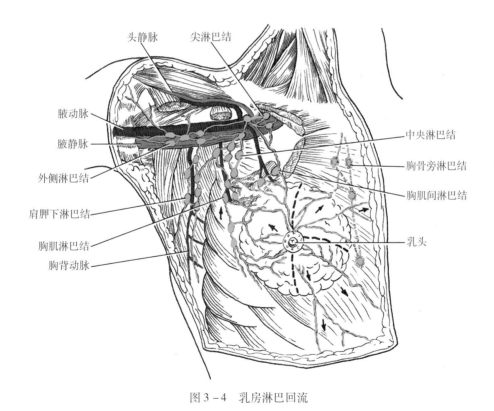

图 3 - 4 乳房淋巴回流

头静脉
尖淋巴结
腋动脉
腋静脉
外侧淋巴结
肩胛下淋巴结
胸肌淋巴结
胸背动脉
中央淋巴结
胸骨旁淋巴结
胸肌间淋巴结
乳头

（1）乳房外侧部和中央部的淋巴管　注入腋淋巴结的胸肌淋巴结，这是乳房淋巴回流的主要途径。患乳腺癌时，此群淋巴结最早受累。

（2）乳房上部的淋巴管　注入腋淋巴结的尖淋巴结和锁骨上淋巴结。

（3）乳房内侧部的淋巴管　注入胸骨旁淋巴结。胸骨旁淋巴结的输出淋巴管注入锁骨上淋巴结。因此，患乳腺癌时，癌细胞可经此途径转移至前纵隔或锁骨上淋巴结。

（4）乳房内下部的淋巴管　注入膈上淋巴结，通过腹壁和膈下的淋巴管与肝的淋巴管交通。

（5）乳房深部的淋巴管　经乳房后间隙穿胸大肌注入胸肌间淋巴结或尖淋巴结。胸肌间淋巴结位于胸大肌和胸小肌之间，患乳腺癌时易受累。

二、深层结构

（一）深筋膜

胸前区和胸外侧区的深筋膜位于浅筋膜的深面。根据其位置，分为浅、深两层。

1. 浅层　较薄，覆盖于胸大肌的表面，向上附着于锁骨，向下移行于腹部深筋膜，中份包绕胸大肌和前锯肌，向内侧移行于胸骨表面，并与胸骨骨膜相融合。

2. 深层　位于胸大肌深面，上附于锁骨，在锁骨下方分两层包绕锁骨下肌。中份包绕胸小肌，在胸小肌下缘处与浅层融合成一层，向下至腋腔底，与腋筋膜相续。位于喙突、锁骨下肌与胸小肌上缘之间的深筋膜称**锁胸筋膜 clavipectoral fascia**（图 3 - 5），胸肩峰动脉的胸肌支和胸外侧神经的分支穿出该筋膜至胸大肌，头静脉和淋巴管则穿该筋膜进入腋窝，分别注入腋静脉和腋淋巴结。

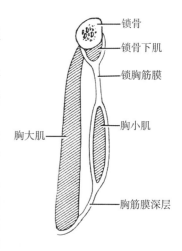

图 3 - 5　锁胸筋膜（矢状面）

（二）肌层

胸前外侧壁的肌层由胸上肢肌和部分腹肌所组成。由浅入深大致分为 4 层：第一层为胸大肌、背阔肌前部、腹外斜肌和腹直肌上部；第二层为锁骨下肌、胸小肌和前锯肌；第三层为肋间肌；第四层为胸横肌（图 3 - 6、表 3 - 1）。

（三）肋间隙

肋与肋之间的间隙称**肋间隙 intercostal space**，隙内有筋膜、肋间肌、血管和神经等结构。12 对肋之间形成 11 对肋间隙，各肋间隙的宽窄不同，一般上部较下部宽，前部较后部宽，并随体位不同而有所变化。肋弯曲而有弹性，第 5 ~ 8 肋曲度大，易发生骨折。骨折断端如向内移位，可刺破胸膜和肋间血管、神经，甚至刺破肺而引起气胸、血胸和肺不张。

1. 肋间肌　为胸固有肌，位于肋间隙内。自外向内主要包括肋间外肌、肋间内肌和肋间最内肌（表 3 - 1）。

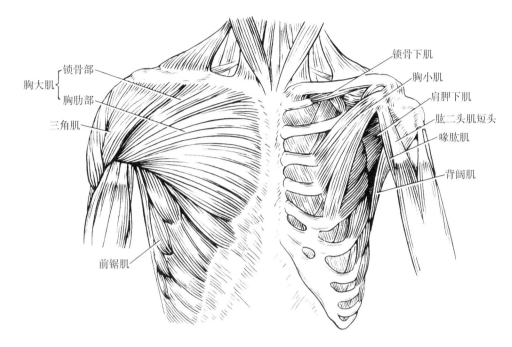

图 3 - 6 胸上肢肌

表 3 - 1 胸肌及膈

肌 群	肌 名	起 点	止 点	主要作用	神经支配
胸上肢肌	锁骨下肌	第 1 肋软骨上面	锁骨肩峰端	拉锁骨向内下	锁骨下神经（$C_{4~6}$）
	胸大肌	锁骨内侧半、胸骨柄及胸骨体的前面、第 1~6 肋软骨	肱骨大结节嵴	内收、内旋及屈肩关节	胸内侧神经（$C_7~T_1$）、胸外侧神经（$C_5~T_1$）
	胸小肌	第 3~5 肋骨外面	肩胛骨喙突	拉肩胛骨向前下	胸内侧神经（$C_7~T_1$）
	前锯肌	第 1~8 肋骨外面	肩胛骨内侧缘	拉肩胛骨向前下	胸长神经（$C_{5~8}$）
胸固有肌	肋间外肌	上位肋下缘	下位肋上缘	提肋助吸气	肋间神经（$T_{1~11}$）
	肋间内肌	下位肋上缘	上位肋下缘	降肋助呼气	肋间神经（$T_{1~11}$）
	肋间最内肌	下位肋中部上缘	上位肋中部下缘	降肋助呼气	肋间神经（$T_{1~11}$）
	胸横肌	胸骨体下部内面、剑突后面	第 3~6 肋软骨内面	降肋助呼气	肋间神经（$T_{3~6}$）
膈	胸骨部 肋部 腰部	剑突后面，第 7~12 肋软骨和肋骨的内面，第 1~3 腰椎体前面	中心腱	膈穹隆下降，扩大胸腔，助吸气，增加腹压	膈神经（$C_{3~5}$）

（1）**肋间外肌 intercostales externi** 位于肋间隙浅层，肌纤维斜向前下方，在肋软骨间隙处移行为**肋间外膜**。

（2）**肋间内肌 intercostales interni** 位于肋间外肌深面，肌纤维斜向前上方，与肋间外肌的纤维方向交叉。自胸骨侧缘向后达肋角，于肋角内侧向后续为**肋间内膜**。

（3）**肋间最内肌 intercostales intimi**　位于肋间隙中份，肋间内肌深面，纤维方向与肋间内肌相同，两肌之间有肋间血管、神经通过。

2. 肋间血管和神经　肋间血管和神经见图 3 - 7、图 3 - 8、图 3 - 9。

（1）**肋间动脉**　**最上肋间动脉**起自肋颈干，行于第 1、第 2 肋间隙。**肋间后动脉 posterior intercostal arteries** 共 9 对，起自胸主动脉，行于第 3 ~ 11 肋间隙，在肋角处发出一较小的下支，沿下位肋骨上缘前行，本干又称上支，在肋间内肌和肋间最内肌之间沿肋沟前行，其中第 9、第 10、第 11 对肋间后动脉不分为上、下支。肋间后动脉的上、下支行于肋间隙前部与胸廓内动脉的肋间前支吻合。肋间后动脉沿途分支，分布于胸前外侧壁，其第 2 ~ 4 支较大，分布于乳房。**肋下动脉**起自胸主动脉，行于第 12 肋下缘。

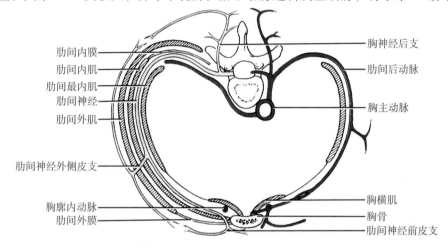

图 3 - 7　肋间后动脉和肋间神经

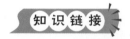

胸膜腔穿刺

胸膜腔穿刺是指对有胸腔积液或气胸的患者，为了诊断和治疗的需要而通过胸腔穿刺抽取积液或气体的一种技术。由于肋间后血管和肋间神经在肋角至脊柱段走行不恒定，故为避免损伤肋间后血管和神经，不宜在肋角内侧穿刺。肋间后血管和肋间神经在肋角和腋中线之间的排列顺序自上而下为静脉、动脉和神经，行于肋沟内。因此，胸膜腔穿刺宜在肋角外侧至腋中线之间沿肋骨上缘进针，临床上常在肩胛线第 8、第 9 肋间隙进行。在腋中线与胸骨之间，肋间血管分为上、下支，分别沿肋上、下缘走行，因此在该部进行胸膜腔穿刺时，宜在肋间隙中部刺入（图 3 - 9）。

（2）**肋间后静脉 posterior intercostal veins**　与肋间后动脉伴行，收集同名动脉供应区内的静脉血。其前端与胸廓内静脉相交通，后端右侧者汇入奇静脉，左侧者汇入半奇静脉或副半奇静脉。

（3）**肋间神经 intercostal nerves** 共11对，来源于胸神经前支，行于第1~11肋间隙内，分支分布于肋间肌、胸壁皮肤和壁胸膜。第12胸神经前支行于第12肋下方，称**肋下神经**。第2肋间神经外侧皮支较粗大，称**肋间臂神经**，横经腋窝，分布于腋窝和臂内侧皮肤，乳腺癌根治术时应注意保护。下5对肋间神经和肋下神经还斜向前下经肋弓深面至腹前外侧壁，行于腹内斜肌和腹横肌之间，分支分布于腹前外侧壁肌、腹壁皮肤和壁腹膜。

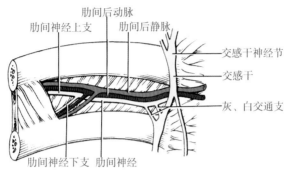

图3-8 肋间后动、静脉与肋间神经

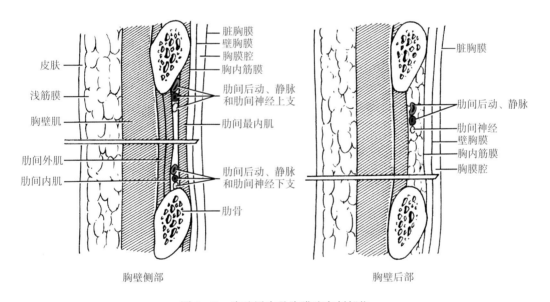

图3-9 胸壁层次及胸膜腔穿刺部位

（四）胸廓内血管及胸横肌

1. 胸廓内血管 胸廓内血管见图3-10。

（1）**胸廓内动脉 internal thoracic artery** 起自锁骨下动脉第1段下面，向下经锁骨下静脉后方，紧贴胸膜顶前面入胸腔，沿胸骨外侧缘外侧约1.25cm处垂直下行，至第6肋间隙分为**肌膈动脉**和**腹壁上动脉**两条终支。胸廓内动脉上段发出**心包膈动脉**，与膈神经伴行，分布于心包和膈。

（2）**胸廓内静脉 internal thoracic veins** 1～2支，与同名动脉伴行。若为1支，则行于动脉内侧；若为两支，则分别行于动脉的内、外侧，伴行一段后合为1支，行于动脉内侧。胸廓内静脉收集同名动脉供应区内的静脉血，向上注入左、右头臂静脉。

2. 胸横肌 贴于胸骨体和肋软骨后面，由肋间神经支配（图3-10、表3-1）。

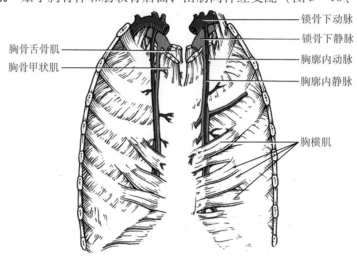

图3-10 胸廓内血管和胸横肌

（五）胸内筋膜

胸内筋膜 endothoracic fascia 是一层致密的结缔组织膜，衬覆于胸廓内面。向上覆盖于胸膜顶，称胸膜上膜；向下覆盖于膈的上面，称膈胸膜筋膜。在胸部不同部位，胸内筋膜厚薄不一，紧贴于胸骨、肋和肋间肌内面的部分较厚，脊柱两侧的部分较薄。

第三节 膈

一、位置和分部

（一）位置

膈 diaphragm 呈穹隆状，位于胸、腹腔之间，封闭胸廓下口。中央部较平坦，两侧隆凸。右侧隆凸较左侧高，最高点达第5肋间隙。膈的位置高低因年龄、体位、呼吸状态和腹腔器官充盈状态的不同而有所变化。小儿膈的位置较高，老人较低。坐立位时膈的位置较低，仰卧位时腹腔器官推向胸腔，使膈的位置升高。膈上面覆以膈胸膜筋膜、膈胸膜或心包壁层，隔着胸膜腔与肺底相邻，中央部与心包愈着。膈下面右半与右半肝、肝左内叶相邻，膈下面左半与肝左外叶、胃和脾相邻。

（二）分部

膈的腱性部为**中心腱**；周围部为肌纤维，称**肌性部**。肌性部又分为胸骨部、肋部和腰部。胸骨部起自剑突后面，肋部起自下 6 肋，腰部的内侧肌束以左脚和右脚起自第 1~3 腰椎体前面，外侧肌束起自内、外侧弓状韧带。各部肌束止于中心腱（表 3-1）。**内侧弓状韧带**张于第 1、第 2 腰椎体侧面与第 1 腰椎横突之间，**外侧弓状韧带**张于第 1 腰椎横突与第 12 肋之间（图 3-11）。膈与胸壁之间的窄隙是肋膈隐窝所在的部位。

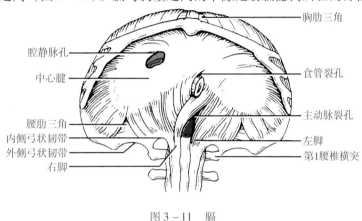

图 3-11 膈

二、薄弱区与裂隙

（一）薄弱区

膈的各部起点之间缺乏肌纤维，上面覆以膈胸膜筋膜和膈胸膜，下面覆以膈筋膜和腹膜，形成膈的薄弱区。

1. 腰肋三角 lumbocostal triangle 位于膈的腰部和肋部起点之间，底为第 12 肋（图 3-11）。其前方与肾相邻，后方有肋膈隐窝，故肾手术时，应特别注意保护胸膜，以免损伤引起气胸。

2. 胸肋三角 sternocostal triangle 位于膈的胸骨部和肋部起点之间（图 3-11），有腹壁上血管和来自腹壁、肝上面的淋巴管通过。

（二）裂隙

膈有主动脉、食管和下腔静脉等通过，形成 3 个裂孔（图 3-11）。

1. 主动脉裂孔 aortic hiatus 位于膈左、右脚和脊柱之间，平第 12 胸椎高度，有主动脉、胸导管和来自胸壁的淋巴管通过。奇静脉和半奇静脉也可通过该裂孔。

2. 食管裂孔 esophageal hiatus 位于主动脉裂孔的左前上方，平第 10 胸椎高度，有食管、迷走神经前干和后干、胃左血管的食管支和来自肝后部的淋巴管通过，是膈疝的好发部位之一。

3. 腔静脉孔 vena caval foramen 在食管裂孔的右前上方的中心腱内，平第 8 胸椎高度，有下腔静脉和右膈神经的分支通过。

膈的腰部中间份纤维处有内脏大神经、内脏小神经、交感干和腰升静脉，外侧份纤维处有肋下血管和神经穿过。

三、血管、神经与淋巴结

（一）血管

膈的血液供应来自心包膈动脉、肌膈动脉、膈上动脉、膈下动脉和下位肋间后动脉的分支，同名静脉与其伴行，最终回流至上、下腔静脉。

（二）神经

膈由膈神经支配。**膈神经 phrenic nerve** 起自颈丛，在锁骨下动、静脉之间，经胸廓上口入胸腔，继而在上纵隔下行，经肺根前方，在心包与纵隔胸膜之间下行至膈。右膈神经穿中心腱或腔静脉孔，左膈神经穿肌部。沿途发出胸骨支、肋支、心包支和胸膜支，其运动纤维支配膈，感觉纤维分布至胸膜、心包和膈下中心腱部的腹膜，右膈神经还有分支至肝上面的被膜和胆囊。

有时尚有**副膈神经 accessory phrenic nerve**，该神经在膈神经外侧，经锁骨下静脉后方下行，与膈神经相汇合。当膈神经封闭或手术时，应注意副膈神经存在的可能性，其出现率为48%。

（三）淋巴结

膈的上、下面均有丰富的淋巴管注入膈上、下淋巴结。**膈上淋巴结**位于膈的上面，分前群、中群、后群，分别位于剑突后方、膈神经入膈处和主动脉裂孔附近，收纳膈、心包下部和肝上面的淋巴，其输出淋巴管注入胸骨旁淋巴结和纵隔前、后淋巴结。**膈下淋巴结**沿膈下动、静脉排列，收纳膈下面后部的淋巴，其输出淋巴管注入腰淋巴结。

第四节　胸腔及其脏器

胸腔 thoracic cavity 为一底略向上凸、前后略扁的圆锥形腔。它由胸壁和膈围成，内衬以胸内筋膜，向上经胸廓上口通颈部，向下借膈与腹腔分隔。胸腔以纵隔为界分为中部、左部和右部。

一、胸膜和胸膜腔

（一）胸膜

胸膜 pleura 为一层浆膜，可分为脏、壁二层。**脏胸膜 visceral pleura** 被覆于肺表面，也称肺胸膜，与肺紧密结合，并伸入叶间裂内。**壁胸膜 parietal pleura** 衬于胸内筋膜内面、膈的上面和纵隔两侧，并突至颈根部。根据壁胸膜配布部位不同，分为**肋胸膜、膈胸膜、纵隔胸膜和胸膜顶**（图 3 -12）。胸膜顶高出锁骨内侧段上方 2 ~ 3cm。

肺根下方脏、壁胸膜相互移行的双层胸膜构成**肺韧带 pulmonary ligament**，它上连肺根，下达肺下缘，有固定肺的作用。

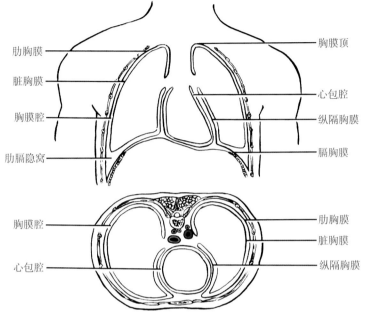

图 3-12　胸膜模式图

（二）胸膜腔和胸膜隐窝

脏、壁胸膜在肺根处相互移行，在胸腔两肺周围各形成一个完全封闭、互不相通的潜在性腔隙，称**胸膜腔 pleural cavity**，正常时为负压，脏、壁两层胸膜紧密相贴，其中有少量浆液，可减少呼吸时两层之间的摩擦（图 3-12）。

壁胸膜各部相互转折处，即使在深吸气时，肺缘也不能伸入其间，这些部位的间隙称**胸膜隐窝**，它们是胸膜腔的一部分。主要有肋膈隐窝和肋纵隔隐窝（图 3-12）。**肋膈隐窝 costodiaphragmatic recess** 位于肋胸膜与膈胸膜的转折处，呈半环形，为胸膜腔的最低部位。胸膜腔积液首先积聚于此，为临床穿刺或引流部位。**肋纵隔隐窝**位于肋胸膜与纵隔胸膜前缘转折处下部，由于左肺有心切迹，故左侧较为明显。

（三）胸膜的血管、神经和淋巴结

1. 血管　脏胸膜的血液供应来自肺动脉和支气管动脉的分支，壁胸膜的血液供应来自肋间后动脉、胸廓内动脉和心包膈动脉的分支。静脉与同名动脉伴行，注入肺静脉和上腔静脉。

2. 神经　脏胸膜由肺丛的内脏感觉神经分布；壁胸膜由躯体感觉神经分布，肋间神经分布于肋胸膜和膈胸膜的周围部，膈神经的感觉纤维分布于胸膜顶、纵隔胸膜和膈胸膜的中央部。

3. 淋巴结　脏胸膜的淋巴管与肺的淋巴管吻合，注入支气管肺淋巴结；壁胸膜的淋巴管注入胸骨旁淋巴结、肋间淋巴结、腋淋巴结、膈淋巴结和纵隔淋巴结。

二、肺

（一）位置和形态

肺 lung 位于胸腔内，纵隔两侧，左右各一，借肺根和肺韧带与纵隔相连。肺的肋面、膈面和纵隔面分别与胸壁、膈和纵隔相对。肺形似半圆锥，可分一尖、一底、两面和三缘。左肺由斜裂分为上、下两叶，右肺由斜裂和水平裂分为上、中、下三叶。

（二）肺门和肺根

肺门 hilum of lung 位于肺内侧面中部的凹陷处，有支气管，肺动、静脉，支气管动、静脉，神经及淋巴管出入，又称第一肺门（图3-13）。**肺根 root of lung** 为出入肺门的诸结构借结缔组织相连并被胸膜所包绕而成。此处胸膜呈袖状，上半包绕肺根，下半形成肺韧带，其内有数个淋巴结。肺根各结构的位置关系，由前向后左右相同：上肺静脉、肺动脉、主支气管和下肺静脉；由上而下左右不同：左肺根依次为肺动脉、主支气管、上肺静脉和下肺静脉，右肺根为上叶支气管、肺动脉、中下叶支气管、上肺静脉和下肺静脉。由于肺静脉位置低，故在肺手术中切断肺韧带时，应注意保护肺静脉。两肺根前方有膈神经和心包膈血管，后方有迷走神经，下方有肺韧带。右肺根后上方有奇静脉勾绕，左肺根上方有主动脉弓跨过。肺手术时，要注意肺根的毗邻结构，以免损伤。

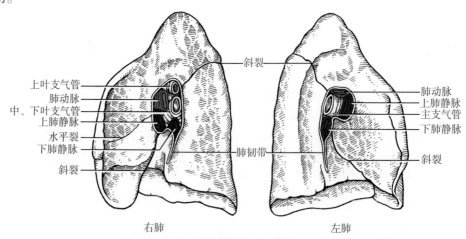

图3-13　肺及肺门结构

（三）支气管肺段

每一肺段支气管及其所属的肺组织称**支气管肺段**，简称**肺段 pulmonary segment**（图3-14）。肺段呈圆锥形，其尖向肺门，底朝向肺表面。肺段内有肺段支气管、肺段动脉和支气管血管伴行，相邻肺段之间有肺段间静脉和少量结缔组织，易于分离，是肺段切除术的标志。依照肺段支气管的分支分布，右肺可分为 10 个肺段，左肺分为 8～10 个肺段。

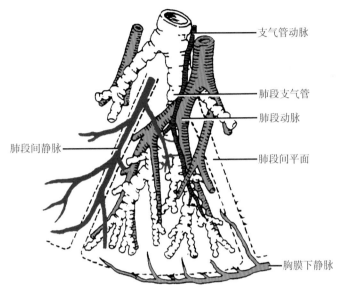

图 3-14　肺段内结构及肺段间静脉

（四）血管、神经和淋巴结

1. 血管　肺的血管有肺血管和支气管血管两个系统。肺血管为功能性血管，参与气体交换功能；支气管血管为营养性血管，供给氧气和营养物质。

（1）肺动、静脉　**肺动脉 pulmonary artery** 在肺内的分支多与支气管的分支伴行。**肺静脉 pulmonary vein** 在肺内的属支分为段内静脉和段间静脉，段间静脉收集相邻肺段的血液。左上、下肺静脉分别收集左肺上、下叶的血液；右上肺静脉收集右肺上、中叶的血液，右下肺静脉收集右肺下叶的血液。

（2）支气管动、静脉　**支气管动脉 bronchial artery** 有 1～3 支，起自胸主动脉或肋间后动脉，由肺根（沿支气管后壁）入肺，分布于各级支气管壁、血管壁、肺实质、肺淋巴结和脏胸膜。左侧支气管静脉注入半奇静脉，右侧支气管静脉注入奇静脉或上腔静脉。

2. 神经　肺的神经来自肺丛的迷走神经和交感神经的分支。副交感神经兴奋引起支气管平滑肌收缩、血管扩张和腺体分泌，交感神经兴奋的作用则相反。内脏感觉纤维分布于支气管黏膜、肺泡和脏胸膜。

3. 淋巴结　肺的淋巴注入**肺淋巴结**，或直接注入**支气管肺淋巴结**。

三、肺和胸膜的体表投影

（一）肺尖和胸膜顶

两肺尖和胸膜顶的体表投影均高出锁骨内侧段上方 2～3cm（图 3-15）。

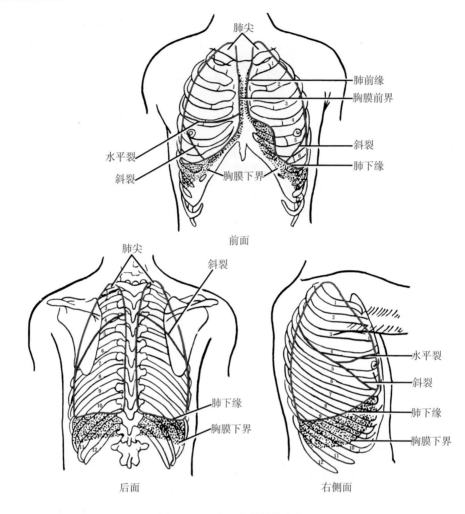

图 3 - 15　肺和胸膜的体表投影

（二）肺前缘和胸膜前界

两肺前缘自锁骨内侧段上方 2 ~ 3cm 处起始后，斜向下内，经胸锁关节后方，至胸骨角中点处两肺前缘靠拢。右肺前缘由此几乎垂直下行，至右侧第 6 胸肋关节处移行于右肺下缘；左肺前缘垂直下行，至第 4 胸肋关节处沿肺的心切迹弯向左下，至第 6 肋软骨中点处移行于左肺下缘。胸膜前界的体表投影与肺前缘的体表投影基本一致（图 3 - 15）。

（三）肺下缘和胸膜下界

两肺下缘的体表投影大致相同。右侧起自第 6 胸肋关节后方，左侧起自第 6 肋软骨中点处，两侧均行向外下方，在锁骨中线处与第 6 肋相交，在腋中线处与第 8 肋相交，在肩胛线处与第 10 肋相交，在近后正中线处则平第 10 胸椎棘突。小儿的肺下缘较成人略高 1 个肋骨平面。两侧胸膜下界的体表投影基本一致，在平静呼吸时较两肺下缘约低

2 个肋。右侧起自第 6 胸肋关节后方，左侧起自第 6 肋软骨中点处，两侧均斜向外下方，在锁骨中线处与第 8 肋相交，在腋中线处与第 10 肋相交，在肩胛线处与第 11 肋相交，在近后正中线处则平第 12 胸椎棘突（图 3 – 15）。当深吸气时，由于肺下缘向下延伸，其与胸膜下界之间的距离缩小。

（四）肺裂、肺根和肋膈隐窝

1. 肺裂的体表投影 左、右肺斜裂为自第 3 胸椎棘突向外下方，绕过胸外侧部至锁骨中线与第 6 肋相交处的斜线。右肺水平裂为自右侧第 4 胸肋关节向外，至腋中线与斜裂投影线相交的水平线。

2. 肺根的体表投影 前方平对第 2~4 肋间隙前端，后方平第 4~6 胸椎棘突高度，在后正中线与肩胛骨内侧缘连线中点的垂直线上。

3. 肋膈隐窝的体表投影 相当于腋中线上，肺下缘与胸膜下界之间的位置，即上界为第 8 肋，下界为第 10 肋。

四、纵隔

（一）纵隔的位置与分区

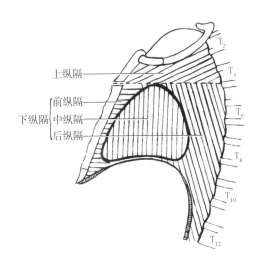

图 3 – 16 纵隔的四分法

1. 位置 纵隔 mediastinum 是左、右纵隔胸膜之间所有器官、结构和结缔组织的总称。纵隔呈矢状位，位于胸腔正中偏左，上窄下宽。其前界为胸骨，后界为脊柱胸段，两侧为纵隔胸膜，上界为胸廓上口，下界为膈。当一侧发生气胸时，纵隔可向对侧移位。

2. 分区 解剖学通常采用四分法，即以胸骨角至第 4 胸椎体下缘的平面，将纵隔分为上纵隔和下纵隔，下纵隔又以心包的前、后壁为界分为前纵隔、中纵隔和后纵隔（图 3 – 16）。但是，临床上多采用三分法，即以气管和支气管的前壁及心包后壁为界分为前纵隔和后纵隔；前纵隔又以胸骨角平面为界分为上纵隔和下纵隔。

（二）纵隔的整体观

1. 前面观 上纵隔在少儿可见发达的胸腺，成人则为胸腺遗迹，下纵隔可见部分心包。

2. 左侧面观 纵隔左侧面的中部有左肺根。肺根的前下方有心包隆凸。左膈神经和左心包膈血管经主动脉弓的左前方和肺根的前方下行，再贴心包侧壁下行至膈。左迷走神经于主动脉弓的左前方和肺根的后方下行，在主动脉弓的左前方发出左喉返神经。肺根的后方尚有胸主动脉、交感干及内脏大神经等，上方有主动脉弓及其分支左颈总动脉和左锁骨下动脉。左锁骨下动脉、脊柱和主动脉弓围成**食管上三角**，内有胸导管和食管胸部的上部。心包、胸主动脉和膈围成**食管下三角**，内有食管胸部的下部（图 3 - 17）。

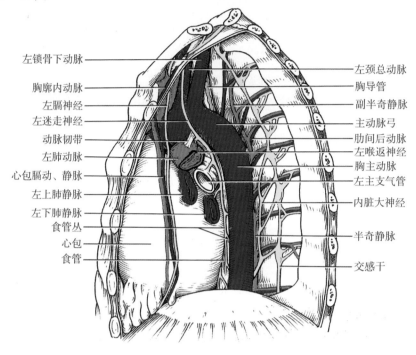

左锁骨下动脉
胸廓内动脉
左膈神经
左迷走神经
动脉韧带
左肺动脉
心包膈动、静脉
左上肺静脉
左下肺静脉
食管丛
心包
食管

左颈总动脉
胸导管
副半奇静脉
主动脉弓
肋间后动脉
左喉返神经
胸主动脉
左主支气管
内脏大神经
半奇静脉
交感干

图 3 - 17　纵隔左侧面观

3. 右侧面观　纵隔右侧面的中部有右肺根。肺根的前下方有心包隆凸。右膈神经和右心包膈血管经上腔静脉的右侧和肺根的前方下行，再贴心包侧壁下行至膈。右迷走神经在右锁骨下动脉的前方发出喉返神经后，于气管右侧和肺根的后方下行。肺根的后方尚有食管、奇静脉、交感干及内脏大神经等，上方有右头臂静脉、奇静脉弓、上腔静脉、气管和食管，下方有下腔静脉（图 3 - 18）。

（三）上纵隔

上纵隔 superior mediastinum 是指胸骨角平面以上的部分，其内的器官和结构由前向后可分为 3 层：前层有胸腺、头臂静脉和上腔静脉，中层有主动脉弓及其分支、膈神经和迷走神经，后层有气管、食管和胸导管等（图 3 - 19）。

1. 胸腺 thymus　位于胸骨柄的后方，呈锥体形，分为左、右不对称的两叶。胸腺有明显的年龄变化，新生儿时期相对体积最大，青春期发育到极点，以后逐渐退化萎缩，至成人多被脂肪组织代替。胸腺为淋巴器官，兼有内分泌功能。胸腺肿大时，可压迫头臂静脉、主动脉弓和气管，出现紫绀和呼吸困难。

2. 头臂静脉 brachiocephalic vein 和上腔静脉 superior vena cava　左、右**头臂静脉**分别由同侧颈内静脉和锁骨下静脉在胸锁关节后方汇合而成。左头臂静脉位于胸腺的后方，然后向右下行，与右头臂静脉在右侧第 1 胸肋结合处后方汇合成**上腔静脉**。上腔静脉沿升主动脉右侧垂直下行，在第 3 胸肋关节高度注入右心房。

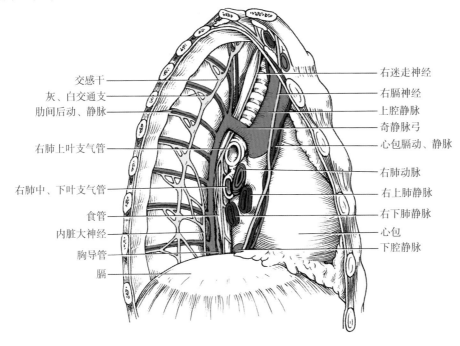

右迷走神经
右膈神经
上腔静脉
奇静脉弓
心包膈动、静脉
右肺动脉
右上肺静脉
右下肺静脉
心包
下腔静脉

交感干
灰、白交通支
肋间后动、静脉
右肺上叶支气管
右肺中、下叶支气管
食管
内脏大神经
胸导管
膈

图 3 – 18　纵隔右侧面观

3. 主动脉弓及其分支　升主动脉 ascending aorta 起自左心室主动脉口，至右侧第 2 胸肋关节处（胸骨角水平）移行为主动脉弓。**主动脉弓 aortic arch** 位于胸骨柄后方，呈弓形自右前弯向左后方，跨过左主支气管，至第 4 胸椎体下缘水平移行为胸主动脉。在主动脉弓凸侧，自右向左发出头臂干、左颈总动脉和左锁骨下动脉。

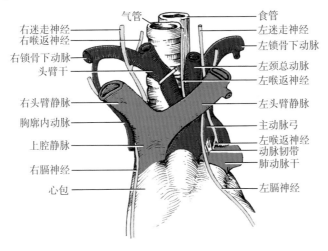

气管
右迷走神经
右喉返神经
右锁骨下动脉
头臂干
右头臂静脉
胸廓内动脉
上腔静脉
右膈神经
心包

食管
左迷走神经
左锁骨下动脉
左颈总动脉
左喉返神经
左头臂静脉
主动脉弓
左喉返神经
动脉韧带
肺动脉干
左膈神经

图 3 – 19　上纵隔

4. 气管胸部及其分支　气管是由 14～16 个"C"形的气管软骨环、结缔组织和平滑肌构成的后壁略扁的圆筒状管道。**气管胸部 thoracic part of trachea** 位于上纵隔中央，上端平第 7 颈椎体下缘高度，下端平胸骨角平面分为左、右主支气管，分权处称**气管杈**。在支气管杈内面有一突向上呈半月形的**气管隆嵴**，是支气管镜检查时辨认左、右主支气管起点的标志。

食管胸部、胸导管和交感干位于上纵隔后部和后纵隔，详见"后纵隔"。

（四）前纵隔

前纵隔 anterior mediastinum 是指心包前壁与胸骨体之间的区域，内有胸腺下部、纵隔前淋巴结和疏松结缔组织等。

（五）中纵隔

中纵隔 middle mediastinum 是指心包前壁与后壁之间的区域，内有心包、心、出入心的大血管根部、膈神经、心包膈血管和奇静脉弓，部分纵隔前淋巴结及疏松结缔组织。

1. 心包 pericardium（图 3 - 20）　为一闭合的纤维浆膜囊，可分为纤维心包和浆膜心包。**纤维心包**为坚韧的纤维结缔组织囊，上方与出入心的大血管外膜移行，下方与膈的中心腱愈着；**浆膜心包**又分为壁、脏两层，壁层紧贴于纤维心包内面，脏层紧贴于心肌表面（即心外膜）。浆膜心包壁、脏两层在出入心的大血管根部互相移行，之间的腔隙称**心包腔**。腔内含有少量浆液，在心搏动时可减少摩擦。浆膜心包的壁、脏二层反折处的间隙称**心包窦**。位于升主动脉、肺动脉与上腔静脉、左心房之间的间隙，称**心包横窦**，可通过一手指，心血管手术阻断血流，可经心包横窦钳夹升主动脉和肺动脉干。位于左肺静脉、右肺静脉、下腔静脉、左心房后壁和心包后壁之间的间隙，称**心包斜**

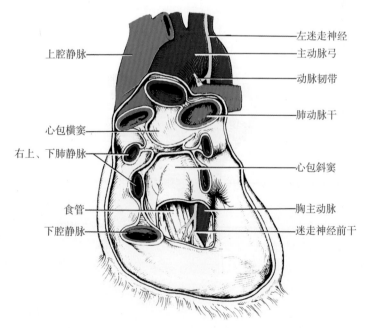

图 3 - 20　心包和心包窦

窦。位于浆膜心包壁层的前部与下部转折处的间隙，称**心包前下窦**，是心包腔的最低部位，坐立时心包积液首先积聚于此。心包前壁大部分被肺和胸膜覆盖，仅在左侧第4～6肋软骨前部、第4、第5肋间隙及胸骨下左半部处直接与胸前壁相贴，称**心包裸区**，为心包穿刺部位。

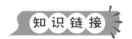

心包穿刺

心包穿刺是借助穿刺针直接刺入心包腔的诊疗技术。穿刺方法通常有两种：①胸骨旁心包穿刺法：穿刺点在胸骨体左侧第5肋间隙，紧靠胸骨左缘进针，经无胸膜覆盖的心包裸区刺入心包腔。由于左侧胸膜反折线是沿胸骨左缘下行的，所以很难避开胸膜，仍有刺破胸膜的危险。②剑突下心包穿刺法：穿刺点在胸骨剑突与左侧第7肋软骨交角的地方（即剑肋角处）。穿刺针与腹壁成45°角，向后上方经膈刺入心包腔底部，这样可避免刺伤胸膜和胸廓内血管，如果进针不太深，也不会刺伤心脏。一般情况下，此法较前法安全。

2. 心 heart 位于心包内，约2/3位于身体正中矢状面的左侧，1/3位于右侧。为前后略扁、倒置的圆锥体，可分为一尖、一底、两面和三缘。

（1）心的体表投影 可用四点及其连线表示。左上点在左侧第2肋软骨下缘，距胸骨左缘约1.2cm处；右上点在右侧第3肋软骨上缘，距胸骨右缘约1cm处；右下点在右侧第6胸肋关节处；左下点在左侧第5肋间隙，左锁骨中线内侧1～2cm（或距前正中线7～9cm）处。左、右上点连线为心上界，右、左下点连线为心下界，左上点与左下点之间向左微凸的弧形线为心左界，右上点与右下点之间向右微凸的弧形线为心右界（图3-21）。

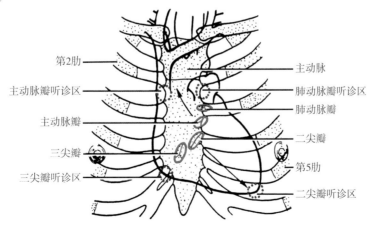

图 3-21 心及心瓣膜的体表投影

（2）心瓣膜的体表投影　肺动脉瓣在左侧第3胸肋关节处，主动脉瓣在胸骨左缘第3肋间隙处，二尖瓣在左侧第4胸肋关节处，三尖瓣在前正中线与第4肋间隙相交处（图3-21）。上述4组瓣膜的投影与临床所用的各瓣膜听诊区并非完全一致，后者主要是由血流方向决定的（图3-21）。

（六）后纵隔

后纵隔 posterior mediastinum 是指心包后壁与下部胸椎之间，胸骨角平面以下、膈以上的区域，内有食管胸部、胸主动脉、胸导管、奇静脉、迷走神经、胸交感干和纵隔后淋巴结等。

1. 食管胸部 thoracic part of esophagus　位于上纵隔后部和后纵隔，向上经胸廓上口与食管颈部相接，向下穿膈的食管裂孔续为食管腹部。食管与胸主动脉交叉，上部位于胸主动脉右侧，下部位于胸主动脉的前方（图3-22）。

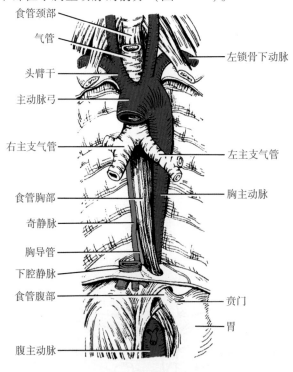

图 3-22　食管和胸主动脉

2. 胸主动脉 thoracic aorta　平第4胸椎体下缘处续于主动脉弓，沿脊柱和食管左侧下行，逐渐转至脊柱前方和食管后方，至第12胸椎高度穿膈的主动脉裂孔，移行为腹主动脉。胸主动脉的前方有左肺根、心包和食管，后方有半奇静脉和副半奇静脉，右侧有胸导管和奇静脉，左侧有纵隔胸膜（图3-22）。

3. 胸导管 thoracic duct（图3-23）　为全身最大的淋巴导管，长30~40cm，收集全身3/4的淋巴。它起自第1腰椎前方的乳糜池，穿膈的主动脉裂孔入胸腔，在胸主动脉与奇静脉之间上行，至第5胸椎高度转向左，沿食管左缘与左纵隔胸膜之间上行，经胸廓上口突入颈根部，然后呈弓形弯曲注入左静脉角。

4. 奇静脉、半奇静脉和副半奇静脉（图3-23） **奇静脉 azygos vein** 在膈右脚处起自右腰升静脉，在食管后方、胸导管和胸主动脉右侧上行，至第4胸椎高度弯向前，绕右肺根上方注入上腔静脉，沿途收集右侧肋间后静脉、半奇静脉、食管静脉和支气管静脉的血液。**半奇静脉**在膈左脚处起自左腰升静脉，沿胸椎体左侧上行，至第7～10胸椎高度，向右横过脊柱前方注入奇静脉，收集左下部肋间后静脉和副半奇静脉的血液。**副半奇静脉**收集左上部肋间后静脉的血液，沿胸椎体左侧下行，注入半奇静脉。

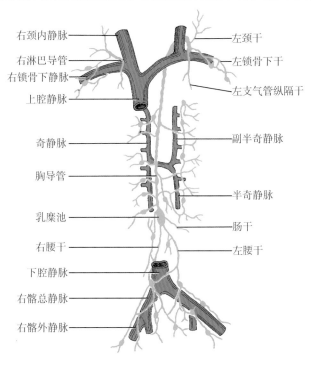

图3-23 胸导管、奇静脉及其属支

5. 迷走神经 vagus nerve 为第Ⅹ对脑神经。左迷走神经在左颈总动脉与左锁骨下动脉之间下行入胸腔，越过主动弓前方，经左肺根后方下行至食管前面发生许多细支，构成**左肺丛**和**食管前丛**，行于食管下段又逐渐集中延续为**迷走神经前干**。右迷走神经越过右锁骨下动脉前方进入胸腔，沿气管右侧下行，经右肺根后方达食管后面，分支构成**右肺丛**和**食管后丛**，继续下行集中延续为**迷走神经后干**。最后，迷走神经前、后干伴食管一起，穿膈的食管裂孔入腹腔。

6. 胸交感干 thoracic sympathetic trunk 位于胸椎两侧，奇静脉与半奇静脉的后外侧，肋头和肋间后血管的前方，胸交感干由胸交感干神经节借节间支连接而成，并借白交通支和灰交通支与肋间神经相连。每侧交感干上有10～12个胸神经节。上5对胸神经节发出的节后纤维参与构成心丛、肺丛和食管丛。**内脏大神经**由第6～9胸神经节发出的节前纤维构成，沿椎体前面倾斜下降，穿膈脚终于腹腔神经节。**内脏小神经**由第10～12胸神经节发出的节前纤维构成，穿膈脚终于主动脉肾神经节。

第五节　胸部解剖操作

一、解剖胸壁

（一）皮肤切口与翻皮

1. 切口　尸体仰卧位，具体切口为：①自胸骨柄上缘中点向下沿胸前正中线至剑突做胸前正中切口。②自正中切口上端向外侧沿锁骨至肩峰做胸部上界切口。③自正中切口下端向外下侧沿肋弓至腋后线做胸部下界切口。④自正中切口下端向外上方至乳晕，环绕乳晕，继续向外上方至腋前襞做胸部斜切口。⑤由腋前襞向后经腋窝至腋后襞，再向后绕臂上部外侧至腋前襞做臂部环切口。

2. 翻皮　自正中切口将皮肤翻向外侧，显露出此区的浅筋膜。

（二）解剖浅筋膜

1. 解剖女性乳房　如为女尸，沿胸骨外侧缘 1～2cm 处切开浅筋膜，逐渐向外侧剥离并翻开，可见到肋间神经前皮支伴随胸廓内动脉穿支，穿出肋间隙前部，有若干动脉穿支分布于乳房。以乳头为中心，用刀尖沿放射状方向轻轻划开，仔细剥开输乳管，追踪乳腺叶，最后将乳房从深筋膜表面剥离下来。

2. 解剖肋间神经前皮支和外侧皮支　沿胸骨旁线切开浅筋膜，提起切缘，逐渐向外侧剥离、翻开，可见第 2～7 肋间神经的前皮支从肋间隙穿出，并向胸壁外侧走行。沿腋中线切开浅筋膜，提起切缘，逐渐向内侧剥离、翻开，可见肋间神经外侧皮支从肋间隙穿出，并向胸壁内侧走行。其中第 2 肋间神经的外侧皮支较粗大，追踪并观察，可见该神经走向外侧，经腋窝皮下至臂内侧上部的皮肤，此即为肋间臂神经。

3. 解剖头静脉末端　沿三角肌胸大肌间沟切开深筋膜，找到头静脉末段，向近侧修洁至锁骨下窝处。细心剥离，可见此沟内还有胸肩峰动脉的三角肌支和 2～3 个锁骨下淋巴结。

（三）解剖深筋膜及胸壁肌

1. 解剖胸肌筋膜　除去浅筋膜，可显露胸前外侧壁的深筋膜，观察其与胸大肌的关系。

2. 解剖胸大肌　清除胸大肌表面的深筋膜，暴露胸大肌。在胸大肌下缘伸入手指，并与深面肌肉分离，然后由下向上沿胸骨外侧缘 2～3cm 处呈弧形切断胸大肌胸肋部，再沿锁骨内侧半下缘切断胸大肌锁骨部，最后向外侧翻开此肌。翻开时可见胸肩峰血管和胸外侧神经一起穿过胸小肌上缘的锁胸筋膜进入胸大肌深面。将胸大肌再向外侧翻开，还可见到胸内侧神经的分支穿出胸小肌表面进入胸大肌。切断进入胸大肌的血管和神经，将胸大肌充分翻向外侧至其止点处。

3. 解剖锁胸筋膜　锁骨下肌、胸小肌上缘和喙突之间的深筋膜为锁胸筋膜。细心剥离此筋膜，可见有胸肩峰血管、胸外侧神经和头静脉穿过。保留穿过锁胸筋膜的各结构，除去该筋膜，显露腋鞘及其包裹的腋血管和臂丛。

4. 解剖胸小肌及其下缘结构　清理胸小肌表面的筋膜，切断该肌的起点，将其翻向外上方，并游离至喙突处，翻开时注意观察进入该肌的胸内侧神经及伴行的血管。在胸小肌下缘以下，前锯肌表面寻找胸外侧动脉及其伴行静脉，以及位于其后方至前锯肌的胸长神经。

二、解剖胸腔及其脏器

（一）开胸

1. 解剖肋间肌　在胸骨稍外侧，透过肋间外膜可观察其深面的肋间内肌的纤维方向，沿第 3 或第 4 肋软骨下缘切断肋间外膜宽 2cm，可见深面的肋间内肌。沿腋前线第 4 或第 5 肋下缘切断肋间外肌和肋间内肌宽 2cm，游离沿肋骨下缘分布的肋间后血管和肋间神经，观察肋间肌的纤维方向和肋间后血管、肋间神经的排列关系。

2. 剪断肋骨　先离断胸锁关节，在第 1 肋间隙剪开肋间组织，经开口处插入肋骨剪。在第 1 肋的肋骨与肋软骨连接处剪断第 1 肋，再向外下方剪断第 2 肋骨。然后，沿腋前线向下剪断第 3～10 肋骨。

3. 翻开胸前壁　用一只手自胸骨柄提起胸前壁，距起点约 2cm 处剪断胸廓内血管；另一只手将胸骨深面的结构压向后，并向下和向两侧将肋胸膜与胸前壁分离，边上提胸前壁边分离胸膜，逐渐将胸前壁翻向下，最后置于腹前壁上。

4. 观察胸前壁内面的结构　透过胸内筋膜可见胸横肌附着于胸骨和肋软骨。胸廓内血管的上段位于胸内筋膜的前面，下段位于胸横肌的前面。纵行剪开胸横肌，暴露胸廓内血管下段，并追踪至肌膈动脉与腹壁上动脉分支处。在胸廓内血管周围的脂肪内寻找胸骨旁淋巴结。

（二）探查胸膜腔

1. 探查壁胸膜各部　打开胸膜腔后，探查脏胸膜和壁胸膜的肋胸膜、膈胸膜和纵隔胸膜。然后，两手分别放在胸膜顶的上、下面，观察胸膜顶和肺尖在颈部的体表投影。

2. 探查壁胸膜前界和下界　两侧胸膜前界在第 2～4 胸肋关节高度靠拢。胸腺区和心包区为无胸膜区，分别由胸腺和心包占据。将胸前壁复位，观察胸膜前界的体表投影。观察胸骨两侧已暴露的胸膜下界，然后将手插入肋胸膜与膈胸膜之间探查其余部位的胸膜下界，了解其体表投影。

3. 探查胸膜隐窝和肺韧带　将手插入肋胸膜与膈胸膜反折处探查肋膈隐窝，肺下缘未伸入其内，肺下缘比胸膜下界高约两个肋。将手插入左肋胸膜与左纵隔胸膜前缘下部反折处探查左肋纵隔隐窝，肺前缘未达其内。探查肋膈隐窝时，注意勿被肋骨断端刺伤手。将肺下部拉向外侧，可见肺韧带位于肺根下方，连于肺与纵隔之间。

（三）观察肺和肺根

1. 取肺　将肺拉向外侧，暴露肺根，紧靠肺门，垂直切断肺根和肺韧带，取出左、右肺。观察肺的形态、分叶和肺韧带的附着部位，在肺门处观察支气管、肺血管、支气管淋巴结。

2. 观察肺根 观察左肺根前方有膈神经和心包膈血管，后方有迷走神经；右肺根前方有膈神经和心包膈血管，后方有迷走神经，上方有奇静脉弓。在取出肺的标本上，剖开肺根处的胸膜，分离肺根内结构，观察支气管和肺血管的排列关系。

（四）解剖肋间隙后部

取出肺后，在胸后壁透过肋胸膜和胸内筋膜可见肋间后血管和肋间神经。在第4或第5肋间隙，剪开肋胸膜和胸内筋膜，分离肋间后血管和肋间神经的主干及其在肋角处发出的分支，观察血管和神经在肋沟处的排列关系。

（五）解剖纵隔

1. 观察纵隔左侧面 纵隔左侧面的中部有左肺根，肺根的前下方有心包，膈神经与心包膈血管经肺根前方下行，迷走神经在肺根后方下行。左喉返神经绕主动脉弓上行。肺根后方还有胸主动脉、食管、交感干及内脏大、小神经等，上方有主动脉弓、左颈总动脉和左锁骨下动脉。

2. 观察纵隔右侧面 纵隔右侧面的中部有右肺根。肺根的前下方有心包，膈神经与心包膈血管经肺根前方下行，迷走神经在肺根后方下行。右喉返神经绕右锁骨下动脉上行，肺根后方还有食管、奇静脉、交感干和内脏大、小神经，上方有奇静脉弓、右头臂静脉、上腔静脉、气管和食管。

3. 解剖上纵隔

（1）解剖胸腺 成人的胸腺大部分被脂肪组织代替，沿心包和左头臂静脉的前面向上翻起胸腺。

（2）解剖头臂静脉和上腔静脉 分离头臂静脉和上腔静脉及其属支。比较左、右头臂静脉毗邻的不同。在左头臂静脉注入上腔静脉处的稍左侧，剪断左头臂静脉，将其翻向左侧。

（3）解剖主动脉弓及其分支 清理主动脉弓发出的左锁骨下动脉、左颈总动脉和头臂干，清理主动脉弓与肺动脉干之间的动脉韧带、左喉返神经和心浅丛。

（4）解剖气管颈部和主支气管 在左颈总动脉与头臂干起点之间剪断主动脉弓，将其翻向两侧。清理气管颈部、主支气管、气管支气管淋巴结和气管旁淋巴结，游离位于气管杈前方的心深丛，比较左、右主支气管的形态特点。

4. 解剖中纵隔

（1）剪开心包 在心包前面做一"U"形切口，向上翻开心包前壁，打开心包腔。

（2）探查心包窦 触摸浆膜心包脏、壁两层的反折部位，观察与心相连的大血管。用示指从右侧伸入升主动脉和上腔静脉之间，再从肺动脉干与左心房前壁之间穿出，探查心包横窦。将手伸入左心房后壁与心包后壁之间，探查心包斜窦。向前托起心，观察心包斜窦境界。在心包前壁与下壁的反折处，用一手指探查心包前下窦。

（3）取心 在心包腔内剪断与心相连的大血管（上腔静脉、升主动脉、肺动脉干、下腔静脉、左右肺静脉），将心取出。观察心的外形、冠状动脉及其分支、冠状窦及其属支。

5. 解剖后纵隔

（1）解剖迷走神经　剖开纵隔胸膜，游离迷走神经的上段和喉返神经。左喉返神经绕主动脉弓，沿气管与食管之间的沟上行至颈部。右喉返神经绕右锁骨下动脉上行至颈部。清理肺丛、食管前丛和食管后丛。

（2）解剖食管　剖开纵隔胸膜，清理食管，注意观察食管迷走神经前、后丛及向下汇成的前、后干，清理胸主动脉发出的食管动脉。

（3）解剖胸主动脉　剖开左侧纵隔胸膜，观察胸主动脉的分支。

（4）解剖奇静脉、半奇静脉和副半奇静脉　先将食管推向左侧，在脊柱右侧可见奇静脉行向上，绕右肺根后上方注入上腔静脉。半奇静脉在第7～10胸椎高度向右注入奇静脉。副半奇静脉注入半奇静脉或奇静脉。剖开肋胸膜，观察这些静脉的位置和属支。

（5）解剖胸导管　将食管推向左侧，在胸主动脉和奇静脉之间寻找胸导管，再向上追踪至颈部注入左静脉角。

（6）解剖胸交感干及内脏大、小神经　剖开肋胸膜，沿肋头自上而下清理交感干，分离椎旁神经节、节间支与肋间神经相连的灰交通支和白交通支。将膈推向下，在肋胸膜下面分离内脏大、小神经。

复习思考题

一、名词解释

锁胸筋膜　　胸内筋膜　　肺韧带　　肋膈隐窝　　肺段　　气管隆嵴　　心包裸区

二、问答题

1. 简述胸前外侧壁的层次结构。
2. 试述乳房的淋巴引流方向及其临床意义。
3. 简述胸膜腔穿刺的部位及进针层次。
4. 肺根的主要结构有哪些？它们的位置关系如何？
5. 简述心和心瓣膜的体表投影。
6. 简述纵隔的位置、境界和分部。

第四章 腹 部

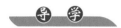

1. 掌握 腹部的体表标志；腹前外侧壁的层次结构，腹股沟三角和腹股沟管的组成及意义；腹膜腔的构成，腹膜腔的分区及腹膜间隙；胃的位置、毗邻及血液供应，肝门、肝蒂及肝的分叶与分段，胆总管的分段与毗邻；阑尾的位置和体表投影；肝门静脉的组成、属支及与上、下腔静脉之间的吻合；肾的位置与毗邻，肾门、肾窦与肾蒂的概念。

2. 熟悉 腹腔脏器的体表投影；腹前外侧壁肌的排列和肌纤维的方向，腹直肌鞘和白线的概念；十二指肠的分部及各部的结构；肝的位置及体表投影；腹膜后隙的位置、界限及所含的器官和结构。

第一节 腹部概述

腹部 abdomen 是躯干的一部分，位于胸部和盆部之间，包括腹壁、腹腔及其内容物等。腹部除后方以脊柱为支架外，前面和外侧面均由肌肉和筋膜组成，故在腹内压增高时，如发生妊娠、腹水和肿瘤等，其容积能明显增大。

一、境界与分区

（一）境界

腹壁的上界为胸廓下口，即为剑突、肋弓、第 11 肋前端、第 12 肋下缘至第 12 胸椎棘突的连线，下界为耻骨联合上缘、耻骨嵴、耻骨结节、腹股沟韧带、髂前上棘、髂嵴至第 5 腰椎棘突的连线。腹壁的两侧以腋后线的延长线为界，分为腹前外侧壁和腹后壁（腰部）。腹腔是由腹壁及膈所围成的内腔，其上界是膈穹隆，下界是骨盆上口。由于右侧和左侧的膈穹隆可分别高达第 4 和第 5 肋间隙水平，而且小肠等腹腔脏器也经常由骨盆上口进入盆腔，因此腹腔的实际范围比腹壁的体表境界要大。腹腔内有消化系统、泌尿系统及脾、肾上腺等脏器，以及血管、神经、淋巴管和淋巴结等，在大部分脏器的表面和腹壁的内面均覆盖有腹膜。

（二）分区

1. 九分法 为了便于描述腹腔脏器的位置，通常用两条水平线和两条垂直线将腹部分为三部九区，即九分法。上水平线是经过两侧肋弓最低点（相当于第 10 肋）的连线；下水平线是经过两侧髂结节的连线，这两条水平线将腹部分上腹、中腹和下腹三部。两条垂直线为经过左、右腹股沟韧带中点的垂线，这两条垂直线将上腹、中腹和下腹三部分为九区，即上腹部分为腹上区和左、右季肋区；中腹部分脐区和左、右腰区（外侧区）；下腹部分为耻区（腹下区）和左、右腹股沟区（髂区）（图 4 - 1）。

2. 四分法 临床上较为常用，即通过脐的垂直线和水平线将腹部分为左、右上腹部和左、右下腹部。

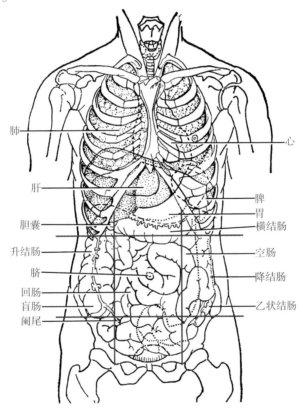

图 4 - 1 腹部的分区及主要脏器的体表投影

二、表面解剖

（一）体表标志

1. 髂嵴 iliac crest 为髂骨翼的上缘，位于皮下，全长均可触及。两侧髂嵴最高点的连线平对第 4 腰椎棘突，是计数椎骨的标志。

2. 髂前上棘 anterior superior iliac spine   位于髂嵴的前端，有腹股沟韧带附着。髂嵴和髂前上棘是骨髓穿刺的常用部位。

3. 髂结节 tubercle of iliac crest   位于髂前上棘后方 5~7cm 处，为髂嵴外唇向外的突起，是重要的体表标志。

4. 耻骨结节 pubic tubercle   为耻骨联合外上方的骨性隆起，距腹前正中线约 2.5cm。

5. 白线 linea alba   位于腹前正中线的深面，两侧腹直肌之间，是腹外侧壁三层阔肌的腱膜互相交织愈合而成的，附着于剑突与耻骨联合之间，在脐以上较宽，脐以下则不明显。

6. 脐 umbilicus   位于腹前正中线上，约平第3、第4腰椎之间。在正常情况下，脐在头顶与足跟之间连线的中点稍上方。脐中央为针灸"神阙"穴所在的位置。

7. 半月线 linea semilunaris   又称腹直肌线，由腹直肌外侧缘形成，自第9肋软骨前端向下至耻骨结节，呈略凸向外侧的弧形线。右侧半月线与右肋弓的相交处，相当于胆囊底的体表投影。肥胖者此线则不明显。

8. 腹直肌 rectus abdominis   位于腹前壁正中线两侧，被 3~4 条横沟分成多个肌腹，这些横沟即腱划。该肌收缩时，肌肉发达者可在脐以上见到明显的轮廓。

9. 腹外斜肌 obliquus externus abdominis   在腹外侧壁，以肌齿起自下数肋，其轮廓较为清楚。

10. 腹股沟 groin   位于髂前上棘与耻骨结节之间，是腹部和股前部在体表分界的浅沟，其深面有腹股沟韧带。

（二）腹腔脏器的体表投影

按照九分法，成年人腹腔内主要器官在腹前外侧壁的体表投影见表4-1和图4-1。腹腔内脏器在腹前外侧壁的体表投影，会随着年龄、体型、体位、胃肠道的充盈状况和腹肌的紧张程度等差异而变化。矮胖者膈、肝、盲肠和阑尾等位置较高，胃趋于横位，瘦长者则相反。老年人因腹肌乏力、韧带松弛而常有内脏下垂。体位改变对腹腔内脏器的位置也有明显的影响，卧位时器官上移，膈升高，直立时则相反。因此，对腹腔内脏器的位置除掌握其一般规律外，还需充分了解其个体差异，方能做到正确诊断和处理腹腔内器官的疾病。

表4-1   腹腔内主要器官在腹前外侧壁的投影

右季肋区	腹上区	左季肋区
右半肝大部分	右半肝小部分及左半肝大部分	左半肝小部分
胆囊一部分	胆囊一部分、胆总管、肝固有动脉、肝门静脉	胃底、胃体一部分
结肠右曲	胃贲门、胃体一部分、胃幽门部	脾
右肾上部	十二指肠大部分、胰头、胰体	胰尾
	两肾一部分、两侧肾上腺	结肠左曲
	腹主动脉、下腔静脉	左肾上部

右腰区	脐区	左腰区
升结肠 回肠一部分 右肾下部	胃大弯（胃充盈时）、大网膜 横结肠 左、右输尿管 十二指肠小部分 空、回肠大部分 腹主动脉、下腔静脉	降结肠 空肠一部分 左肾下部
右腹股沟区	耻区	左腹股沟区
盲肠 阑尾 回肠末端	回肠一部分 膀胱（充盈时） 子宫（妊娠期） 乙状结肠小部分 左、右输尿管	乙状结肠大部分 回肠一部分

第二节　腹前外侧壁

腹前外侧壁的厚薄因人而异，不同部位的层次和结构也有很大差异。一般由浅入深可分为 6 层：即皮肤、浅筋膜、肌层、腹横筋膜、腹膜外筋膜和壁腹膜。

一、浅层结构

（一）皮肤

腹前外侧壁的皮肤薄而富于弹性。除在腹前正中线和腹股沟韧带等处外，其余与深部皮下组织连接均较为疏松，易于活动，伸展性较大，能够承受生理性或病理性的腹部膨胀，如妊娠、腹水和肿瘤等。腹部皮肤的张力线大体上横行，所以皮肤的纵向切口较横向切口所受的张力要大，容易裂开，因此，目前剖宫产多采用下腹部横切口。腹部显著膨胀以后，真皮层的弹力纤维可致断裂，形成白色皮纹，因常见于妊娠以后，故称**妊娠纹**。由于腹部皮肤血管丰富、活动性大、易于分离，临床上也常于此处取皮瓣以修复它处皮肤的缺损。

（二）浅筋膜

腹前外侧壁的浅筋膜一般较厚，其厚度随人的胖瘦而异，主要由脂肪和疏松结缔组织组成。在脐平面以上浅筋膜为一层，在脐平面以下则明显分为浅、深两层。浅层为脂肪层，亦称**康柏（Camper）筋膜**，含有大量脂肪组织，其中部向下止于耻骨联合，两侧部向下与股部的浅筋膜相延续。深层为膜性层，亦称**史卡琶（Scarpa）筋膜**，含有大量的弹性纤维，呈膜状，向内侧附着于白线，向外下在腹股沟韧带下方约 2cm 处附着于股部的阔筋膜，向内下方则跨过耻骨联合与会阴部的**会阴浅筋膜（Colles 筋膜）**相延续。因此，尿道球部破裂引起尿液外渗时，尿液可向上扩散至腹前壁，但不能向下达于股部，亦不能越过腹前正中线而达于对侧。浅筋膜内含有浅血管、皮神经和浅淋巴管等（图4-2）。

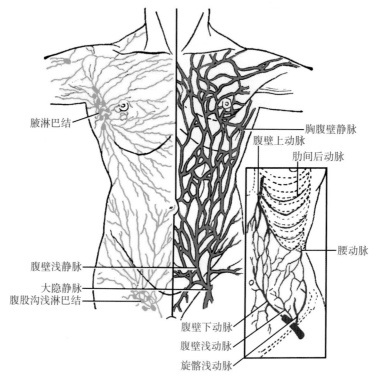

图4-2　腹前外侧壁的浅血管和淋巴

1. 浅血管　腹前外侧壁的浅动脉主要来自肋间后动脉、肋下动脉和腰动脉的分支，比较细小；腹前壁正中线附近的浅动脉主要来自腹壁上动脉和腹壁下动脉的分支；腹前外侧壁下半部有两条比较重要的浅动脉：**腹壁浅动脉**起自股动脉，越过腹股沟韧带中、内1/3交界处，在浅筋膜浅、深两层之间，斜向内上方，走向脐部；**旋髂浅动脉**亦起自股动脉，位于在腹壁浅动脉的外侧，在浅筋膜浅、深两层之间，沿腹股沟韧带向外上方，走向髂嵴。上述两条动脉均有同名静脉与之伴行。

腹前外侧壁的浅静脉比较丰富，彼此吻合成脐周静脉网。在脐平面以上，浅静脉经**胸腹壁静脉**汇入胸外侧静脉，再注入腋静脉；在脐平面以下，浅静脉经**腹壁浅静脉、旋髂浅静脉**注入大隐静脉，从而构成了上、下腔静脉系之间的吻合。当上腔静脉或下腔静脉阻塞（门脉高压）时，可借此沟通上、下腔静脉的血流。在脐区，浅静脉还与深部的**附脐静脉**相吻合，由于附脐静脉汇入肝门静脉，故在肝门静脉高压时，肝门静脉的血流可反流至脐周静脉网而与上、下腔静脉相通，呈现以脐为中心的放射状静脉曲张，称"海蛇头"征。

2. 皮神经　腹前外侧壁皮肤的感觉神经来自第7~11肋间神经、肋下神经和髂腹下神经的前皮支和外侧皮支。上述神经的前皮支于白线两侧2~3cm处穿腹直肌鞘前层浅出，分布于腹前正中线两侧的皮肤；外侧皮支在腋中线附近浅出，并分为前、后2

支，前支行向前下至腹前外侧壁，后支行向后上至背外侧部。腹前外侧壁皮肤的感觉神经分布有明显的节段性：第 8 肋间神经分布于肋弓平面的皮肤，第 10 肋间神经分布于脐平面，肋下神经分布于脐与耻骨联合连线中点平面，第 1 腰神经分布于腹股沟韧带的上方，其余肋间神经在腹前外侧壁的分布平面可依此类推。临床上，胸椎和脊髓胸段发生病变时，可从感觉障碍的平面来判定病变的部位。

3. 浅淋巴管 腹前外侧壁的浅淋巴管与浅血管伴行，脐以上者注入腋淋巴结，脐以下者则注入腹股沟浅淋巴结，脐部淋巴管可经肝圆韧带与肝的淋巴管交通。

二、深层结构

(一) 肌层

腹前外侧壁的肌层由腹前正中线两侧的腹直肌和其外侧的腹外斜肌、腹内斜肌和腹横肌组成（表 4 - 2）。

表 4 - 2 腹前外侧壁肌

名　称	起　点	止　点	作　用	神经支配
腹直肌	耻骨联合与耻骨嵴之间	第 5～7 肋软骨外面和剑突前面	前屈脊柱，降胸廓，增加腹压	第 5～11 肋间神经和肋下神经
腹外斜肌	下 8 个肋外面	借腱膜止于白线、腹股沟韧带、髂嵴前部	增加腹压，前屈、侧屈并旋转脊柱	第 5～11 肋间神经、肋下神经、髂腹股沟神经、髂腹下神经
腹内斜肌	胸腰筋膜、髂嵴、腹股沟韧带外侧 1/2	借腱膜止于白线、下位 3 个肋和耻骨梳韧带	增加腹压，前屈、侧屈并旋转脊柱，上提睾丸，封闭腹股沟管	
腹横肌	胸腰筋膜、髂嵴、腹股沟韧带外侧 1/3	借腱膜止于白线		

1. 腹直肌 rectus abdominis 为一长条状肌，纵列于白线两侧，上宽下窄。腹直肌前面可见 3～4 个横行的腱性组织，称**腱划**。一般脐上有 3 个腱划：1 个在脐平面，1 个在剑突尖平面，另 1 个在两者之间；脐以下通常只有 1 个。腱划很少穿透肌全层，仅见于肌的前面。腱划与腹直肌鞘前层紧密相连，必须用刀才可分离；与腹直肌鞘后层无愈合，可自由移动。由于腱划内有血管穿过，经腹直肌切口分开腹直肌纤维时，腱划处应注意止血。腹直肌内侧缘靠近白线，外侧缘为半月线（图 4 - 3）。

2. 腹外斜肌 obliquus externus abdominis 位于腹前外侧壁最浅层，为宽阔的扁肌，肌纤维从外上斜向内下，后部肌束向下止于髂嵴前部，其余肌束向内侧移行为腱膜。腱膜薄而坚实，腱纤维斜向下内，从腹直肌外侧缘走行于腹直肌的前面，参与构成腹直肌鞘前层；在耻骨结节的外上方，腹外斜肌腱膜形成一个三角形的裂隙，称**腹股沟管浅环（皮下环）**。正常成人的浅环可容纳一示指尖，内有精索（女性为子宫圆韧带）和髂腹股沟神经通过。浅环的上内侧缘称**内侧脚**，附着于耻骨联合；下外侧缘称**外侧脚**，附着于耻骨结节；浅环的底（下缘）为耻骨嵴；浅环的外上方有**脚间纤维**，连系两脚（图4 - 4）。在外侧脚的部分纤维经精索的深面和内侧脚的后方向内上反转，附着于白线，

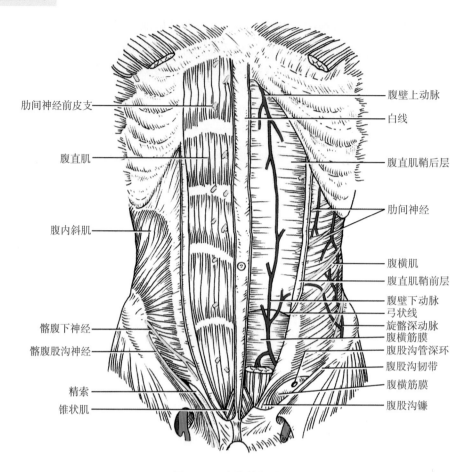

肋间神经前皮支

腹直肌

腹内斜肌

髂腹下神经

髂腹股沟神经

精索

锥状肌

腹壁上动脉

白线

腹直肌鞘后层

肋间神经

腹横肌

腹直肌鞘前层

腹壁下动脉

弓状线

旋髂深动脉

腹横筋膜

腹股沟管深环

腹股沟韧带

腹横筋膜

腹股沟镰

图 4-3   腹前外侧壁肌

称**反转韧带**（图 4-5）。浅环上方有髂腹下神经穿过腱膜至皮下。腹外斜肌腱膜及其浅面的薄层深筋膜在浅环处延续向下，被覆于精索的外面，称**精索外筋膜**。腹外斜肌腱

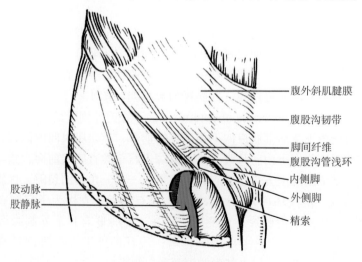

腹外斜肌腱膜

腹股沟韧带

脚间纤维

腹股沟管浅环

内侧脚

外侧脚

精索

股动脉

股静脉

图 4-4   腹外斜肌腱膜

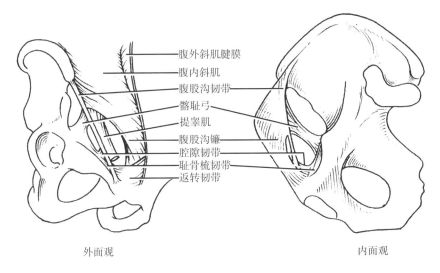

图 4 - 5　腹股沟区的韧带（右侧）

膜的下缘在髂前上棘与耻骨结节之间向后上方卷曲增厚，形成**腹股沟韧带 inguinal liga-
ment**。该韧带内侧端的一小部分纤维继续向下后方，并向外侧转折形成**腔隙韧带（陷
窝韧带）**。腔隙韧带向外侧延续附着于耻骨梳的部分，称**耻骨梳韧带（Cooper 韧带）**
（图4 - 5）。这些韧带在腹股沟疝和股疝的修补术中都有重要的意义。

　　3. 腹内斜肌 obliquus internus abdominis　位于腹外斜肌的深面，较薄。肌纤维起
自腹股沟韧带外侧 1/2、髂嵴及胸腰筋膜，呈扇形斜向内上。其中起自胸腰筋膜后上部
的肌纤维则向前上方行，止于下位 3 个肋的下缘；起自髂嵴中份的肌纤维向内上斜行，
至腹直肌外侧缘移行为腱膜，分为前、后两层包绕腹直肌，参与构成腹直肌鞘的前层、
后层；起自髂嵴前份的肌纤维横行向内，至腹直肌外侧缘移行为腱膜，参与构成腹直肌
鞘前层；起自腹股沟韧带的肌纤维向前下方斜行（图 4 - 3），移行为腱膜，一部分参与
构成腹直肌鞘前层，最下部的腱纤维绕经精索（或子宫圆韧带）的后方，与腹横肌最
下部的腱纤维汇合，形成**腹股沟镰（联合腱）**，止于耻骨梳韧带（图 4 - 6）。腹内斜肌
和腹横肌下缘呈弓形向上的游离缘，称**弓状下缘**，它越过精索（或子宫圆韧带）的前
上方。腹内斜肌和腹横肌最下部还发出肌纤维沿精索表面下行，形成**提睾肌**（图 4 -
6），收缩时可上提睾丸。

　　4. 腹横肌 transversus abdominis　位于腹内斜肌的深面（图 4 - 3、图 4 - 6）。肌纤
维自后向前内横行，至腹直肌外侧缘移行为腱膜。腱膜的上 3/4 与腹内斜肌腱膜后层
汇合，经腹直肌的后方，参与构成腹直肌鞘后层，而下 1/4 则经腹直肌的前方，参与
形成腹直肌鞘前层。腹横肌最下部的肌纤维和腱纤维分别参加提睾肌和腹股沟镰的
构成。

　　5. 腹直肌鞘 sheath of rectus abdominis　由腹外斜肌、腹内斜肌和腹横肌的腱膜构
成，包裹腹直肌周围，可以分为前、后两层（图 4 - 3）。前层由腹外斜肌腱膜和腹内
斜肌腱膜的前层构成，后层由腹内斜肌腱膜的后层和腹横肌腱膜构成。在脐下 4 ~ 5cm 以
下，由于腹外斜肌、腹内斜肌和腹横肌三块肌的腱膜全部绕至腹直肌的前面，参与构成
腹直肌鞘前层，因此，腹直肌鞘后层由于腱膜中断而形成一弓状的游离下缘，称**弓状线**

arcuate line（半环线）（图 4 - 3）。此线以下，后壁缺如，腹直肌后面直接与腹横筋膜相贴。

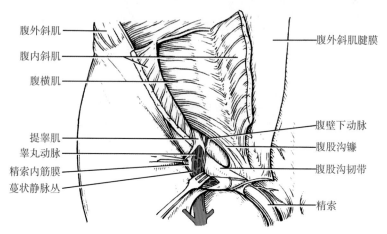

图 4 - 6　腹内斜肌、腹横肌和腹股沟镰

（二）血管、神经和淋巴

1. 血管　腹前外侧壁深层的动脉主要有下 5 对肋间后动脉、肋下动脉、4 对腰动脉、腹壁上动脉、腹壁下动脉和旋髂深动脉，且有同名静脉伴行。

（1）**肋间后动脉、肋下动脉**　均起自胸主动脉，与相应的神经伴行，进入腹前外侧壁后向前下，行于腹内斜肌与腹横肌之间，分布于腹前外侧壁肌。

（2）**腰动脉**　起自腹主动脉，经腰方肌外侧进入腹前外侧壁，行于腹内斜肌与腹横肌之间，并与肋下动脉相吻合，分布于腹前外侧壁肌。

（3）**腹壁上动脉 superior epigastric artery**　是胸廓内动脉的终末支，从第 7 肋软骨后方进入腹直肌鞘内，行于腹直肌与腹直肌鞘后层之间，下行至脐平面附近与腹壁下动脉吻合（图 4 - 3）。

（4）**腹壁下动脉 inferior epigastric artery**　在邻近腹股沟韧带处起自髂外动脉，行于腹横筋膜与壁腹膜之间，经腹股沟管深环的内侧斜向内上，穿腹横筋膜，跨过弓状线而行于腹直肌与腹直肌鞘后层之间，在脐平面附近与腹壁上动脉吻合（图 4 - 3）。腹壁下动脉的体表投影为腹股沟韧带中、内 1/3 交界处与脐的连线。临床做腹腔穿刺时，宜在此线的外上方进行，以免损伤该动脉。

（5）**旋髂深动脉 deep iliac circumflex artery**　与腹壁下动脉约在同一水平发自髂外动脉，在腹股沟韧带后方向外上斜行，至髂前上棘附近，穿过腹横肌，与腰动脉分支吻合，分布于腹外斜肌、腹内斜肌、腹横肌、腰大肌和髂肌等。在行阑尾切除术时，若过度向外侧延伸切口，有伤及旋髂深动脉的可能。

2. 神经　腹前外侧壁的神经主要有第 7~11 肋间神经、肋下神经、髂腹下神经、髂腹股沟神经和生殖股神经。

（1）**第 7~11 肋间神经和肋下神经**　第 7~11 肋间神经与相应的肋间后血管相伴行，肋下神经与同名血管伴行。第 7、第 8 肋间神经自相应肋间隙，跨过肋弓深面，随即进入腹直肌鞘内；第 9 ~ 11 肋间神经和肋下神经离开相应肋间隙或第 12 肋下缘后，行于腹内斜肌和腹横肌之间，至腹直肌外侧缘处进入腹直肌鞘。上述神经沿途发出肌支支配腹前外侧壁肌；其前皮支向前穿出腹直肌、腹直肌鞘前层，分布于腹前壁的皮肤；其外侧皮支在腋中线附近穿出，分布于腹外侧壁的皮肤。

（2）**髂腹下神经 iliohypogastric nerve**　起自腰大肌深面的腰丛，主要由第 12 胸神经前支和第 1 腰神经前支组成。该神经从腰大肌外侧缘穿出，于腰方肌前面行向外下方，在髂嵴上方穿出腹横肌至腹内斜肌深面，于腹内斜肌和腹横肌之间前行，发出外侧皮支分布于臀部的皮肤；于髂前上棘内侧约 2.5cm 处穿出腹内斜肌，继续向内下方至腹外斜肌腱膜的深面，于腹股沟管浅环上方约 2.5cm 处穿出腹外斜肌腱膜，延续为髂腹下神经前皮支，分布于耻骨联合以上的皮肤（图 4 - 3）。

（3）**髂腹股沟神经 ilioinguinal nerve**　起自腰丛，比较细小，主要由第 1 腰神经前支组成。该神经在髂腹下神经下方一横指处与其平行走行，在髂嵴前端附近穿出腹横肌，在腹内斜肌与腹横肌之间前行，继而穿经腹股沟管，在腹股沟管内位于精索（或子宫圆韧带）的外侧，并与之同出浅环，分布于腹股沟部、阴囊（或大阴唇）前部及大腿内上部的皮肤（图 4 - 3）。

上述髂腹下神经和髂腹股沟神经沿途发出肌支，支配腹前外侧壁肌。在腹股沟疝手术时，应防止损伤上述两神经，以免肌肉瘫痪而导致疝的复发。

（4）**生殖股神经 genitofemoral nerve**　起自腰丛，由第 1、第 2 腰神经的前支组成。该神经从腰大肌前面穿出后，分为生殖支和股支：生殖支由深环进入腹股沟管，沿精索（或子宫圆韧带）内侧下行，出浅环后，分布于提睾肌与阴囊（或大阴唇）的皮肤；股支经腹股沟韧带的深面进入股鞘内，居股动脉的外侧，最后穿股鞘前壁和大腿阔筋膜，分布于股三角上部的皮肤。

3. 淋巴　腹壁上部的深淋巴管向上注入肋间淋巴结和胸骨旁淋巴结，腹壁中部的深淋巴管向后注入腰淋巴结，腹壁下部的深淋巴管向下注入髂外淋巴结。

（三）腹横筋膜

腹横筋膜衬贴于腹横肌深面，是腹内筋膜的一部分。腹内筋膜是被覆于腹壁各部肌肉深面的一层筋膜，由于其被覆的部位不同而有不同的名称。其中，位于腹前外侧壁（腹横肌）深面的部分称**腹横筋膜 transverse fascia**，位于膈下的部分称**膈下筋膜**，位于腹后壁的部分称**腰方肌筋膜**、**腰大肌筋膜**和**肾筋膜**，位于髂窝的部分称**髂腰筋膜**，位于盆腔内的部分称**盆筋膜**。由此可见，相邻各部的腹内筋膜是互相延续的。

腹横筋膜上方接膈下筋膜，下方延续为髂腰筋膜及盆筋膜。腹横筋膜上部较薄弱，下部在弓状线以下增厚替代腹直肌鞘后层。腹横筋膜在腹股沟韧带中点上方约 1.5cm 处形成一个卵圆形孔，称**腹股沟管深环**，向下延续为精索内筋膜。腹横筋膜与腹横肌结合较疏松，但与腹直肌鞘后层相连紧密。

（四）腹膜外筋膜

腹膜外筋膜 extraperitoneal fascia 是位于腹横筋膜与壁腹膜之间的一层疏松结缔组织，含有脂肪，故又称**腹膜下筋膜**（**腹膜外脂肪**）。由于腹膜外筋膜在下腹壁及盆腔内特别松弛，与壁腹膜极易剥离。因此，膀胱等手术一般无须进入腹膜腔，经腹膜外入路即可进行。

（五）壁腹膜

壁腹膜 parietal peritoneum 为腹前外侧壁的最内层，向上移行于膈下腹膜，向下延续于盆腔的腹膜。在脐以下，腹前外侧壁的腹膜覆盖韧带和血管而形成 5 条纵行的皱襞（图 4-7）：正中线上的一条皱襞称**脐正中襞**，由膀胱顶向上至脐，内含脐尿管索（脐正中韧带），是胚胎期脐尿管闭合后的遗迹；脐正中襞稍外侧的一对皱襞称**脐内侧襞**，自骨盆壁沿膀胱两侧斜向内上止于脐，内含有脐动脉索，是胚胎期脐动脉闭锁后的遗迹；最外侧的一对皱襞称**脐外侧襞**，由腹股沟韧带中点向脐延伸，内含有腹壁下血管，故又称**腹壁下动脉襞**。在腹股沟韧带的上方，上述 5 条皱襞间形成 3 对陷窝（图 4-7）：在脐正中襞与脐内侧襞之间的浅凹，为**膀胱上窝**；在脐内侧襞与脐外侧襞之间的凹陷，称**腹股沟内侧窝**，适对腹股沟管浅环，相当于腹股沟三角；在脐外侧襞的外侧，腹股沟韧带上方所出现的凹陷，称**腹股沟外侧窝**，适对腹股沟管深环。腹股沟内、外侧窝均是腹前壁的薄弱区，一旦腹腔内容物由此突出，可形成腹股沟直疝和斜疝。

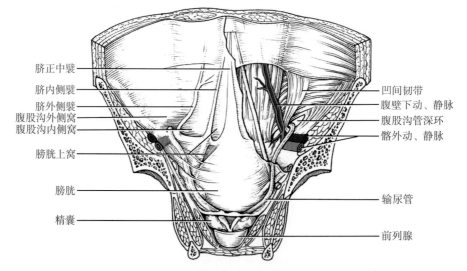

图 4-7 腹前壁内面的皱襞及陷窝

三、腹股沟区

（一）境界

腹股沟区为腹前壁下部两侧的三角形区域，其内侧界为腹直肌外侧缘，下界为腹股沟韧带，上界为髂前上棘至腹直肌外侧缘的水平线。腹外斜肌在此区已移行为较薄的腱膜，腹内斜肌和腹横肌的下缘不能到达腹股沟韧带的内侧部，因而此区内侧部没有肌肉遮盖，且男性的精索或女性的子宫圆韧带在此区走出腹前壁时形成潜在性裂隙，上述因素使该区成为腹壁的薄弱区。此外，当人体站立时，腹股沟区所承受的压力比较高。由于以上解剖和生理特点，腹壁疝多发生于此区。

（二）腹股沟管

腹股沟管 inguinal canal 位于腹股沟韧带内侧半的上方，是由肌肉与筋膜形成的潜在性裂隙。成年人，腹股沟管长 4~5cm，与腹股沟韧带平行，内有精索或子宫圆韧带通过（图4-4、图4-6）。

腹股沟管有上、下、前、后四个壁及内、外两个口。腹股沟管的前壁为腹外斜肌腱膜，其外侧 1/3 处有腹内斜肌起始部加强；后壁为腹横筋膜，其内侧 1/3 处有腹股沟镰加强；上壁为腹内斜肌和腹横肌形成的弓状下缘；下壁为腹股沟韧带。内口为腹股沟管深环，位于腹股沟韧带中点上方 1.5cm 处，腹壁下动脉的外侧，是腹横筋膜向外突出形成的一个卵圆形孔；外口为腹股沟管浅环，是腹外斜肌腱膜在耻骨结节外上方形成的一个三角形裂隙。

男性腹股沟管内有精索、髂腹股沟神经和生殖股神经生殖支通过。**精索 spermatic cord** 由输精管、睾丸动脉、蔓状静脉丛、神经、淋巴管及腹膜鞘突的残余部分组成。精索经腹股沟管深环进入腹股沟管后，即有来自腹横筋膜的精索内筋膜覆盖，在腹内斜肌及腹横肌下缘之下，尚有提睾肌及其筋膜包裹，当通过腹股沟管浅环时，又有来自腹外斜肌腱膜的精索外筋膜包绕。女性腹股沟管内有子宫圆韧带、髂腹股沟神经和生殖股神经生殖支通过。子宫圆韧带常与腹股沟管的管壁融合而消失，也可出腹股沟管浅环而止于耻骨结节、阴阜或大阴唇附近的皮下组织。

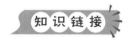

精索静脉曲张

精索静脉曲张是指精索蔓状静脉丛的伸长、扩张及迂曲，由某些原因造成静脉瓣膜功能不良、精索静脉回流受阻、血液反流所致。多见于青壮年男性，是男子不育的重要原因。精索蔓状静脉丛在腹股沟深环处汇合成睾丸静脉，右侧睾丸静脉斜行向上以锐角注入下腔静脉，而左侧睾丸静脉则垂直向上以直角注入左肾静脉。由于下腔静脉的负压大于左肾静脉，当站立位时，左侧静脉受到液体压力的影响而回流困难，血液淤滞在静脉内可引起精索静脉曲张，故临床上多见于左侧。

（三）腹股沟三角

腹股沟三角 inguinal triangle，又称**海氏三角（Hesselbach 三角）**，其内侧界为腹直肌外侧缘，外侧界为是腹壁下动脉，下界为腹股沟韧带内侧半。该区域腹前壁浅表处为腹股沟管浅环，结构较为薄弱，如果腹内脏器从腹壁下动脉的内侧经腹股沟三角处突出，即不经过腹股沟管深环，称**腹股沟直疝**。如果腹内脏器从腹壁下动脉外侧的腹股沟管深环进入腹股沟管，可出浅环入阴囊，称**腹股沟斜疝**。因此，腹壁下动脉可作为手术时鉴别腹股沟直疝与斜疝的标志（图4-8）。

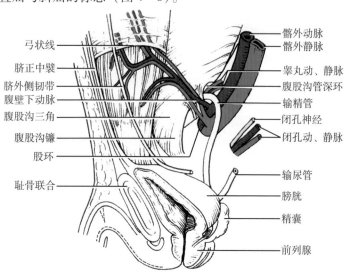

图4-8　腹股沟三角（内面观）

（四）睾丸下降与腹股沟疝的关系

在胚胎早期，睾丸位于脊柱两侧，腹后壁的腹膜后隙内，即腹横筋膜与壁腹膜之间的腹膜外筋膜中。自睾丸的尾端至阴囊发生处有**睾丸引带**相连，随着胎儿的发育和睾丸引带的作用，睾丸逐渐下降，于胚胎3个月时降至髂窝，7个月时接近腹股沟管深环。随着睾丸下降，腹膜沿睾丸引带向阴囊内突出，形成双层鞘状突起，称**腹膜鞘突**。于出生前1个月，左、右睾丸伴随引带经腹股沟管进入阴囊内。睾丸降入阴囊后，睾丸引带消失，睾丸上端至腹股沟管深环的一段腹膜鞘突闭锁形成**鞘突韧带**，而包绕睾丸的腹膜鞘突则形成**睾丸鞘膜**，其腔隙为**睾丸鞘膜腔**。如果胚胎时期腹膜鞘突不闭锁，则睾丸鞘膜腔仍保持与腹膜腔相通，即可形成先天性腹股沟斜疝或交通性鞘膜积液。由于右侧睾丸下降的速度慢于左侧，腹膜鞘突的闭合时间也较晚，故右侧斜疝多于左侧。如果出生后，睾丸仍未降入阴囊而停留在下降途中的某个部位，如腹后壁、腹股沟管等处，称为隐睾。

第三节　腹腔及其脏器

一、腹膜与腹膜腔

（一）腹膜与腹膜腔的概念

腹膜 peritoneum 为覆盖在腹、盆腔脏器表面和腹、盆壁内面的一层光滑的浆膜，其中覆盖在腹、盆腔脏器表面的腹膜称**脏腹膜 visceral peritoneum**，覆盖在腹、盆壁内面和膈下面的腹膜称**壁腹膜 parietal peritoneum**，两者相互移行、相互延续。脏、壁腹膜之间相互延续而围成的潜在性腔隙，称**腹膜腔 peritoneal cavity**。男性腹膜腔是完全封闭的，与外界不相通。而女性腹膜腔则借输卵管腹腔口经输卵管、子宫、阴道与外界相通，因而临床上女性腹膜腔的感染多见。腹膜腔可分为大腹膜腔和小腹膜腔。小腹膜腔即网膜囊，位于胃和小网膜与腹后壁之间；大腹膜腔为网膜囊以外的腹膜腔，两者借网膜孔相通。

（二）腹膜腔的分区

通常以横结肠及其系膜为界，可将腹膜腔分为结肠上区和结肠下区（图 4 - 9）。

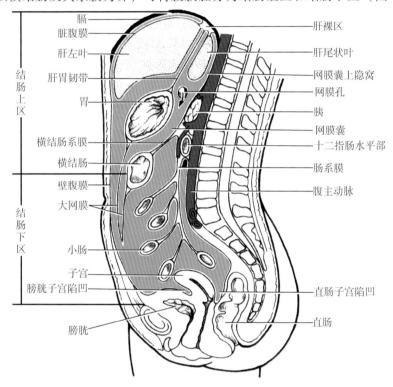

图 4 - 9 腹膜及腹膜腔（正中矢状面）

1. 结肠上区 supracolic compartment 位于膈与横结肠及其系膜之间，又称膈下间隙（图 4 - 10）。此间隙又被肝分为**肝上间隙**和**肝下间隙**。肝上间隙位于肝上面与膈之间，借镰状韧带分为**右肝上间隙**和**左肝上间隙**，左肝上间隙又被左三角韧带分成**左肝上前间隙**和**左肝上后间隙**。肝冠状韧带两层之间无腹膜覆盖的部分称**肝裸区（腹膜外间隙）**。肝下间隙位于肝下方，借肝圆韧带分为**左肝下间隙**和**右肝下间隙**。左肝下间隙又被小网膜和胃分为**左肝下前间隙**和**左肝下后间隙（网膜囊）**。综上所述，膈下间隙共有8 个，其中任何 1 个间隙发生脓肿，均称膈下脓肿，临床上以右肝上、下间隙较为多见。网膜囊在生理情况下能增加胃的活动度，若囊内感染积脓或胃后壁穿孔积液时，开始往往局限于此，随着脓液的增多可经网膜孔流入右肝下间隙，向上可扩展到右肝上间隙，向下可至右髂窝，甚至达直肠膀胱陷凹或直肠子宫陷凹。由于网膜囊位置较深，常给早期疾病诊断带来困难。

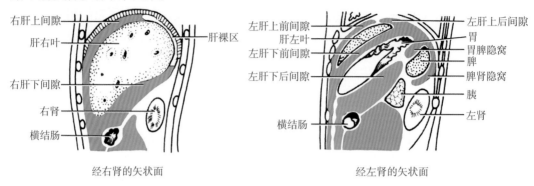

经右肾的矢状面　　　　　　　经左肾的矢状面

图 4 - 10　膈下间隙

2. 结肠下区 infracolic compartment　位于横结肠及其系膜与小骨盆上口之间，以肠系膜根及升、降结肠为界，可分为右结肠旁沟、左结肠旁沟、右肠系膜窦和左肠系膜窦 4 个主要间隙（图 4 - 11）。**右结肠旁沟**位于升结肠和盲肠的右侧，上通右肝下间隙，下经右髂窝可达盆腔。**左结肠旁沟**位于降结肠的左侧，向下也可达盆腔，但向上与膈下间隙不相通。**右肠系膜窦**呈三角形，位于肠系膜根的右侧，此间隙的液体不易外溢。**左肠系膜窦**呈向下开口的斜方形，位于肠系膜根的左侧，此间隙的液体可下达盆腔。

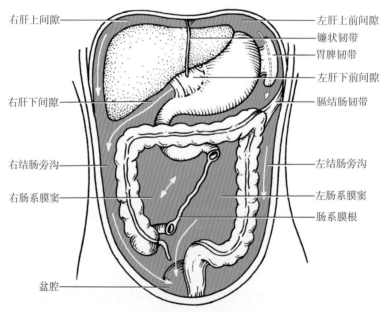

图 4 - 11　腹膜间隙及其交通

二、结肠上区的脏器

结肠上区主要有肝、肝外胆管、食管腹部、胃、十二指肠、胰、脾等脏器。其中十二指肠和胰大部分位于腹膜后隙，为了叙述方便，并入结肠上区介绍。

（一）胃

1. 位置和毗邻　胃 stomach 位于膈下，中等充盈程度时，大部分位于左季肋区，小部分位于腹上区。活体胃的位置常因体位、呼吸、胃的充盈程度及肠管的状态而变化。直立时，除贲门外均可向下移动，胃大弯可降到脐或脐以下，幽门有时可降至第 3 腰椎水平。

胃的大部分被肝、膈及左侧肋骨所覆盖，只有在肝与左肋弓之间的一部分胃直接与腹前壁相接触，为临床上胃的触诊部位。胃前壁右侧半被左半肝所覆盖，左侧半上部被膈覆盖，下部直接与腹前壁接触，此部移动性大，通常称为胃前壁游离区；胃后壁隔网膜囊与胰、左肾上腺、左肾、脾、横结肠及其系膜相毗邻，这些器官共同形成**胃床**（图 4 - 12）。胃小弯为肝左叶所覆盖，胃大弯与横结肠相邻。胃后壁溃疡易与胰腺相粘连，并可穿入胰腺形成贯通性溃疡。胃癌可直接累及胰、横结肠、肝等。

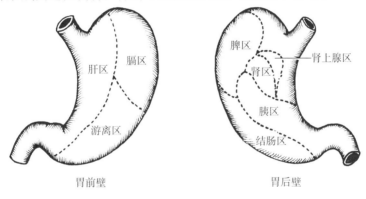

胃前壁　　　　　　　　　　　胃后壁

图 4 - 12　胃的毗邻

2. 体表投影　胃贲门在第 11 胸椎左侧，相当于左侧第 7 肋软骨后方 10cm，距前正中线 2.5cm 处；幽门在第 1 腰椎下缘右侧，相当于两侧第 9 肋软骨尖端的连线上，前正中线右侧 2cm 处，此即所谓的幽门平面；胃底在左锁骨中线与第 5 肋交点处。**幽门平面**是通过从耻骨联合上缘至胸骨颈静脉切迹连线中点的水平面，这个平面是第 1 腰椎、胆囊底、幽门、左肾门、肝门静脉起始处、肠系膜上动脉起始处和胰颈的体表标志。

3. 网膜和韧带　胃属于腹膜内位器官，覆盖在胃前、后面的腹膜从胃大、小弯移行于邻近器官时形成一些韧带和网膜，内有丰富的血管和神经。

（1）**大网膜 greater omentum**　是连于胃大弯与横结肠之间的四层腹膜结构，呈围裙状下垂。前两层自胃大弯开始，向下遮盖于横结肠和小肠前面，然后反折向上移行为后两层，向上连于横结肠。成人前两层和后两层通常愈合，使前两层上部直接由胃大弯连至横结肠，形成**胃结肠韧带 gastrocolic ligament**。大网膜具有很大的活动性，当腹腔器官发生炎症（如阑尾炎）时，大网膜迅速将其包绕以限制炎症的蔓延。小儿的大网膜较短，因此，阑尾炎穿孔后容易扩散，引起弥漫性腹膜炎。

（2）**小网膜 lesser omentum**　是连于膈、肝静脉韧带裂、肝门与胃小弯、十二指肠上部之间的双层腹膜结构。其左侧部主要从膈和肝静脉韧带裂连于胃小弯之间的部分称肝胃韧带 hepatogastric ligament；右侧部从肝门连于十二指肠上部之间的部分称肝十二指肠韧带 hepatoduodenal ligament，内含有胆总管、肝固有动脉和肝门静脉。小网膜右侧缘为游离缘，后方有网膜孔。

（3）**胃脾韧带 gastrosplenic ligament**　是胃大弯左侧部连于脾门的双层腹膜结构。其上部内有胃短动、静脉，下部有胃网膜左动、静脉。

（4）**胃膈韧带 gastrophrenic ligament**　是胃底后面连于膈的双层腹膜结构。两层腹膜之间相距较远，使部分胃后壁缺少腹膜覆盖，而形成**胃裸区**。

（5）**胃胰韧带 gastropancreatic ligament**　是胃幽门窦后壁至胰头、胰颈的双层腹膜结构。

4. 神经　分布于胃的神经有交感神经、副交感神经和内脏传入神经。

（1）**交感神经**　胃的交感神经节前纤维起自脊髓第 6～10 胸节段脊髓灰质的侧角，经交感干、内脏神经至腹腔神经丛内的腹腔神经节，在节内交换神经元后，发出节后纤维，随腹腔干的分支至胃壁。交感神经抑制胃的分泌和蠕动，增强幽门括约肌的张力，并使胃的血管收缩。

（2）**副交感神经**　胃的副交感神经节前纤维来自迷走神经背核，迷走神经前、后干沿食管下行入腹腔。**迷走神经前干**一般下行于食管腹部前面近其中线的腹膜深面，手术寻找前干时，需切开此处腹膜。前干在胃贲门处分为肝支和胃前支。肝支有 1～3 支，于小网膜内右行加入肝丛入肝；胃前支伴胃左动脉行于小网膜内距胃小弯约 1cm 处右行，沿途发出 4～6 条小支，与胃左动脉的胃壁分支伴行，分布于胃前壁，最后在胃角切迹处以"鸦爪"形分支分布于幽门窦和幽门管的前壁。**迷走神经后干**贴食管腹部右后方下行，在胃贲门处分为腹腔支和胃后支。腹腔支沿胃左动脉加入腹腔丛；胃后支沿胃小弯深面右行，沿途发出小支伴胃左动脉的胃壁分支至胃后壁，最后也以"鸦爪"形分支分布于幽门窦和幽门管的后壁（图 4-13）。

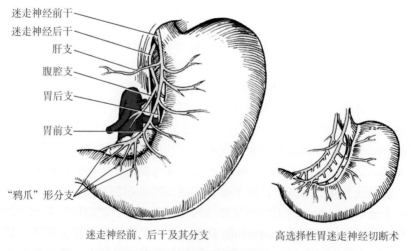

迷走神经前干
迷走神经后干
肝支
腹腔支
胃后支
胃前支
"鸦爪"形分支

迷走神经前、后干及其分支　　　　　高选择性胃迷走神经切断术

图 4-13　胃的迷走神经

迷走神经各胃支在胃壁神经丛内的神经节交换神经元，发出节后纤维支配胃腺和胃壁平滑肌，促进胃酸和胃蛋白酶的分泌，增强胃的蠕动和排空活动。行高选择性胃迷走

神经切断术时，只切断胃前、后支的胃壁支，保留肝支、腹腔支和胃前、后支的主干及其"鸦爪"形分支（图4-13）。这样，既可减少胃酸分泌以治疗溃疡，又可保存胃的排空功能，还能保证肝、胆、胰、肠的功能正常。

（3）内脏传入神经 胃的感觉神经纤维随交感神经和迷走神经分别进入脊髓和延髓，其中痛觉冲动主要随交感神经通过腹腔丛、交感干传入脊髓第6~9胸节段，牵拉和饥饿感冲动则由迷走神经传入延髓。胃手术时过度牵拉，强烈刺激迷走神经，偶尔可引起心搏骤停，虽属罕见，但后果严重，值得重视。

（二）十二指肠

十二指肠 duodenum 为小肠的起始段，位于胃和空肠之间，长20~25cm，其上端起于幽门，下端终于十二指肠空肠曲，呈"C"形包绕胰头，紧贴腹后壁，位于第1~3腰椎的右前方。按其走向分为十二指肠上部、降部、水平部和升部（图4-14）。

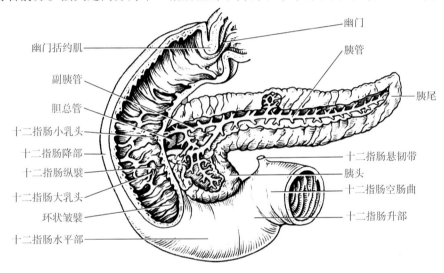

图4-14 胰和十二指肠

1. 上部 长4~5cm，位于第1腰椎右侧，自幽门行向右后上方，至肝门下方转而向下，形成十二指肠上曲，续于降部。此部大部分属腹膜内位器官，有较大的活动性。十二指肠上部管壁较薄，其近侧段黏膜平坦无皱襞，血液供应较差，称**十二指肠球**，为十二指肠溃疡的好发部位。上部的上方与肝右叶和肝十二指肠韧带相邻，下方为胰头，前方为胆囊，后方有胆总管、肝门静脉、肝总动脉、胃十二指肠动脉和下腔静脉等。胆囊炎时，十二指肠上部与胆囊常相互粘连。

2. 降部 长7~8cm，位于第1~3腰椎右侧，始于十二指肠上曲，沿脊柱右侧下行，至第3腰椎转向左，形成十二指肠下曲，续于水平部。降部属腹膜外位器官，故无活动性。十二指肠降部黏膜多为环状皱襞，但在其后内侧壁上有一纵行黏膜皱襞，称**十二指肠纵襞**，是由胆总管斜穿十二指肠壁而形成的。纵襞下端的突起称**十二指肠大乳头**，为肝胰壶腹的开口处。在其左上方1~2cm处有时有**十二指肠小乳头**，为副胰管的开口处。降部的前方有肝右叶、横结肠及其系膜，后方与右肾门、肾蒂及右输尿管起始部相邻，内侧与胰头相贴，外侧有结肠右曲。

3. 水平部 长 10～12cm，自十二指肠下曲水平向左，横过第 3 腰椎前方至其左侧，移行为升部。此部属腹膜外位器官，故无活动性。水平部的上方有胰头，下方为空肠，前方邻肠系膜上动、静脉，后方邻右输尿管、下腔静脉、腹主动脉和脊柱。当肠系膜下垂时，此部受肠系膜上动、静脉的压迫而发生梗阻，称肠系膜上动脉压迫综合征（**Wilkie** 综合征）。

4. 升部 长 2～3cm，自水平部向左上方斜行，至第 2 腰椎左侧急转向下，形成十二指肠空肠曲，续于空肠。十二指肠空肠曲上面有**十二指肠悬肌**（**十二指肠悬韧带、Treitz 韧带**）将其连于膈右脚上，此韧带是外科手术中辨认空肠起始部的重要标志。升部的上方为胰体，下方为小肠袢，左侧有左肾和左肾上腺，右侧有肠系膜上动、静脉和胰头。

（三）肝

1. 位置和毗邻 肝 liver 大部分位于右季肋区和腹上区，小部分位于左季肋区。除左、右肋弓之间的部分与腹前壁相贴外，其余均为两侧肋骨和肋软骨所掩盖，故正常成人只在剑突下可触及肝，但一般不超过 3cm。幼儿肝体积相对较大，肝下缘可低于右肋弓 2cm 左右，7 岁左右与肋弓相平。肝膈面借膈与右肋膈隐窝、右肺底、心膈面相邻。肝的脏面，左叶下面与胃前壁相邻，后上方邻食管腹部；右叶前部与结肠右曲相邻，中部下方有十二指肠，后部邻右肾和右肾上腺；在右纵沟内，前部有胆囊相贴，后部有下腔静脉通过。

2. 体表投影 肝的体表投影可用三点做标志：第 1 点为右锁骨中线与第 5 肋的交点；第 2 点为右腋中线与第 10 肋的交点下 1.5cm 处；第 3 点为左第 6 肋软骨距前正中线左侧 5cm 处。第 1 点与第 2 点的连线为肝右缘，第 1 点与第 3 点的连线为肝上界，第 2 点与第 3 点的连线为肝下缘。肝下缘右侧份相当于右肋弓下缘，中份相当于右第 9 肋与左第 8 肋前端的连线，此线为临床触诊肝下缘的部位，在剑突下 2～3cm。

3. 韧带 肝的韧带除前面已叙述的肝胃韧带、肝十二指肠韧带以外，还有镰状韧带、冠状韧带及左、右三角韧带。

（1）**镰状韧带 falciform ligament** 是位于膈与肝上面之间的双层腹膜结构。大致呈矢状位，居前正中线右侧，侧面观呈镰刀状，其游离缘含有肝圆韧带。

（2）**冠状韧带 coronary ligament** 位于肝上面和后面与膈之间，由上、下两层腹膜构成。上、下腹膜相距较远，故肝后面有一部分无腹膜覆盖，而形成**肝裸区**。

（3）**右三角韧带 right triangular ligament** 是冠状韧带的右端，为一短小的"V"字形腹膜皱襞，连于肝右叶的外后面与膈之间。

（4）**左三角韧带 left triangular ligament** 位于肝左叶的上面与膈之间，由前、后两层腹膜构成，变异较多。

4. 肝门与肝蒂 肝脏面凹凸不平，有呈"H"形的左、右纵沟和横沟。左纵沟前部为肝圆韧带裂，内有**肝圆韧带 ligamentum teres hepatis**，后部为静脉韧带裂，内有静脉韧带通过；右纵沟前部即胆囊窝，容纳胆囊，后部即腔静脉沟，内有下腔静脉通过；横沟即**肝门 porta hepatis**，又称**第一肝门**，有肝左、右管，肝门静脉左、右支，肝固有动脉左、右支及淋巴管、神经等出入（图 4 – 15）。这些出入肝门的结构总称为**肝蒂 hepatic pedicle**，走行于肝十二指肠韧带内。在肝门处，一般肝左、右管在前，肝固有动脉左、右支居中，肝门静脉左、右支在后。在肝蒂内，肝左、右管汇合点的位置最高，紧贴横沟；肝门静脉的分叉点稍低；而肝固有动脉的分叉点最低，相当于胆囊管与肝总管汇合部的水平。

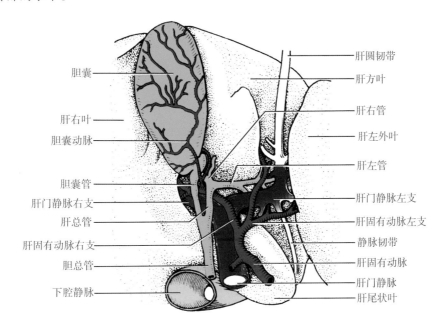

胆囊
肝右叶
胆囊动脉
胆囊管
肝门静脉右支
肝总管
肝固有动脉右支
胆总管
下腔静脉

肝圆韧带
肝方叶
肝右管
肝左外叶
肝左管
肝门静脉左支
肝固有动脉左支
静脉韧带
肝固有动脉
肝门静脉
肝尾状叶

图 4 – 15　第一肝门及肝蒂

在肝膈面腔静脉沟的上部，肝左、中、右静脉出肝注入下腔静脉，此处称**第二肝门**，被冠状韧带的上层所遮盖。在肝膈面腔静脉沟的下部，肝右后下静脉和尾状叶静脉出肝注入下腔静脉，此处称**第三肝门**（图 4 –16）。

5. 分叶与分段　按肝的外形将肝分为左叶、右叶、方叶和尾状叶，这种分叶方法不完全符合肝内管道系统的分布规律，已不能满足肝内占位性病变定位诊断和手术治疗的需要。近代研究表明，肝内管道可分为 **Glisson 系统**和**肝静脉系统**（肝左、中、右静脉，肝右后下静脉和肝尾状叶静脉）两部分。Glisson 系统是由血管周围纤维囊包绕肝门静脉、肝固有动脉和肝管形成的，且三者各级分支在肝内的走行、分支和配布情况基本一致。肝段就是依 Glisson 系统的分支与分布和肝静脉的走行而划分。目前国际上多采用 Couinaud 肝段划分法，此法可将肝分为左半肝、右半肝、五叶和八段（表 4 – 3、图 4 –17）。Glisson 系统位于肝段内，肝静脉行于肝段之间。

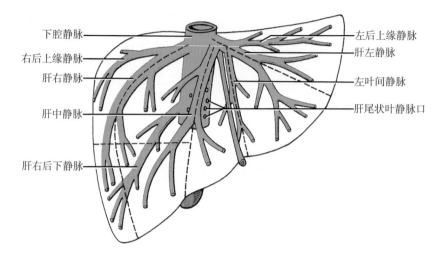

图 4 – 16　肝静脉及第二、三肝门

表 4 – 3　Couinaud 肝段

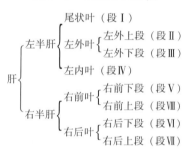

肝内某些部位缺少 Glisson 系统的分布，这些部位称**肝裂**。肝裂不仅是肝内分叶、分段的分界线，也是肝部分切除的适宜部位。肝裂包括正中裂、背裂、左叶间裂、左段间裂、右叶间裂和右段间裂（图 4 – 17）。

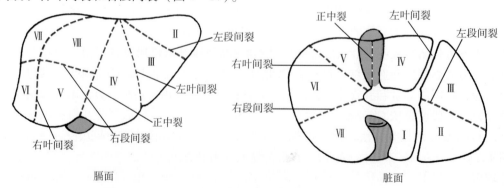

图 4 – 17　肝段的划分法

（1）**正中裂**　又称主门裂或 Cantlie 线，内有肝中静脉走行，分肝为左、右半肝，直接分开相邻的左内叶与右前叶。正中裂在肝膈面为下腔静脉左壁与胆囊切迹中点的连线；在肝脏面经胆囊窝中份，越横沟入腔静脉沟。

（2）**背裂**　位于尾状叶前方，将尾状叶与左内叶和右前叶分开。背裂为肝左、中、右静脉出肝处（第二肝门）至第一肝门的弧形线。

（3）**左叶间裂**　又称脐裂，内有左叶间静脉和肝门静脉左支矢状部走行，分开左内叶和左外叶。左叶间裂在肝膈面为镰状韧带附着线左侧 1cm 范围内与下腔静脉左壁的连线，在肝脏面为肝圆韧带裂和静脉韧带裂。

（4）**左段间裂**　又称左门裂，内有肝左静脉走行，分左外叶为左外上段和左外下段。左段间裂在肝膈面为下腔静脉左壁至肝左缘上、中 1/3 交点的连线，转至肝脏面止于左纵沟中点稍后上方处。

（5）**右叶间裂**　又称右门裂，内有肝右静脉走行，分开右前叶与右后叶。右叶间裂在肝膈面为下腔静脉右壁至胆囊切迹中点右侧的肝下缘外、中 1/3 交点的连线，转至肝脏面连于肝门右端。

（6）**右段间裂**　又称横裂，相当于肝门静脉右支主干平面，既分开右前上段和右前下段，又分开右后上段和右后下段。右段间裂在肝脏面为肝门右端至肝右缘中点的连线，转至肝膈面连于正中裂。

（四）胆囊和输胆管道

1. 胆囊

（1）**位置和毗邻**　**胆囊 gallbladder** 位于肝脏面的胆囊窝内，借疏松结缔组织与肝相连，因此，胆囊可与肝随呼吸上下移动。胆囊的上方为肝，下面被腹膜覆盖，后下方为十二指肠上部和横结肠，左侧为胃的幽门部，右侧邻结肠右曲，前端（胆囊底）与腹前壁相贴。

（2）**形态与结构**　胆囊为贮存和浓缩胆汁的囊状器官，呈梨形，长 10 ~ 15cm，容量 40 ~ 60mL。胆囊分为底、体、颈、管四部。胆囊底突出于肝下缘，其体表投影相当于右腹直肌外侧缘与右肋弓的交点，又称墨菲（Murphy）点。胆囊炎时，此处可有明显的压痛，临床上称墨菲征阳性。胆囊体占胆囊中央大部分，约在肝门右侧移行于胆囊颈。胆囊颈弯曲且细，位置较深，其起始部膨大形成 Hartmann 囊，胆囊结石多停留于此。胆囊管长 2.5 ~ 4cm，上端与胆囊颈相续，其相接处明显狭窄，下端呈锐角与肝总管汇合为胆总管。胆囊管与胆囊颈都有螺旋状黏膜皱襞，称为**螺旋襞（Heister 瓣）**，可使胆囊管不至于过度膨大或缩小，有利于胆汁的进入与排出。当胆道炎症水肿或结石嵌顿时，可导致胆囊积液或胆绞痛。

营养胆囊的动脉为**胆囊动脉 cystic artery**，常于**胆囊三角（Calot 三角）**内起自肝固有动脉右支。该三角由胆囊管、肝总管和肝下面三者围成（图 4 - 18）。胆囊动脉变异较多，变异的胆囊动脉常经肝总管或胆总管的前方入胆囊三角，在胆囊切除术或胆总管切开引流术时，应予以注意。

2. 输胆管道

（1）**肝左管**与**肝右管 left hepatic duct** and **right hepatic duct**　肝内胆小管逐级汇合，在肝门处形成肝左管与肝右管。肝右管起于肝门的后上方，较为粗短，长 0.8 ~ 1cm，与肝总管之间的角度为 150° 左右（走行较陡直）。肝左管较细长，横行于肝门左半，长2.5~4cm，与肝总管之间的角度为90°左右（走行较水平），故左半肝易发生结石且不易自行排出。

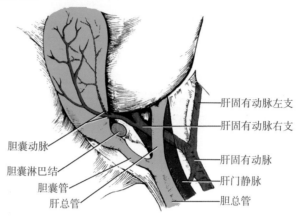

肝固有动脉左支
肝固有动脉右支
肝固有动脉
肝门静脉
胆总管

胆囊动脉
胆囊淋巴结
胆囊管
肝总管

图4-18 胆囊三角

（2）**肝总管 common hepatic duct**　在肝门处由肝左、右管汇合形成，长约3cm，直径0.4~0.6cm，于肝十二指肠韧带内下行。其下端与胆囊管汇合形成胆总管，其前方有时有肝固有动脉右支或胆囊动脉越过，在肝和胆道手术时应予以注意。

（3）**胆总管 common bile duct**　由肝总管与胆囊管汇合形成，经肝十二指肠韧带、十二指肠上部与胰头的后方下降，其下端与胰管汇合形成肝胰壶腹。胆总管长7~8cm，直径为0.6~0.8cm，若直径超过1cm时，可视为病理状态，如胆总管下端梗阻等。由于胆总管壁具有大量弹性纤维组织，所以，结石或梗阻时可扩张到相当粗的程度而不破裂。根据其行程，胆总管可分为4段（图4-19）：

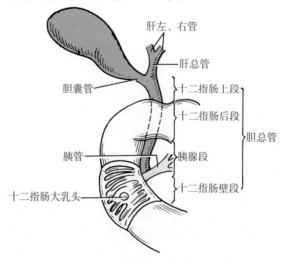

肝左、右管
肝总管
十二指肠上段
十二指肠后段
胆总管
胰腺段
十二指肠壁段

胆囊管
胰管
十二指肠大乳头

图4-19 胆总管的分段

1）**十二指肠上段**：自起始部至十二指肠上部上缘的一段。此段沿肝十二指肠韧带的右缘走行，胆总管切开探查引流术即在此段进行。

2）**十二指肠后段**：位于十二指肠上部的后面。此段向下内方行于下腔静脉的前方、肝门静脉的右方。手术时常将示指插入网膜孔内，拇指放在十二指肠之前，以探查此段内有无结石。

3）**胰腺段**：位于胰头的后方，下部位于胰头的胆总管沟中。胰头癌或慢性胰腺炎时，常压迫此段出现梗阻性黄疸。

4）**十二指肠壁段**：斜穿十二指肠降部中份的后内侧壁，与胰管末端汇合形成**肝胰壶腹（Vater 壶腹）**。肝胰壶腹和胆总管末端、胰管末端的周围均有**肝胰壶腹括约肌（Oddi 括约肌）**环绕，使十二指肠黏膜隆起形成**十二指肠大乳头 major duodenal papilla**，乳头顶端的小孔即为肝胰壶腹的开口。临床上肝胰壶腹开口阻塞，胆汁可以逆流入胰管而引起胰腺炎，胰液也可逆流入胆总管而导致重症胆管炎、胆囊炎，此病病死率可达 80% 左右。

（五）胰

1. 位置和形态　胰 pancreas 位于腹上区和左季肋区，在第 1、第 2 腰椎前方横贴于腹后壁，居网膜囊的后方。胰呈三棱柱状，可分为头、颈、体、尾 4 部。**胰管**位于胰实质内，起自胰尾，纵贯胰腺全长达胰头右缘，与胆总管汇合形成肝胰壶腹，开口于十二指肠大乳头。**副胰管**细小，由胰头前上部的胰小管汇合而成，开口于十二指肠小乳头（图 4 - 14）。故当胰管末端发生梗阻时，胰液可经副胰管进入十二指肠腔。

2. 体表投影　上缘约平脐上 10cm，下缘约平脐上 5cm 处。

3. 分部与毗邻

（1）**胰头**　位于第 2 腰椎的右侧，是胰最宽大部分，被十二指肠呈 "C" 形所环绕。因其紧贴十二指肠壁，故胰头肿瘤可压迫十二指肠引起梗阻。胰头下部向左突出的部分称**钩突 uncinate process**，钩突的前上方有肠系膜上动、静脉越过。胰头的前面有横结肠系膜根，后面有胆总管、下腔静脉及右肾静脉。若胰头癌变压迫胆总管，则可引起进行性梗阻性黄疸。

（2）**胰颈**　是胰头与胰体之间较狭窄的部分，宽 2~2.5cm。其前上方邻胃幽门部，后面有肠系膜上静脉经过，并在此与脾静脉汇合形成肝门静脉。

（3）**胰体**　较长，位于第 1 腰椎平面，脊柱前方，并稍向前突。其前面隔网膜囊与胃后壁相邻，胃癌或胃后壁溃疡常与胰体粘连；后面有腹主动脉、左肾上腺、左肾及脾静脉；上缘与腹腔干、腹腔丛相邻，脾动脉沿其上缘向左行至脾门。

（4）**胰尾**　是胰左端的狭细部分，末端达脾门，故脾切除时不要伤及胰尾，以免术后形成胰瘘。

（六）脾

1. 位置和形态　脾 spleen 位于左季肋区的肋弓深部，正常状态下左肋弓下不能触及。脾分为膈、脏 2 面，前、后 2 端和上、下 2 缘。膈面平滑、隆凸。脏面中央的凹陷称**脾门 hilum of spleen**，有脾动脉、脾静脉、淋巴管和神经等出入。前端较宽阔，向腹外侧。后端较钝圆，向背内侧。脾上缘较锐，向前上方，一般有 1~3 个**脾切迹**，脾大时可作为脾触诊的标志。下缘较钝，向后下方。

在脾的附近，特别是胃脾韧带和大网膜中，可能存在**副脾 accessory spleen**，出现率为 10% ~ 40%。因此，脾功能亢进而行脾切除术时均应将副脾一并切除，以免症状复发。

2. 体表投影 脾相当于左腋中线后方第 9 ~ 11 肋的深面。脾后端平左侧第 9 肋的上缘，距后正中线 4 ~ 5cm；前端平左侧第 11 肋，达腋中线，其长轴与左侧第 10 肋平行（图 4 - 20）。脾与膈相贴，故脾的位置可随呼吸和体位的不同而有变化。

3. 韧带 脾为腹膜内位器官，借 4 条韧带与邻近器官及膈相连。

（1）**胃脾韧带** 见本节"胃"。

（2）**脾肾韧带 splenorenal ligament** 为自脾门至左肾前面的双层腹膜结构，内含有脾血管、淋巴结、神经丛和胰尾。行脾切除术，切断此韧带时应先结扎切断脾动脉的脾支，不可伤及胰尾。

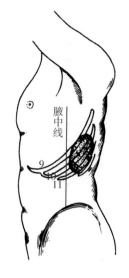

图 4 - 20 脾的位置

（3）**膈脾韧带 phrenicosplenic ligament** 由脾肾韧带向上延至膈。此韧带较短，有时不明显。

（4）**脾结肠韧带 splenocolic ligament** 连于脾前端与结肠左曲之间。此韧带较短，可固定结肠左曲并从下方承托脾。行脾切除术，切断此韧带时不要伤及结肠。

若上述固定装置松弛，脾离开其正常位置，称游走脾。

4. 毗邻 脾的膈面与膈相贴，脏面前方邻胃底，后方与左肾、左肾上腺相邻，脾门有胰尾相邻，并与结肠左曲相接触。

三、结肠下区的脏器

结肠下区内主要有空肠、回肠、盲肠、阑尾及结肠等脏器。

（一）空肠和回肠

空肠 jejunum 与**回肠 ileum** 占据了结肠下区的大部，两者并无明显分界。近侧 2/5 为空肠，始于十二指肠空肠曲，大部分居结肠下区的左上部。远侧 3/5 为回肠，大部分位于结肠下区的右下部，小部分可进入盆腔，末端续于盲肠。空、回肠均属腹膜内位器官，借肠系膜连于腹后壁，有较大的活动范围。空、回肠以肠袢的形式迂曲走行，长度有个体差异，国人空、回肠全长平均约 410cm。

据报道，空肠与回肠切除 1/3 一般不会导致消化功能紊乱的发生。安全切除范围为 1/2 ~ 2/3。若切除 70% 以上需特殊饮食，若切除 4/5 以上则可危及生命。

空、回肠的鉴别要点如下：空肠管径较粗，壁较厚，色较红，富含血管，黏膜环状皱襞密而高，黏膜内散在孤立淋巴滤泡，系膜内血管弓和脂肪均较少；而回肠则管径较细，壁较薄，色稍白，血管少，黏膜环状皱襞疏而低，黏膜内除有孤立淋巴滤泡外，尚有集合淋巴滤泡，系膜血管弓较多，脂肪较丰富。

空、回肠又称**系膜小肠**，均由**肠系膜 mesentery** 连于腹后壁，其在腹后壁的附着处称**肠系膜根**。肠系膜根长约15cm，从第2腰椎左侧斜向右下，达右骶髂关节前方，其体表投影恰在左腋窝顶至右腹股沟韧带中点的连线上。肠系膜的肠缘连于空、回肠的系膜缘，与空、回肠全长相等。肠系膜由于系膜根短而肠缘长，因此整体展开呈折扇形，随肠袢形成许多折叠。血管、淋巴管和神经在肠的系膜缘出入肠壁。空、回肠的系膜缘处肠壁与两层腹膜围成的腔隙，称**系膜三角**，此处肠壁无腹膜覆盖，损伤后不易愈合（图4-21）。因此，行小肠切除吻合术时，应注意妥善缝合肠壁和腹膜，以免形成肠瘘和感染。

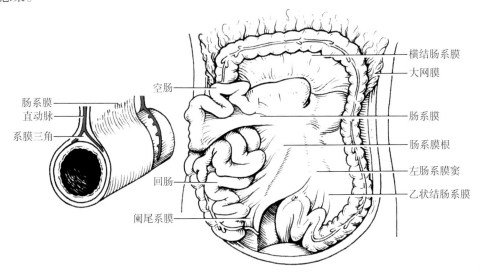

图4-21　肠系膜

（二）盲肠和阑尾

1. 盲肠 cecum　为大肠的起始部，位于右髂窝内，直立时部分盲肠可垂入盆腔。小儿盲肠位置较高。盲肠粗而短，长6~8cm。盲肠左侧接回肠末端，向上在回盲口平面续为升结肠。回盲口处的黏膜形成上、下2个皱襞，呈漏斗形，称**回盲瓣**，可控制回肠内容物流入大肠的速度，并可防止盲肠内容物逆流入小肠。由于回肠管径小于盲肠，两者衔接处又接近直角，因此回盲部易发生肠套叠。通常盲肠为腹膜内位器官，没有系膜，活动度较大。盲肠表面的三条结肠带汇聚于阑尾根部，是寻找阑尾根部的标志。

2. 阑尾 vermiform appendix　多位于右髂窝内，呈蚯蚓状的盲管，长6~8cm，开口于盲肠内面回盲瓣下2~3cm处。阑尾远端游离，根部附着于盲肠的后内侧壁近下端处，恰为3条结肠带的汇聚处，因此阑尾炎手术时，可顺盲肠壁的结肠带寻找阑尾。

阑尾为腹膜内位器官，有三角形的阑尾系膜附着于肠系膜下端，位置因人而异，国人阑尾常见的位置有以下几种：①回肠前位：约占28%，在回肠末段的前方，尖向左上。炎症时右下腹压痛明显。②盆位：约占26%，经腰大肌前面伸入盆腔，尖端可触及闭孔内肌或盆腔脏器。炎症时可刺激腰大肌（伸髋时疼痛）或闭孔内肌（屈髋内旋时疼痛），也可出现膀胱、直肠等刺激症状。③盲肠后位：约占24%，位于盲肠后方，髂肌前面，尖端向上，少数在壁腹膜外与髂肌相贴。炎症时腹壁体征不明显，但常刺激髂肌，影响伸髋。④回肠后位：约占8%，在回肠末段的后方，尖向左上。炎症时腹壁体征出现较晚。⑤盲肠下位：约占6%，在盲肠后下方，尖向右下（图4-22）。

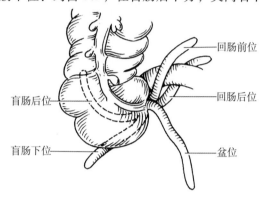

回肠前位

回肠后位

盲肠后位

盲肠下位

盆位

图4-22　阑尾的常见位置

阑尾根部的体表投影，通常在脐与右髂前上棘连线的中、外1/3交界处，称**McBurney点**；或左、右髂前上棘连线的中、右1/3交界处，称**Lanz点**。阑尾炎时投影点常有明显压痛，是诊断阑尾炎的重要体征。

（三）结肠

结肠 colon 呈门框形，包绕在空、回肠的周围，于右髂窝内始于盲肠，末端在第3骶椎平面连接直肠。结肠按行程可分为升结肠、横结肠、降结肠和乙状结肠四部（图4-11）。

1. 升结肠 ascending colon　长12~20cm，始于盲肠，沿腹腔右腰区上行，至肝右叶下方转向左前下方，形成**结肠右曲**，移行为横结肠。升结肠一般为腹膜间位器官，其后面借疏松结缔组织与腹后壁相贴。升结肠前内侧为右肠系膜窦及回肠袢，内侧稍上方与十二指肠相邻，后方为腰方肌和右肾，外侧与腹壁之间形成**右结肠旁沟**，前上方有肝右叶与胆囊。

2. 横结肠 transverse colon　长40~50cm，在右季肋区始于结肠右曲，向左呈下垂的弓形横过脐区，至左季肋区脾的前端下极处转折向下，形成**结肠左曲**，移行为降结肠。横结肠为腹膜内位器官。其上缘借横结肠系膜附着于十二指肠降部、胰和左肾的前面，横结肠左、右两端系膜短，较固定，中间部系膜长，活动度大。下缘连有大网膜，是结肠中活动度最大的部分。横结肠上方有肝、胆囊、胃和脾，下方为空肠、回肠，后方邻十二指肠、胰和左肾，前面覆盖大网膜。

3. 降结肠 descending colon　长25~30cm，始于结肠左曲，沿腹腔左腰区下行，至左髂嵴水平续于乙状结肠。降结肠属腹膜间位器官。其前内侧为左肠系膜窦及空肠袢，后方为腰方肌、左肾和左肾上腺，外侧与腹壁之间形成**左结肠旁沟**。

4. 乙状结肠 sigmoid colon　长约40cm，平左髂嵴水平续于降结肠，呈乙状弯曲跨过左侧髂腰肌、髂外血管、睾丸（或卵巢）血管、输尿管等前方降入盆腔，在第3骶椎水平续于直肠。乙状结肠属腹膜内位器官，除髂窝内一小段无系膜外，其余部分均有较长的系膜，活动性较大。当乙状结肠系膜过长时，易于发生乙状结肠扭转。

四、腹膜后隙的脏器

腹膜后隙 retroperitoneal space 是位于腹后壁的壁腹膜与腹内筋膜之间的间隙，上至膈，下至骶骨岬，两侧向外连于腹膜外筋膜。该间隙向上经腰肋三角可与后纵隔相通，向下与盆腔的腹膜后隙相通，故腹膜后隙内的感染易向上、下扩散，腹膜后隙内主要有肾、肾上腺、输尿管腹部、腹部大血管、神经和淋巴结等重要结构，并有大量疏松结缔组织（图4-23）。因此，上述器官的手术，多采用腰腹部斜切口经腹膜外入路。

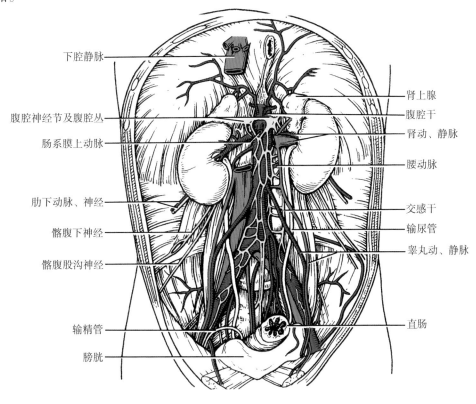

图4-23 腹膜后隙的结构

（一）肾

1. 位置 肾 **kidney** 位于腹后壁，脊柱两侧。右肾受肝右叶的影响，比左肾低1~2cm（约半个椎体）。右肾上端约平第12胸椎上缘，下端平第3腰椎上缘。左肾上端约平第11胸椎下缘，下端平第2腰椎下缘。肾门约平第1腰椎平面（图4-23）。

2. 体表投影 在后正中线两侧2.5cm和7.5~8.5cm处各做两条垂线，通过第11胸椎和第3腰椎棘突各做1条水平线，围成左、右两个四边形，两肾基本位于四边形区域内（图4-24）。肾门的体表投影：在第1腰椎棘突下缘外侧1.5cm处，相当于第12

肋下缘与竖脊肌外侧缘的夹角处，此角称**肾区**（**脊肋角**）。肾病变时，此区常有压痛或叩击痛。

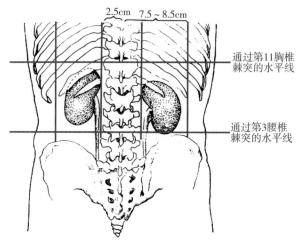

图 4-24　肾的体表投影（后面观）

3. 毗邻　两肾的上方与肾上腺相邻，内下方为肾盂和输尿管，内后方分别为左、右交感干。左肾内侧有腹主动脉，前面的上部与胃后壁和脾相邻，中部有胰尾横过，下部与空肠袢和结肠左曲相邻。右肾内侧有下腔静脉，前面的上部有肝右叶，中部内侧有十二指肠降部，下部与结肠右曲相邻。两肾的后面在第 12 肋以上部分与膈邻贴，并借膈与胸膜腔的肋膈隐窝相邻，故肾手术时切勿损伤膈及胸膜，以免发生气胸；在第 12 肋以下，有肋下血管和神经，腰大肌及其前方的生殖股神经，腰方肌及其前方的髂腹下神经、髂腹股沟神经等。

4. 肾门、肾窦和肾蒂　肾内侧缘中部的凹陷称**肾门 renal hilum**，有肾血管、肾盂、神经和淋巴管等出入。肾门的边缘称为肾唇，有前唇和后唇。由肾门向肾实质内深入的腔隙为**肾窦 renal sinus**，内有肾动脉及其分支、肾静脉及其属支、肾小盏、肾大盏、肾盂、神经、淋巴管和脂肪等。出入肾门的诸结构被结缔组织包裹共同组成**肾蒂 renal pedicle**，其内主要结构的排列顺序是：由上向下为肾动脉、肾静脉和肾盂；由前向后为肾静脉、肾动脉和肾盂。

5. 肾血管和肾段　**肾动脉 renal artery** 多平第 1 与第 2 腰椎之间的椎间盘高度起自腹主动脉，于肾静脉的后上方横行向外侧，分为前、后两干经肾门入肾。在肾窦内，前干走行在肾盂前面，发出上段动脉、上前段动脉、下前段动脉和下段动脉。后干走行在肾盂后面，入肾后延续为后段动脉。每条肾段动脉供应的肾实质区域称**肾段 renal segment**，故每个肾可分为上段、上前段、下前段、下段和后段五个段（图 4-25）。各肾段动脉之间无吻合，如某一段动脉发生阻塞时，相应供血区域的肾实质即可发生坏死。肾内的静脉与动脉不同，有广泛的吻合，也无节段性，结扎一支不会影响血液回流。肾内静脉通常在肾窦内汇成 2~3 支，出肾门后再合为一条肾静脉，走行于肾动脉的前方，横行注入下腔静脉。

6. 肾的被膜　由外向内依次为肾筋膜、脂肪囊和纤维囊三层。**肾筋膜 renal fascia**，质地坚韧，分为前、后两层，分别称肾前筋膜和肾后筋膜。二者从前、后方包绕肾和肾上腺。肾筋膜发出许多结缔组织纤维束，穿过脂肪囊与纤维囊相连，对肾有固定作用。**脂肪囊 adipose capsule** 又称**肾床**，为脂肪组织层，在肾的后面和边缘较为发达，有支持和保护肾的作用。**纤维囊 fibrous capsule** 为肾的固有膜，由致密结缔组织构成，薄而坚韧，被覆于肾表面，有保护肾的作用。

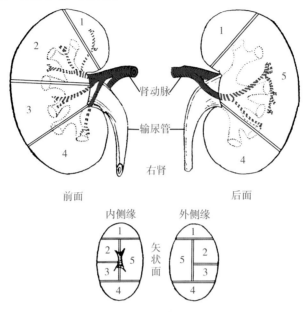

1.上段　2.上前段　3.下前段　4.下段　5.后段

图 4 - 25　肾的动脉及分段

（二）肾上腺

1. 位置和形态　肾上腺 suprarenal gland 为成对的内分泌器官，位于腹膜后隙，脊柱两侧，肾的上方，约平第 11 胸椎高度。左侧肾上腺呈半月形，右侧呈三角形（图 4 - 23），重 5 ~ 7g。

2. 毗邻　左、右肾上腺的毗邻关系有所不同。左肾上腺前面的上部借网膜囊与胃后壁相隔，下部与胰尾、脾血管相邻，内侧缘接近腹主动脉。右肾上腺的前面为肝右叶，内侧缘紧邻下腔静脉。两肾上腺的后方均为膈，两肾上腺内侧缘之间有腹腔神经节和腹腔丛。

（三）输尿管腹部

1. 位置和分部　输尿管 ureter 位于腹膜后隙，脊柱两侧，腰大肌前面，是一对细长的富有弹性的管状器官（图 4 - 23）。输尿管上端起自肾盂，下端终于膀胱的输尿管口，全长 25 ~ 30cm。按输尿管的走行部位可将其分为三部：①**腹部**自肾盂至跨越髂血管处。②**盆部**从跨越髂血管处至膀胱壁。③**壁内部**为斜穿膀胱壁的一段。输尿管腹部长 13 ~ 14cm，紧贴腰大肌的前面向下内侧斜行，在腰大肌中点稍下方有睾丸（或卵巢）血管斜过其前方。

2. 体表投影和毗邻 输尿管的体表投影在腹前壁与半月线相当，在腹后壁约与全部腰椎横突尖端之间的连线一致。右侧输尿管的前面有十二指肠降部、右结肠血管、回结肠血管、右睾丸（或卵巢）血管、肠系膜根和回肠末段。左侧输尿管的前面有十二指肠空肠曲、左结肠血管、左睾丸（或卵巢）血管、乙状结肠系膜等。两侧输尿管后方均为腰大肌。

第四节 腹腔内的血管、神经和淋巴结

一、腹主动脉及其分支

腹主动脉 abdominal aorta 又称主动脉腹部，在第 12 胸椎下缘前方略偏左侧，膈的主动脉裂孔处续自胸主动脉，沿脊柱的左前方下降，至第 4 腰椎下缘前方分为左、右髂总动脉。腹主动脉位于腹膜后隙，其右侧有下腔静脉伴行，左侧有左交感干腰部，前方有肝左叶、胰、十二指肠升部和肠系膜根等横过，后面为第 1~4 腰椎及椎间盘。腹主动脉周围还有腰淋巴结、腹腔淋巴结和神经丛等。左、右髂总动脉沿腰大肌内侧向外下方斜行，至骶髂关节前方分为髂外动脉和髂内动脉。腹主动脉的分支按供血区域可分为脏支和壁支（图 4-26）。

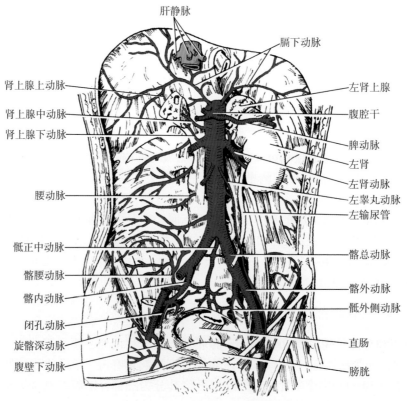

图 4-26 腹主动脉及其分支

（一）壁支

1. 腰动脉 lumbar artery　共 4 对，自腹主动脉后壁的两侧发出，分别横越第 1~4 腰椎体前面及侧面，与腰静脉伴行，在腰大肌内侧缘发出背侧支和腹侧支。背侧支分布于脊柱及背部，腹侧支分布于腹壁，并与腹前壁其他动脉吻合。

2. 膈下动脉 inferior phrenic artery　左右各一，在膈的主动脉裂孔处，起自腹主动脉，左膈下动脉经食管腹部后方，右膈下动脉经下腔静脉后方至膈肌。除有分支至膈下面外，还发出细小的肾上腺上动脉。

3. 骶正中动脉 median sacral artery　1 支，多起自腹主动脉末端的后壁，沿第 4、第 5 腰椎椎体、骶骨和尾骨的前面下降，分支营养盆腔后壁的组织，并向两侧发出腰最下动脉（又称第 5 腰动脉），贴第 5 腰椎体走向外侧，营养邻近组织。

（二）脏支

脏支可分为成对和不成对 2 种。成对的脏支有肾上腺中动脉、肾动脉、睾丸（或卵巢）动脉；不成对的脏支有腹腔干、肠系膜上动脉和肠系膜下动脉。

1. 成对脏支

（1）**肾上腺中动脉 middle suprarenal artery**　左右各一，在肾动脉上方约平第 1 腰椎高度起自腹主动脉的侧壁，向外侧经膈的内侧脚至肾上腺，分布于肾上腺。

（2）**肾动脉 renal artery**　平第 1、第 2 腰椎高度，肠系膜上动脉起点稍下方，由腹主动脉的侧壁发出，横行向外，至肾门入肾。由于腹主动脉位置偏左，故右肾动脉较左侧稍长。肾动脉在入肾门之前发出肾上腺下动脉，向上至肾上腺。

（3）**睾丸（或卵巢）动脉 testicular（or ovarian）artery**　细而长，在肾动脉起始处稍下方起自腹主动脉的前外侧壁，沿腰大肌前面的腹膜后隙斜向外下方与同名静脉伴行，越过输尿管。在男性，睾丸动脉经腹股沟管深环进入腹股沟管，走行于精索中，最后进入阴囊内，营养睾丸和附睾。在女性，卵巢动脉在小骨盆上缘进入卵巢悬韧带，分布于卵巢和输卵管外侧段。

2. 不成对脏支

（1）**腹腔干 celiac trunk**　为一粗短的动脉干，在膈的主动脉裂孔稍下方，约平第 12 胸椎至第 1 腰椎高度起自腹主动脉的前壁，平均长约 2.5cm，随即分为胃左动脉、肝总动脉和脾动脉 3 支（图 4-27、图 4-28）。

1）**胃左动脉 left gastric artery**：较细，行向左上，至胃贲门附近转向右前下，沿胃小弯走行于小网膜两层腹膜之间，终支多与胃右动脉吻合。沿途分支至食管腹部、贲门和胃小弯附近的胃壁。

2）**肝总动脉 common hepatic artery**：较粗，沿胰头上缘行向右前方，至十二指肠上部的上缘进入肝十二指肠韧带，分为肝固有动脉和胃十二指肠动脉。**肝固有动脉 proper hepatic artery** 走行于肝十二指肠韧带内，在肝门静脉前方、胆总管左侧上行，于肝门附近分为左、右支，分别进入肝左、右叶。右支在入肝之前发出一支胆囊动脉，经胆囊三角至胆囊。肝固有动脉还发出一支**胃右动脉**，在小网膜内下行至幽门上缘，再转向左，沿胃小弯向左行，与胃左动脉吻合，沿途分支至十二指肠上部和胃小弯附近的胃壁。**胃十二指肠动脉 gastroduodenal artery** 经胃幽门后方下行，至幽门下缘处分为胃网膜右动脉和胰十二指肠上动脉。**胃网膜右动脉**在大网膜两层之间，沿胃大弯向左，沿途分出胃支和网膜支，分布于胃大弯附近的胃壁和大网膜，终末支与胃网膜左动脉吻合。**胰十二指肠上动脉**分为前、后两支，分别经胰头和十二指肠降部之间的前、后两面下行，分支分布于胰头和十二指肠。

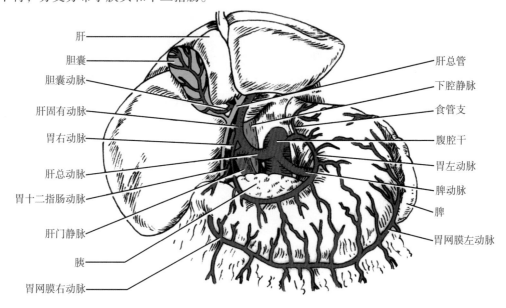

图 4 – 27　腹腔干及其分支（胃前面）

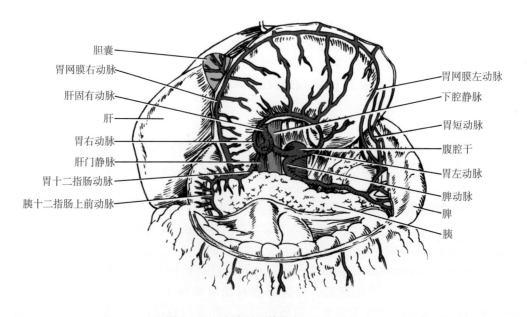

图 4 – 28　腹腔干及其分支（胃后面）

　　3）**脾动脉 splenic artery**：沿胰腺上缘左行至脾门，分为数条脾支入脾，沿途分出数支细小的胰支至胰体和胰尾；在脾门附近，脾动脉发出 3 ～ 5 条**胃短动脉**，经胃脾韧带至胃底；还出**胃网膜左动脉**，在大网膜两层之间沿胃大弯向右行，沿途分出胃支和网膜支，营养胃和大网膜，终末支与胃网膜右动脉吻合。

（2）**肠系膜上动脉 superior mesenteric artery**　在腹腔干的稍下方，约平第 1 腰椎高度起自腹主动脉的前壁，经胰头与胰体交界处后方下行，越过十二指肠水平部前面进入肠系膜根，呈弓状行向右髂窝（图 4 - 29）。其分支有：

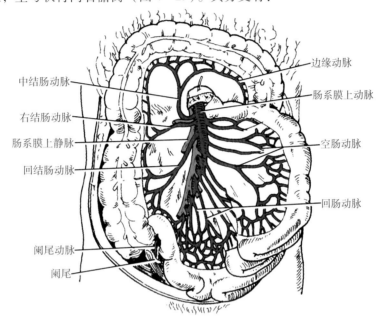

左侧标注：中结肠动脉、右结肠动脉、肠系膜上静脉、回结肠动脉、阑尾动脉、阑尾

右侧标注：边缘动脉、肠系膜上动脉、空肠动脉、回肠动脉

图 4 - 29　肠系膜上动脉及其分支

1）**胰十二指肠下动脉 inferior pancreaticoduodenal artery**：行于胰头与十二指肠之间，分前、后两支，分别于胰头和十二指肠之间的前、后面向上行，与胰十二指肠上动脉的前、后支吻合，营养胰和十二指肠。

2）**空肠动脉 jejunal arteries 和回肠动脉 ileal arteries**：有 13～18 支，自肠系膜上动脉左侧壁发出，行于肠系膜两层腹膜之间，分支分布于空肠和回肠。各条动脉反复分支并互相吻合，形成多级动脉弓，空肠有 1～2 级动脉弓，回肠有 3～5 级动脉弓。由最后一级动脉弓发出直动脉进入肠壁。直动脉间缺少吻合。肠切除吻合术时肠系膜应行扇形切除，对系膜缘侧的肠壁应稍多切除一些，以保证吻合口对系膜缘侧有充分血供，避免术后缺血坏死或愈合不良形成肠瘘。

3）**回结肠动脉 ileocolic artery**：为肠系膜上动脉右侧壁发出的最下一条分支，斜向右下，至回盲部附近分数支营养回肠末端、盲肠、阑尾和升结肠下 1/3。至阑尾的分支称**阑尾动脉**，经回肠末端的后方进入阑尾系膜，行阑尾炎手术时需在此寻找并结扎该动脉。

4）**右结肠动脉 right colic artery**：在回结肠动脉上方发出，向右行至升结肠内侧，分为升、降两支，分布于升结肠上 2/3 和结肠右曲。其升、降支末端分别与中结肠动脉和回结肠动脉的分支相吻合。

5）**中结肠动脉 middle colic artery**：在胰头下缘附近起自肠系膜上动脉，向前并稍偏右侧进入横结肠系膜内，在结肠右曲附近分为左、右支营养横结肠，末端分别与左、右结肠动脉的分支相吻合。在行结肠后胃空肠吻合术时，应偏左侧切开横结肠系膜，以免损伤中结肠动脉。

（3）**肠系膜下动脉 inferior mesenteric artery**　约平第 3 腰椎高度起自腹主动脉前壁，沿腹后壁斜向左下方走行，分支分布于降结肠、乙状结肠和直肠上部（图 4 - 30）。其分支有：

1）**左结肠动脉 left colic artery**：横行向左，至降结肠内侧分为升、降两支，营养降结肠和结肠左曲，末端分别与中结肠动脉和乙状结肠动脉的分支相吻合。

2）**乙状结肠动脉 sigmoid arteries**：有 2～3 支，发出后斜向左下方进入乙状结肠系膜内，各分支间相互吻合成动脉弓，分支营养乙状结肠。乙状结肠动脉与左结肠动脉、直肠上动脉的分支相吻合，但一般认为，与直肠上动脉之间的吻合不够充分。

3）**直肠上动脉 superior rectal artery**：为肠系膜下动脉的直接延续，在乙状结肠系膜内下行，至第 3 骶椎处分为左、右 2 支，沿直肠两侧下行，分布于直肠上部，末端与直肠下动脉的分支相吻合。

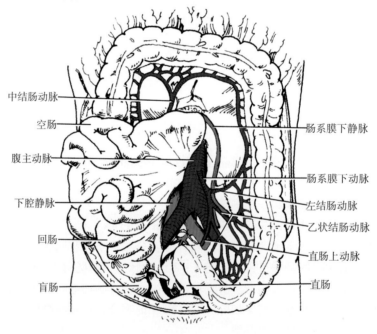

图 4 - 30　肠系膜下动脉及其分支

二、下腔静脉及其属支

下腔静脉 inferior vena cava 是人体最大的静脉，收集下肢、盆部和腹部的静脉血。下腔静脉由左、右髂总静脉在第 4、第 5 腰椎前方汇合而成，在脊柱右前方沿腹主动脉的右侧上行，经肝的腔静脉沟，穿膈的腔静脉孔，向上开口于右心房。

下腔静脉的毗邻：前面为肝、胰头、十二指肠水平部、右睾丸（或卵巢）动脉和肠系膜根越过；后面为右膈脚、第 1~4 腰椎、右交感干和腹主动脉的壁支；右侧与腰大肌、右肾、右肾上腺相邻；左侧为腹主动脉。

下腔静脉的属支分壁支和脏支 2 种。

（一）壁支

1. 腰静脉 lumbar veins 共 4 对，与同名动脉伴行，收集腰部组织的静脉血，直接汇入下腔静脉。腰静脉与椎外静脉丛吻合，与椎内静脉丛相通，可间接收集椎管内和脊髓的部分静脉血。各腰静脉之间有纵行的交通支相连，称**腰升静脉**。腰升静脉向下与髂腰静脉、髂总静脉、髂内静脉等相通；向上与肾静脉、肋下静脉相通，并穿过膈脚进入后纵隔，左侧移行为**半奇静脉**，右侧移行为**奇静脉**，最后汇入上腔静脉。腰升静脉是沟通上、下腔静脉系的通路之一，对建立侧支循环有重要意义。

2. 膈下静脉 与同名动脉伴行，收集同名动脉分布区域的静脉血。

（二）脏支

1. 睾丸（或卵巢）静脉 testicular（or ovarian）vein 睾丸静脉来自睾丸和附睾的数条小静脉，在精索内呈丛状吻合，称**蔓状静脉丛**，穿腹股沟管深环进入腹膜后隙，汇合成 2~3 条小支，与睾丸动脉伴行，经腰大肌和输尿管的前方上行，然后汇合成一支，右侧者斜行汇入下腔静脉，左侧者几乎以直角向上汇入左肾静脉，因此左侧血液流通较右侧困难，临床上左侧睾丸静脉曲张较右侧常见。**卵巢静脉**亦起自蔓状静脉丛，自盆侧壁上行，越过髂外血管后的行程及汇入部位，与睾丸静脉相同。

2. 肾静脉 renal vein 左右各一，经肾动脉前面自肾门横行向内侧，注入下腔静脉。左肾静脉比右侧稍长，跨过腹主动脉的前方。肾静脉除收集肾的静脉血外，左肾静脉还接受左睾丸（或卵巢）静脉和左肾上腺静脉的血液。

3. 肾上腺静脉 suprarenal vein 左右各一，左肾上腺静脉向下注入左肾静脉，右肾上腺静脉则直接注入下腔静脉，少数汇入右膈下静脉、右肾静脉等。

三、肝门静脉及其属支

肝门静脉 hepatic portal vein 为一短而粗的静脉干，长 6~8cm，多由肠系膜上静脉和脾静脉在胰颈后方汇合而成，经十二指肠上部的后面，向上进入肝十二指肠韧带内，沿胆总管和肝固有动脉之间的后方、下腔静脉的前方上行，至肝门处分为左、右两支，分别进入左、右半肝。肝门静脉在肝内反复分支，最终注入肝血窦（图 4-31）。

肝门静脉系由肝门静脉及其属支组成，收集来自食管腹部、胃、小肠、大肠（至直肠上部）、胰、胆囊和脾等处的静脉血。起始端和末端均与毛细血管相连，无瓣膜。一端始于胃、肠、胰、脾和胆囊等处的毛细血管网，另一端终于肝血窦。因此，肝内或肝门静脉血流受阻，肝门静脉压力升高，可引起血液逆流，导致脾充血性肿大，胃肠道充血水肿，以致腹水的形成。

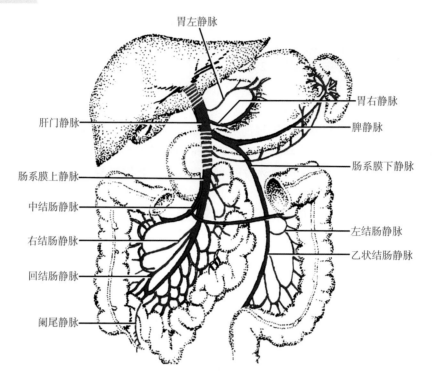

胃左静脉

胃右静脉

脾静脉

肝门静脉

肠系膜下静脉

肠系膜上静脉

中结肠静脉

右结肠静脉

左结肠静脉

回结肠静脉

乙状结肠静脉

阑尾静脉

图 4 - 31　肝门静脉及其属支

（一）肝门静脉的主要属支

1. 肠系膜上静脉 superior mesenteric vein　伴行于同名动脉的右侧，走行于肠系膜根内，经十二指肠水平部前面上行至胰颈后面，与脾静脉汇合成肝门静脉。肠系膜上静脉收集十二指肠至结肠左曲之间的肠管及部分胃和胰头的静脉血。

2. 脾静脉 splenic vein　由脾门处的 2～6 条属支组成，经胰腺后方、脾动脉后下方向右行，多与肠系膜上静脉以直角汇合成肝门静脉。脾静脉收集脾、胰及部分胃的静脉血，还常接纳肠系膜下静脉。

3. 肠系膜下静脉 inferior mesenteric vein　与同名动脉伴行，收集降结肠、乙状结肠及直肠上部的静脉血，上行至胰体后方注入脾静脉，有的注入肠系膜上静脉，少数汇入肠系膜上静脉与脾静脉的夹角处。

4. 胃左静脉 left gastric vein　与同名动脉伴行，收集胃及食管腹部的静脉血，其上端与奇静脉属支相交通，下端注入肝门静脉。

5. 胃右静脉 right gastric vein　与同名动脉伴行，收集同名动脉分布区的静脉血，与胃左静脉吻合。

6. 胆囊静脉 cystic vein　收集胆囊壁的静脉血，可注入肝门静脉或其右支。

7. 附脐静脉 paraumbilical veins　为起自脐周静脉网的数条小静脉，沿肝圆韧带注入肝门静脉。

（二）肝门静脉系与上、下腔静脉系之间的吻合

肝门静脉系与上、下腔静脉系之间有丰富的吻合，当肝门静脉回流受阻时，通过这些吻合部位产生的侧支循环具有重要的临床意义，其主要的吻合部位有（图 4 - 32）：①通过食管腹部黏膜下的**食管静脉丛**形成肝门静脉系的胃左静脉与上腔静脉系的奇静脉和半奇静脉之间的吻合。②通过**直肠静脉丛**形成肝门静脉系的直肠上静脉与下腔静脉系的直肠下静脉和肛静脉之间的吻合。③通过**脐周静脉网**形成肝门静脉系的附脐静脉与上腔静脉系的胸腹壁静脉和腹壁上静脉或与下腔静脉系的腹壁浅静脉和腹壁下静脉之间的吻合。④通过**肠系膜上、下静脉**等的小属支与腹后壁上、下腔静脉系的肋间后静脉、腰升静脉、腰静脉等的小属支之间的吻合。

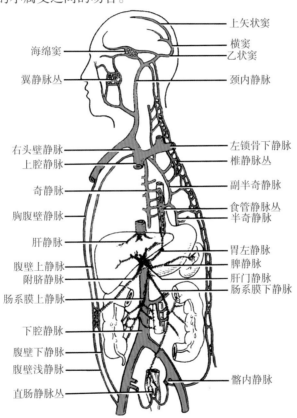

图 4 - 32　肝门静脉系与上、下腔静脉系之间的吻合

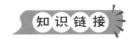

门静脉高压及临床表现

正常肝门静脉压力为 110 ~ 180mmH$_2$O，由于各种原因使肝门静脉血流受阻，血液淤滞时，肝门静脉压力升高，从而出现一系列肝门静脉压力增高

的症状和体征，叫做门静脉高压症。在正常情况下，肝门静脉系与上、下腔静脉系之间的吻合支细小、血流量少。当肝硬化、肝肿瘤、肝门处淋巴结肿大或胰头癌时，可压迫肝门静脉，引起肝门静脉回流受阻，从而导致肝门静脉高压，此时肝门静脉系的血液通过肝门静脉系与上、下腔静脉系之间形成的侧支循环回流，由于血流量增多，吻合支变得粗大、弯曲，出现静脉曲张，如食管静脉丛曲张、直肠静脉丛曲张、脐周静脉网曲张等。若食管静脉丛曲张破裂，则引起呕血；直肠静脉丛曲张，形成痔，破裂时，则便血；脐周静脉网曲张，则腹壁的浅静脉扭曲增粗，呈现以脐为中心的放射状"海蛇头"征。当肝门静脉系的侧支循环失代偿时，可引起所收集静脉血范围的脏器淤血，出现脾肿大和腹水等。

四、神经

（一）腰丛

腰丛 lumbar plexus 由第12胸神经前支的一部分、第1～3腰神经前支和第4腰神经前支的一部分组成，位于腰大肌深面、腰椎横突前方，除发出肌支配髂腰肌和腰方肌外，还发出下列分支分布于腹股沟区和股前内侧区（图4-33）。

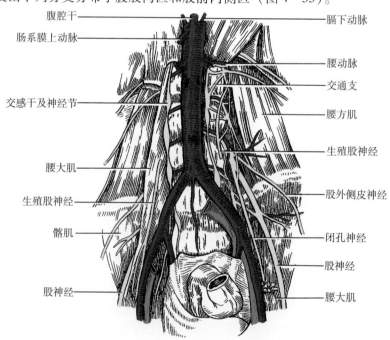

图4-33　腹膜后隙的神经和血管

1. 髂腹下神经 iliohypogastric nerve 自腰大肌外侧缘穿出，经肾后面和腰方肌前面行向外下，在髂嵴上方穿入腹横肌与腹内斜肌之间，终支在腹股沟管浅环上方3cm处穿腹外斜肌腱膜至皮下。其皮支分布于臀外侧区、腹股沟区及下腹部的皮肤，肌支支配腹前外侧壁肌。

2. 髂腹股沟神经 ilioinguinal nerve　在髂腹下神经的下方并与之平行走行，随后进入腹股沟管，终支出腹股沟管浅环。其皮支分布于腹股沟区和阴囊（或大阴唇）的皮肤，肌支支配腹前外侧壁肌。

3. 股外侧皮神经 lateral femoral cutaneous nerve　自腰大肌外侧缘穿出，向前外侧走行，斜越髂肌表面达髂前上棘内侧，经腹股沟韧带深面至大腿，约在髂前上棘下方5~6cm处穿出深筋膜，分布于大腿前外侧部的皮肤。

4. 股神经 femoral nerve　是腰丛中最大的分支，自腰大肌外侧缘穿出后，于腰大肌与髂肌之间下行，在腹股沟韧带中点稍外侧，经该韧带深面，由股动脉外侧进入股三角，随即分为数支。①肌支：支配髂肌、耻骨肌、股四头肌和缝匠肌。②皮支：有较短的数条皮支，主要分布于大腿和膝关节前面的皮肤。最长的皮支称**隐神经**，为股神经的终支，初伴股动脉入收肌管下行，至膝关节内侧，缝匠肌下段内侧浅出至皮下后，与大隐静脉伴行，沿小腿内侧面下行至足内侧缘，沿途分支分布于髌下、小腿内侧面和足内侧缘的皮肤。

5. 闭孔神经 obturator nerve　在腰大肌内侧缘穿出，沿小骨盆内侧壁前行，与闭孔动、静脉一起穿闭膜管出小骨盆，分为前、后两支，分别经短收肌的前、后面进入大腿内收肌群。其皮支分布于大腿内侧面的皮肤，肌支支配闭孔外肌和大腿内侧群肌。

6. 生殖股神经 genitofemoral nerve　自腰大肌前面穿出后，沿该肌前面下降，斜过输尿管后方至腹股沟区，在腹股沟韧带上方分为生殖支和股支。生殖支于腹股沟管深环处进入腹股沟管，分布于提睾肌和阴囊（或大阴唇）；股支穿过股鞘和阔筋膜，分布于股三角上部的皮肤。

（二）腰交感干

腰交感干 lumbar sympathetic trunk 由3~4个腰神经节和节间支构成，位于脊柱与腰大肌之间，并被椎前筋膜所覆盖。上方连于胸交感干，下方续于骶交感干，左、右交感干之间有横交通支（图4-33）。左腰交感干位于腹主动脉的左侧，两者相距约1cm左右。右腰交感干前面为下腔静脉所遮盖。左、右腰交感干的下段分别位于左、右髂总静脉的后方，其外侧有生殖股神经并行。

腰交感干发出如下分支：①灰交通支：连接五对腰神经，并随腰神经分支分布。②腰内脏神经：由穿经腰神经节的节前纤维组成，终于肠系膜下动脉根部的肠系膜下神经节，交换神经元后，节后纤维除沿肠系膜下动脉分支分布于结肠左曲以下的消化管外，还沿腹主动脉下行，参加构成上腹下丛，分布于盆腔脏器，并有交感神经节后纤维随血管分布至下肢。

（三）内脏神经丛

交感神经、副交感神经和内脏感觉神经在到达所分布的脏器之前，常互相交织共同构成内脏神经丛。内脏神经丛主要攀附于动脉的周围，或分布于脏器附近和器官之内。

腹腔内的内脏神经丛主要有：

1. 腹腔丛 celiac plexus 是最大的内脏神经丛，位于腹腔干和肠系膜上动脉根部的周围，两侧肾上腺之间。该丛主要由来自两侧的胸交感干的内脏大、小神经和迷走神经后干的腹腔支及腰上部交感神经节的分支共同构成，丛内主要有腹腔神经节、肠系膜上神经节和主动脉肾神经节等。腹腔丛及丛内神经节发出的随动脉分布的分支可分为许多副丛，如膈丛、肝丛、胃丛、脾丛、肾丛及肠系膜上丛等，各副丛分别沿同名血管分支至各脏器。

2. 腹主动脉丛 abdominal aortic plexus 位于腹主动脉的前面和两侧，由腹腔丛沿腹主动脉表面下降的部分纤维，并接受腰交感干发出的腰内脏神经纤维等共同构成。此丛分出肠系膜下丛沿同名动脉分支分布于结肠左曲以下至直肠上部的消化管。腹主动脉丛的一部分纤维下行入盆腔，参加腹下丛的构成；另一部分纤维沿髂总动脉、髂外动脉组成与动脉同名的神经丛，随动脉分支分布于下肢血管、汗腺和竖毛肌。腹下丛可分为上腹下丛和下腹下丛。上腹下丛位于第 5 腰椎体前面，腹主动脉末端及两侧髂总动脉之间。下腹下丛即盆丛，此丛伴随髂内动脉的分支组成直肠丛、精索丛、输尿管丛、膀胱丛、前列腺丛、子宫阴道丛等，并随动脉分支到达盆腔相应脏器。

五、淋巴结

在腹后壁大血管和腹腔脏器血管的周围，聚集着许多淋巴结和淋巴管，主要收集来自下肢和腹盆部的淋巴，最终汇集于胸导管。

1. 腰淋巴结 lumbar lymph nodes 位于腹后壁，沿腹主动脉和下腔静脉分布，有 30~50 个，收纳髂总淋巴结的输出淋巴管、腹后壁的淋巴管和腹腔成对脏器的淋巴，其输出淋巴管汇合成左、右腰干，注入乳糜池。

2. 腹腔淋巴结 celiac lymph nodes 位于腹腔干根部，收纳腹腔干分布区域的淋巴，其输出淋巴管和肠系膜上、下淋巴结的输出淋巴管共同组成肠干，注入乳糜池。沿腹腔干及其分支排列并被腹腔淋巴结收纳的淋巴结有：胃左、右淋巴结，胃网膜左、右淋巴结，幽门上、下淋巴结，肝淋巴结，胰淋巴结和脾淋巴结。

3. 肠系膜上淋巴结 superior mesenteric lymph nodes 沿肠系膜上动脉根部排列，收纳同名动脉分布区域的淋巴，其输出淋巴管汇入肠干（图 4 – 34）。沿肠系膜上动脉及其分支排列并被肠系膜上淋巴结收纳的淋巴结有：肠系膜淋巴结、回结肠淋巴结、右结肠淋巴结和中结肠淋巴结。

4. 肠系膜下淋巴结 inferior mesenteric lymph nodes 沿肠系膜下动脉根部排列，收纳同名动脉分布区域的淋巴，其输出淋巴管汇入肠干。沿肠系膜下动脉及其分支排列并被肠系膜下淋巴结收纳的淋巴结有：左结肠淋巴结、乙状结肠淋巴结、直肠上淋巴结（图 4 – 34）。

5. 胸导管腹部 胸导管是全身最大的淋巴导管，收纳全身约 3/4 的淋巴。胸导管起端膨大的部分，称**乳糜池 cisterna chyli**，它位于第 1 腰椎前面，并稍偏于右侧，呈囊状膨大，由左、右腰干和肠干汇合而成。胸导管自乳糜池上行于脊柱前方，在主动脉后方穿主动脉裂孔进入胸腔。

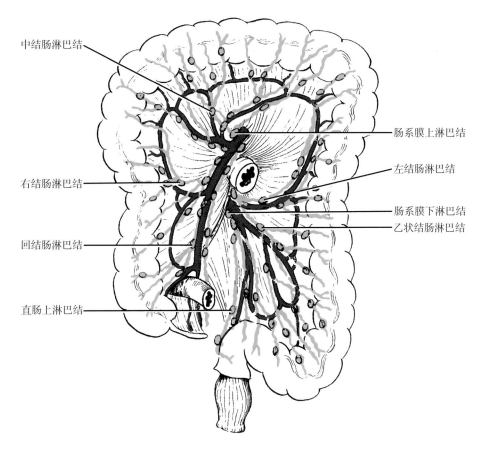

图 4 – 34 结肠的淋巴结

第五节 腹部解剖操作

一、解剖腹前外侧壁

（一）皮肤切口与翻皮

1. 切口 尸体仰卧位，具体切口为：①从剑突向下沿前正中线环绕脐至耻骨联合上缘做正中切口。②自正中切口上端向外下沿肋弓至腋后线做上斜切口。③从正中切口下端沿腹股沟经髂前上棘，再沿髂嵴至腋后线的延长线做下斜切口。

2. 翻皮 将腹部的皮肤向外侧翻开，直至腋后线的延长线，显露浅筋膜。

（二）解剖浅筋膜

1. 剖查浅血管 在下腹部浅筋膜的浅、深两层之间找出腹壁的浅血管。在髂前上棘与耻骨结节的连线中点下方 1.5cm 附近，找出股动脉发出的旋髂浅动脉和腹壁浅动脉。前者沿腹股沟韧带下方向外上方分布于髂前上棘附近，后者垂直上行至脐平面。在上述动脉的外侧 1~2cm 范围内的浅筋膜浅层中，找出同名的浅静脉。此外，在脐周围看到的静脉是脐周静脉网，它向上汇合成胸腹壁静脉注入胸外侧静脉，向下汇合成腹壁浅静脉注入大隐静脉。

2. 辨认 Camper 筋膜和 Scarpa 筋膜　在髂前上棘至正中线做一水平切口，切开浅筋膜，深度以切至腹外斜肌腱膜浅面为度，在浅筋膜断面上钝性分离并辨认富含脂肪的 Camper 筋膜及其深面富含弹性纤维的薄膜状的 Scarpa 筋膜。再将手指伸入 Scarpa 筋膜深面与腹外斜肌腱膜之间，手指向内可推进至白线；手指向下可至股部腹股沟韧带下方 1.5cm 处受阻，说明 Scarpa 筋膜附着于大腿阔筋膜；男尸，在耻骨结节与耻骨联合之间手指向下可及阴囊肉膜深面，说明 Scarpa 筋膜由此向下与阴囊肉膜和浅会阴筋膜相延续。

3. 找出肋间神经前皮支和外侧皮支　沿腹前正中线切开浅筋膜，向外翻开，在距前正中线 5cm 处可见穿过腹直肌鞘前层浅出的肋间神经前皮支。在耻骨结节上方约 4cm 处找出髂腹下神经前皮支，此支常在腹股沟浅环内侧脚的上方穿出。在腹股沟浅环处找出髂腹股沟神经前皮支。在腋中线的延长线上找出肋间神经外侧皮支，它们自上而下呈节段性排列，穿出腹外斜肌至浅筋膜，找出 1~2 支即可。

（三）解剖三层阔肌和肌间血管、神经

1. 解剖腹外斜肌　修洁腹外斜肌及其腱膜，观察腹外斜肌起始部呈锯齿状，与前锯肌和背阔肌的肌齿相交错，纤维走向前下，上中份纤维向内侧移行于腱膜，下份纤维止于髂嵴前部。注意观察腹外斜肌腱膜在腹直肌外侧缘处参与构成腹直肌鞘前层并止于白线的情况。修洁腱膜下缘，确认连于髂前上棘与耻骨结节之间的腹股沟韧带。

2. 解剖腹内斜肌　自腹直肌外侧缘与肋弓交点处沿肋弓向外侧切开腹外斜肌至腋后线，再沿腋后线下行切至髂嵴，顺髂嵴切至髂前上棘，再由髂前上棘至腹直肌外侧缘做一水平切口，然后将腹外斜肌上半部翻向内侧，显露腹内斜肌。沿腹内斜肌纤维方向修洁其表面的筋膜后，可见其肌纤维自外下向内上方斜行，至腹直肌外缘附近移行为腱膜，参与构成腹直肌鞘。

3. 解剖腹横肌和观察血管、神经　在距腹外斜肌切口边缘的内侧 1cm 处切断腹内斜肌，边切边将该肌向内侧翻至腹直肌外侧缘处。在翻转的过程中，注意勿切断位于其深面的下 5 对肋间神经、肋下神经和肋间后血管，让它们贴在腹横肌的表面，修洁并观察这些神经、血管的走向和呈节段性分布的情况。观察腹横肌的肌纤维自后向前横行，至腹直肌外侧缘附近移行为腱膜，并参与构成腹直肌鞘后层。

（四）解剖腹直肌及腹直肌鞘

1. 翻开腹直肌鞘前层　修洁腹直肌鞘前层表面的浅筋膜，沿一侧腹直肌鞘前层的中线自上而下做纵切口，再自此切口的上、下端横行切开此鞘的前层，并将前层分离翻向两侧，显露腹直肌。因自剑突至脐之间腹直肌有 3~4 条腱划与鞘的前层紧密愈着，故在翻转鞘的前层时遇到腱划处，必须用刀尖将它们离断，并注意观察腱划的位置。注意观察腹直肌鞘前层在耻骨联合上方分成两叶，其内包有锥状肌。

2. 解剖腹直肌及腹壁上、下血管　观察腹直肌的起止和纤维走行情况后，用刀柄

或手指游离其内、外侧缘。提起该肌的内侧缘，将其拉向外侧，确认腹直肌的腱划与鞘的后层无愈着。平脐横断腹直肌并分别翻向上、下方，在腹直肌的后面找出自上而下走行的腹壁上血管；在脐以下5cm附近，找出腹壁下血管进入腹直肌鞘处，注意观察上述两条动脉的吻合情况。同时注意观察第7~11肋间神经、肋下神经及相应血管分支进入腹直肌的情况。

3. 观察弓状线和白线　观察腹直肌鞘后层的外侧缘与前层结合形成的半月线。在半月线内侧1cm处可见从腹直肌鞘后层穿入的下5对肋间神经、肋下神经和肋间后血管，确认它们的位置与分布范围。在脐以下4~5cm处，仔细辨认由腹直肌鞘后层的游离缘形成的弓状线（半环线），观察其形态，此线以下腹直肌直接与腹横筋膜相贴。在正中线上自上而下修洁浅筋膜，显露白线，可见白线由两侧腹直肌鞘的纤维交织而成，脐以上较宽，脐以下较窄。

（五）解剖腹股沟区

1. 观察并打开腹股沟管前壁　在髂前上棘与耻骨结节之间，再一次确认由腹外斜肌腱膜下缘卷曲增厚形成的腹股沟韧带。在耻骨结节的外上方解剖出由腹外斜肌腱膜裂隙形成的三角形的腹股沟管浅环，并确认有男性的精索或女性的子宫圆韧带穿出此处。用刀柄钝性分离精索或子宫圆韧带的内侧和外侧，显露腹股沟管浅环的内侧脚、外侧脚及连接于两脚外上方之间的脚间纤维，内侧脚附着于耻骨联合，外侧脚附着于耻骨结节。观察自腹股沟浅环外下由部分外侧脚纤维经过精索的深面，内侧脚的后方向内上反转，附着于白线的反转韧带。自髂前上棘至腹直肌外侧缘的水平切口的内侧端，向下沿腹直肌外侧缘至浅环内侧脚的内侧纵行切开腹外斜肌腱膜，然后将三角形的腹外斜肌腱膜向外下方翻开，打开腹股沟管前壁，显露管内的精索或子宫圆韧带。观察腹内斜肌的下部起于腹股沟韧带外侧2/3，精索或子宫圆韧带的外侧端前面被其遮盖，故腹内斜肌也构成腹股沟管前壁的一部分。腹股沟管位于腹股沟韧带内侧半的上方，从外上斜向内下，长约4.5cm。

2. 观察腹股沟管上壁　在精索或子宫圆韧带的上方可见腹内斜肌与腹横肌下缘的纤维呈弓状越过精索或子宫圆韧带，构成腹股沟管上壁，并继续走向其内后方。在精索的稍上方找出髂腹下神经，髂腹股沟神经沿精索前外侧下行，并伴精索出浅环。

3. 观察腹股沟管下壁和后壁　提起精索或子宫圆韧带，可见构成腹股沟管下壁的腹股沟韧带，后壁为腹横筋膜，后壁的内侧份可观察腹内斜肌腱膜和腹横肌腱膜会合形成的腹股沟镰（联合腱），绕至精索或子宫圆韧带后方，止于耻骨梳内侧份，成为腹股沟管后壁的一部分。修洁腹内斜肌和腹横肌下缘，观察其发出的部分纤维随精索下行，共同形成提睾肌。

4. 探查腹股沟管深环　在腹股沟韧带中点上方一横指处，可观察到腹横筋膜包绕精索呈漏斗状向外突出，随精索下降形成精索内筋膜。此漏斗状突出的环口即腹股沟管深环，如切开精索内筋膜可找到输精管、睾丸血管等。

5. 确认腹股沟三角　在腹股沟管深环内侧，钝性分开腹横筋膜，找出腹壁下血管。观察由腹壁下动脉、腹直肌外侧缘和腹股沟韧带内侧半围成的三角形区域，即腹股沟三角。此三角的浅层结构为腹外斜肌腱膜，深层结构为腹股沟镰和腹横筋膜。

二、解剖腹腔及其脏器

（一）观察腹膜和腹膜腔

1. 打开腹膜腔 ①自剑突沿前正中线绕脐左侧直至耻骨联合，切开腹壁深达腹膜。做此切口时，先在脐上方前正中线处将壁腹膜切一个小口，用手指探查并推开大网膜及小肠等；然后用左手示指和中指伸入腹膜腔内，提起腹前外侧壁，将壁腹膜与内脏分开，再向上、下逐渐切开壁腹膜使之与腹壁切口等长。②平脐下缘处做一水平切口，切开腹前外侧壁各层，向外侧至腋中线的延长线附近，将切开的4个肌皮瓣连同壁腹膜翻开，显露腹腔脏器。打开腹膜腔的另一种方法是：沿胸前壁腋前线的切口，向下延长切开腹前外侧壁及壁腹膜，直到两侧髂嵴，再切断膈肌在胸前壁内面的附着处，将胸廓前份（胸部操作时已切开）连同腹前外侧壁前份一起向下整片翻开。

2. 观察腹膜及其形成的结构

（1）腹膜和腹膜腔 在正常情况下，腹壁内面的壁腹膜与脏器表面的脏腹膜是紧密相贴的，它们之间只留一些间隙，这个潜在性间隙就是腹膜腔。打开腹膜腔，首先看到的是肝左叶、胃前壁及覆盖于肠袢表面的大网膜。将肋弓提起，伸手于肝与膈之间，向上可达膈穹隆，为腹腔及腹膜腔的上界。将大网膜及小肠向上翻开，可见小骨盆上口，此即腹膜腔的下界，腹膜腔经小骨盆上口入盆腔。将腹腔、腹膜腔的境界与腹壁的境界进行比较。

（2）观察网膜、网膜孔和网膜囊 大网膜由四层腹膜折叠而成，呈围裙状覆盖于空肠、回肠和横结肠的前方。其前两层由胃大弯处向下延伸，下行至脐下方，然后反折向上，形成大网膜后两层，提起大网膜查看胃大弯与横结肠之间的大网膜后两层。将肝向右上方推开，观察由肝门移行于胃小弯和十二指肠上部之间的小网膜（即肝胃韧带和肝十二指肠韧带）。肝十二指肠韧带的后方有网膜孔，用左手示指沿肝十二指肠韧带后方向左可伸入网膜孔内，并探查孔的境界。沿胃大弯下方1～2cm（1横指）处将胃结肠韧带切开一小口，注意勿损伤沿胃大弯走行的胃网膜左、右动脉。将右手指伸入网膜囊内，扩大切口，直至右手能伸入网膜囊内为止。在囊内向各方触摸网膜囊的前、后、上、下壁及左侧界、右侧界。同时将左手示指伸入肝十二指肠韧带后方的网膜孔内，使左、右手的手指相会合。

（3）观察系膜 将大网膜、横结肠及其系膜翻向上方，将小肠推向右侧，观察肠系膜根的走向，可见它从第2腰椎左侧，斜向右下方至右骶髂关节的前方。提起横结肠，可观察到横结肠系膜根连于腹后壁，起自结肠右曲，止于结肠左曲。在左髂窝内提起乙状结肠，可见乙状结肠系膜根附于左髂窝和骨盆左后壁。在右髂窝处将回肠末段推向左侧，先找到盲肠，再提起阑尾，可见三角形的阑尾系膜，在系膜游离缘处观察阑尾血管。

（4）观察韧带 上提右肋弓，将肝推向下方，用手触摸附于肝膈面呈横向走行的冠状韧带和左、右三角韧带，以及前后方向走行的镰状韧带及位于其游离缘内的肝圆韧带。将胃底推向右侧，可用手触摸连于胃底与脾门之间的胃脾韧带，在脾门与左肾前面之间可摸到脾肾韧带，在脾的前端确认脾结肠韧带。将横结肠向上翻，在十二指肠空肠曲的上后壁与右膈脚之间摸认十二指肠悬韧带。

3. 探查膈下间隙　将左手伸入肝右叶与膈之间，探查右肝上间隙。再将右手伸入肝左叶与膈之间，探查左肝上间隙（又可分为左肝上前间隙和左肝上后间隙，两者之间有左三角韧带）。将肝向上翻，将手伸入肝右叶后下方与右肾之间，探查右肝下间隙（肝肾隐窝）。左肝下前间隙的境界是：上为肝左叶脏面，下为横结肠及其系膜，右为肝圆韧带，后为胃和小网膜。左肝下后间隙即网膜囊，见前所述。

4. 观察结肠下区的腹膜间隙　将空、回肠及其系膜推向左侧，可见肠系膜根、升结肠、横结肠及其系膜右 2/3 部之间共同围成三角形间隙，为右肠系膜窦，由于下方有回肠末端相阻隔，故向下不与盆腔相通。将空、回肠及其系膜全部推向右侧，可见肠系膜根、横结肠及其系膜的左 1/3 部、降结肠、乙状结肠及其系膜之间共同围成斜方形间隙，为左肠系膜窦，此窦向下经小骨盆口通向骨盆腔。用手指沿升结肠与右侧腹壁之间的右结肠旁沟上、下滑动，可见此沟向上通右肝下间隙，向下经右髂窝达骨盆腔。将手伸入降结肠与左侧腹壁之间的左结肠旁沟，沿此沟向上探查，至结肠左曲附近可被膈结肠韧带所阻隔，故左结肠旁沟与结肠上区不相通；将手沿左结肠旁沟向下探查，绕过乙状结肠及其系膜，向下通盆腔。

5. 探查腹膜陷凹　在男尸，探查位于直肠和膀胱之间的直肠膀胱陷凹；在女尸，探查位于直肠与子宫之间的直肠子宫陷凹和位于子宫与膀胱之间的膀胱子宫陷凹，体会直立位时直肠子宫陷凹为女性腹膜腔的最低点。

6. 观察腹前壁下份的腹膜皱襞和隐窝　在腹前壁下份内表面观察脐正中襞、脐内侧襞、脐外侧襞及膀胱上窝、腹股沟内侧窝、腹股沟外侧窝。可剥去壁腹膜，进一步观察其覆盖的结构。

（二）解剖结肠上区的结构

1. 解剖胃的血管、淋巴结及神经

（1）尽量将肝前缘向上拉起，以显露胃小弯侧的小网膜。沿胃小弯中份剖开小网膜，找到胃左动脉及与其伴行的胃左静脉（胃冠状静脉），沿胃小弯向左上方修洁这两条血管至贲门处，并观察至食管的分支，注意沿胃左动脉分布的胃左淋巴结及贲门旁淋巴结。

（2）沿胃小弯向右清理出胃右动、静脉和沿胃右血管分布的胃右淋巴结，经幽门上缘追踪胃右动脉至肝十二指肠韧带，可见胃右动脉发自肝固有动脉，胃右静脉注入肝门静脉。

（3）将胃尽量向下拉，从贲门处继续清理胃左动脉至网膜囊后壁，可见其起自腹腔干，其周围有腹腔淋巴结环绕。小心修洁胃左静脉，可见此静脉经腹腔干前方行向右下，与肝总动脉伴行，经网膜孔下方进入肝十二指肠韧带，注入肝门静脉。

（4）在胃大弯的下方约 1cm 处，横行剖开大网膜，仔细解剖并修洁胃网膜左、右动脉及其吻合支。向右侧修洁胃网膜右动脉，直到幽门下方，追寻其发自胃十二指肠动脉的起端。修洁血管时应注意沿其下方排列的胃网膜右淋巴结。向左侧修洁胃网膜左动脉至脾门处，可见它起自脾动脉，辨认其周围的胃网膜左淋巴结。再修洁由脾动脉或其脾支发出的 2~4 支胃短动脉，此动脉向上经胃脾韧带分布于胃底。

（5）将胃小弯拉向前下方，在食管下端、贲门前方的浆膜下，分离出迷走神经前干及其发出的肝支和胃前支。在食管下端、贲门后方的浆膜下，分离出迷走神经后干及其发出的腹腔支和胃后支。在胃小弯侧，沿胃前支继续向幽门处解剖并观察其终末支的"鸦爪"形分支。

2. 解剖脾、胰和十二指肠上部的动脉　将胃向上翻，在胰的上缘清理出脾动脉，并追踪其至腹腔干，脾动脉向左行沿途向下发出胰支，至脾门附近可见脾动脉发出胃网膜左动脉、胃短动脉和数条脾支入脾门。从腹腔干向右，分离肝总动脉，修洁其发出的胃十二指肠动脉，可见其经十二指肠上部后方，沿胆总管左侧下行，分出胃网膜右动脉和胰十二指肠上动脉。胰十二指肠上动脉走行于胰头和十二指肠降部之间的沟内，沿此沟向两侧发出分支供应胰头和十二指肠上部。

3. 解剖肝十二指肠韧带和胆囊　纵行剖开肝十二指肠韧带，可见肝门静脉及其左前方的肝固有动脉和右前方的胆总管。清理肝门静脉及观察其属支，并追踪至肝门处分为左、右支进入肝门。解剖肝固有动脉，向上追踪至肝门处分左、右支进入肝门。从肝的胆囊窝中将胆囊稍加分离，分别辨认胆囊的底、体、颈和管，观察胆囊管以锐角与肝总管汇合成胆总管。观察由胆囊管、肝总管和部分肝右叶脏面构成的胆囊三角，三角内寻找胆囊动脉并追踪它的起点是否为肝固有动脉右支（肝右动脉）。最后，沿胆总管起始部向肝门方向逐一修洁肝总管及肝左、右管。

（三）解剖结肠下区的结构

1. 辨认各段肠管　首先辨认结肠和盲肠的结肠带、结肠袋和肠脂垂，并以此区别大肠和小肠。再根据位置辨认结肠各部，其中横结肠和乙状结肠有系膜。以盲肠的前结肠带为标志，向下追踪阑尾的根部及阑尾。以位置、管径和血管弓的多少等来区别空肠和回肠。

2. 解剖肠系膜上动、静脉　剥离胰表面的腹膜，在其下缘可显露脾静脉和肠系膜下静脉。在肠系膜下静脉的右侧为十二指肠空肠曲，沿此曲的右缘，纵行切开腹膜，便可找到经胰与十二指肠水平部之间浅出的肠系膜上动脉。将大网膜、横结肠及其系膜向上翻开，将全部小肠推向左侧，暴露肠系膜根，小心分离并切开肠系膜根全长，解剖肠系膜上动、静脉各级分支和属支。肠系膜上动脉多平第 1 腰椎水平或在腹腔干起点的稍下方起自腹主动脉。沿肠系膜上动脉的左缘解剖出 12 ~ 18 条空肠、回肠动脉，观察空肠、回肠血管弓的配布情况。沿肠系膜上动脉的右缘解剖出回结肠动脉、右结肠动脉和中结肠动脉。仔细追踪阑尾动脉的起始和走行于阑尾系膜内的情况及各动脉之间的吻合情况。

3. 解剖肠系膜下动、静脉　将全部小肠袢推向右侧，在十二指肠空肠曲的左侧，可找到一个纵形的腹膜皱襞，切开此腹膜皱襞后，可清晰见到肠系膜下静脉，向上追踪该静脉注入脾静脉，向下追踪该静脉收纳降结肠、乙状结肠和直肠上部的静脉血。在肠系膜下静脉的左侧，找出肠系膜下动脉，可见其平第 3 腰椎水平起自腹主动脉，修洁本干后，从其左侧壁自上而下修洁由其发出的左结肠动脉上、下支和乙状结肠动脉，再找出该动脉的终支直肠上动脉。

（四）解剖腹膜后隙的结构

1. 解剖腹后壁的血管、淋巴结和神经丛 剔除腹后壁残存的壁腹膜，追踪和清理腹主动脉的成对脏支和壁支，即肾上腺中动脉、肾动脉、睾丸（或卵巢）动脉、膈下动脉、4 对腰动脉及其伴行静脉等。剥去腹后壁中线附近的肾前筋膜，解剖腹主动脉和下腔静脉周围的淋巴结后将其剥除，小心修洁腹腔干和肠系膜上、下动脉的根部，观察腹腔神经节，肠系膜上、下神经节，腹腔丛，以及相应的淋巴结等。

2. 解剖肾及其周围结构 在肾前方，切开肾前筋膜后，观察脂肪囊各部的差异。解剖一侧肾蒂，观察肾动脉、肾静脉和肾盂的排列关系。将肾动脉、肾静脉分别修洁至腹主动脉和下腔静脉处，观察左、右侧的不同。清理左、右侧肾的上端，暴露肾上腺，观察左、右肾上腺形态的不同，并仔细小心寻找来源不同的肾上腺上、中、下动脉，于肾上腺前面找出肾上腺静脉，沿此追踪至其注入下腔静脉或左肾静脉处。在右肾下端切断右输尿管和肾蒂各结构，取出右肾，在肾表面切开纤维囊，剥离一小块纤维囊，观察此囊与肾实质的贴附情况。用手术刀经肾门以连续拉切方式将肾沿冠状面切成前大、后小的两半，观察肾窦内结构及其内部结构。

3. 解剖腰交感干 沿腰大肌内侧缘与脊柱之间清理腰交感干，观察腰交感干上的神经节和交通支。左腰交感干与腹主动脉左缘相邻，其下端位于左髂总静脉的后面。右腰交感干的前面常被下腔静脉覆盖，其下端位于右髂总静脉的后面。

4. 探查膈的裂孔和薄弱区 剥离膈下腹膜及膈下筋膜，在第 2 和第 3 腰椎前方寻找左、右膈脚，探查膈的起点、胸肋三角和腰肋三角的位置和构成，查找腔静脉孔、食管裂孔和主动脉裂孔并观察其通过的结构。

5. 解剖左右腰干、肠干和乳糜池 在腹主动脉上部两侧的腰淋巴结中找出较大的淋巴管，并将腹主动脉翻向左侧，沿淋巴管向上追踪，查看在腹主动脉后方合成较大的左、右腰干。在第 1 腰椎水平，左、右腰干合成乳糜池，向上追踪至主动脉裂孔，找到与之相连的胸导管。然后，在腹腔干、肠系膜上动脉根部周围的淋巴结中，寻找较粗大的淋巴管，并沿此追踪至其汇合成较大的肠干，追踪肠干至注入乳糜池处。

复习思考题

一、名词解释

腹直肌鞘　腹股沟三角　腹股沟镰　网膜囊　腹膜后隙　胃床　肝门及肝蒂　肝胰壶腹　十二指肠悬肌　肾门及肾蒂

二、问答题

1. 经腹直肌切口、白线切口进入腹膜腔分别经过哪些层次结构？
2. 试述腹股沟管的位置、二口、四壁及其内容，在进行疝修补手术时应注意哪些神经和血管？

3. 供应胃的动脉有哪些？各位于什么韧带内？

4. 胰头癌患者为何出现黄疸、腹水、下肢水肿及肠梗阻等症状？

5. 脾切除术要切断哪些韧带？结扎哪些血管？

6. 阑尾的位置有哪些？其根部的体表投影和麦氏点的切口层次如何？

7. 简述肾的位置、毗邻和被膜。

8. 如何鉴别腹股沟斜疝和直疝？

9. 运用解剖学知识解释为何睾丸静脉曲张易发生在左侧。

第五章　盆部与会阴

导　学

1. **掌握**　盆部与会阴的体表标志；盆膈和尿生殖膈的构成及其穿经的结构；直肠的位置、形态结构及毗邻；肛门内、外括约肌的位置和作用，坐骨肛门窝的位置、组成、内容及其意义；子宫的韧带和淋巴回流。

2. **熟悉**　膀胱、前列腺、卵巢、输卵管的位置、毗邻及其形态结构；肛直肠环和会阴中心腱的构成、作用及其临床意义。

第一节　盆部与会阴概述

一、境界与分区

盆部 pelvis 位于躯干的下部，由骨盆、盆壁、盆底和盆腔脏器组成，上接腹部，下连臀部和股部。骨盆是盆部的支架，内衬盆壁肌和筋膜，骨盆上口通向腹腔，骨盆下口由盆底肌和筋膜封闭。骨与肌共同围成盆腔，内有消化、泌尿和生殖系统的部分器官。

会阴 perineum 是指盆膈以下封闭骨盆下口的全部软组织，亦称**广义会阴**。会阴境界略呈菱形，前角为耻骨联合下缘，后角为尾骨尖，两侧角为坐骨结节，前外侧界为坐骨支和耻骨下支，后外侧界为骶结节韧带。会阴以两侧坐骨结节之间的连线为界分为前、后两个三角区，前方为**尿生殖区 urogenital region**，男性有尿道通过，女性有尿道和阴道通过。后方为**肛区 anal region**，肛门开口于此（图 5－1）。**狭义会阴**在男性是指阴囊根与肛门之间的软组织，在女性是指阴道前庭后端与肛门之间的软组织，又称**产科会阴**。

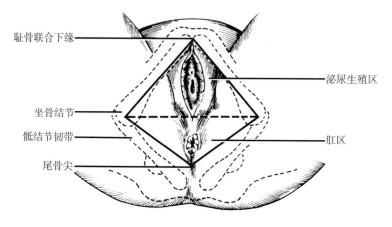

图 5-1　会阴分区（女性）

二、表面解剖

在腹前正中线下端可触及**耻骨联合 pubic symphysis** 上缘，两侧的锐嵴为**耻骨嵴 pubic crest**。耻骨嵴外侧的突起是**耻骨结节 pubic tubercle**。在腹部外下方可触及**髂嵴 iliac crest** 全长，其前端为**髂前上棘 anterior superior iliac spine**，后端为**髂后上棘 posterior superior iliac spine**。髂前上棘与耻骨结节之间连有**腹股沟韧带**，是腹部与股部的分界。会阴部的**坐骨结节 ischial tuberosity**、**耻骨弓 pubic arch** 和**尾骨尖**也可触及，是产科常用的骨性标志。

第二节　盆　　部

一、盆壁肌

覆盖在骨性盆壁内面的肌肉为盆壁肌，主要有闭孔内肌和梨状肌（图 5-2）。**闭孔内肌 obturator internus** 位于盆侧壁的前份，起自闭孔膜内面及其周围骨面，肌束汇集成腱，出坐骨小孔，止于股骨转子窝。**梨状肌 piriformis** 位于盆侧壁的后份，起自第 2~4 骶前孔外侧，肌束向外穿经坐骨大孔至臀区，止于股骨大转子，该肌与坐骨大孔之间分别有梨状肌上孔和梨状肌下孔，血管神经可经此两孔进出盆腔。

二、盆底肌与盆膈

盆底肌主要有肛提肌和尾骨肌（图 5-3）。这两块扁肌和覆盖其上、下面的筋膜共同构成**盆膈 pelvic diaphragm**。其上表面的筋膜称**盆膈上筋膜 superior fascia of pelvic diaphragm**，下表面的筋膜称**盆膈下筋膜 inferior fascia of pelvic diaphragm**。盆膈封闭骨盆下口的大部分，仅在其前方两侧肛提肌的前内侧缘之间留有一间隙称**盆膈裂孔**，由尿生殖膈封闭。盆膈有支持和固定盆腔脏器的作用，并可与腹肌、膈肌协同增加腹内压。

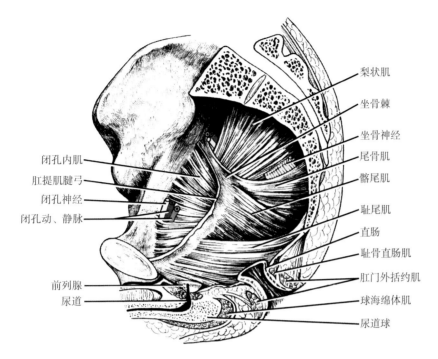

图 5 - 2 盆壁肌（正中矢状面）

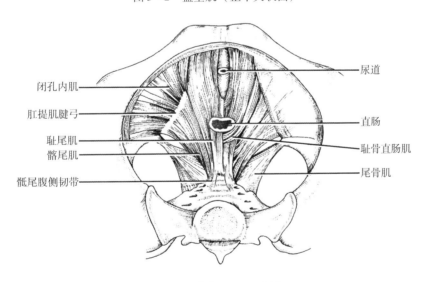

图 5 - 3 盆底肌（上面观）

（一）肛提肌

肛提肌 levator ani 为一对四边形的扁薄肌，起自耻骨后面与坐骨棘之间的**肛提肌腱弓 tendinous arch of levator ani**，纤维向下、向后、向内止于会阴中心腱、直肠壁、尾骨和肛尾韧带，左右联合呈漏斗状。按其纤维起止和排列，可将其分为以下 4 部分（图 5－3）。

1. 前列腺提肌 levator prostatae（女性为**耻骨阴道肌 pubovaginalis**） 起自耻骨盆

面和肛提肌腱弓前份，肌纤维水平向后夹持前列腺尖两侧，止于会阴中心腱，有固定前列腺的作用。在女性此肌纤维向后夹持尿道和阴道的两侧，并与尿道壁及阴道壁的肌纤维交织，止于会阴中心腱，有固定和收缩阴道的作用。

2. 耻骨直肠肌 puborectalis 起自耻骨盆面和肛提肌腱弓前份，肌纤维向后经前列腺（女性经阴道）侧面，绕过直肠与肛管交界处两侧和后方，止于肛管侧壁、后壁和会阴中心腱，与对侧的肌束汇合构成"U"形肌环，还有部分纤维与肛门外括约肌深部的纤维相融合。此肌是肛直肠环的主要组成部分，有括约肛门的作用。

3. 耻尾肌 pubococcygeus 起自耻骨盆面和肛提肌腱弓中份，止于骶、尾骨侧缘及肛尾韧带，有固定直肠及协助排便的作用。

4. 髂尾肌 iliococcygeus 起自肛提肌腱弓后份和坐骨棘盆面，止于尾骨侧缘和肛尾韧带，有固定直肠的作用，在女性有缩小阴道的作用。

（二）尾骨肌

尾骨肌 coccygeus 位于肛提肌的后方，呈三角形，紧贴骶棘韧带的上面，起自坐骨棘盆面，止于尾骨和骶骨下部的侧缘。

三、盆筋膜及筋膜间隙

（一）盆筋膜

盆筋膜 pelvic fascia 是腹内筋膜的直接延续，可分为盆壁筋膜和盆脏筋膜两部分。

1. 盆壁筋膜 parietal pelvic fascia 又称盆筋膜壁层，覆盖在盆壁的内表面，上与腹内筋膜相延续。位于骶骨前方的部分为**骶前筋膜**；覆盖在梨状肌内表面的部分为**梨状肌筋膜**；覆盖在闭孔内肌内表面的部分为**闭孔筋膜**。耻骨体盆面至坐骨棘的闭孔筋膜呈线形增厚，称**肛提肌腱弓**，为肛提肌和盆膈上、下筋膜提供起点和附着处。覆盖在肛提肌和尾骨肌上面的部分为**盆膈上筋膜**，其前方和两侧附着于肛提肌腱弓，后方与梨状肌筋膜和骶前筋膜相延续。覆盖在肛提肌和尾骨肌下面的部分为**盆膈下筋膜**，其前端附着于肛提肌腱弓，后端与肛门外括约肌的筋膜相融合，构成了坐骨肛门窝的内侧壁。

2. 盆脏筋膜 visceral pelvic fascia 也称盆筋膜脏层，在盆腔脏器穿过盆膈或尿生殖膈时，由盆壁筋膜向上反折，呈鞘状包裹脏器形成（图5-4、图5-5）。包裹前列腺的部分称**前列腺鞘** fascial sheath of prostate；前列腺鞘向上延续包裹膀胱的部分为**膀胱筋膜**；包裹直肠的部分为**直肠筋膜**。盆脏筋膜向下与盆膈上筋膜相移行。男性，直肠与膀胱、前列腺、精囊及输精管壶腹之间形成**直肠膀胱隔**；女性，直肠与阴道之间形成**直肠阴道隔**。此外，盆脏筋膜还伸入阴道与膀胱、尿道之间，分别形成**膀胱阴道隔**和**尿道阴道隔**。盆脏筋膜也包括一些韧带，它们由血管、神经及周围结缔组织形成，如子宫主韧带、子宫骶韧带和直肠侧韧带等，有维持脏器位置的作用。

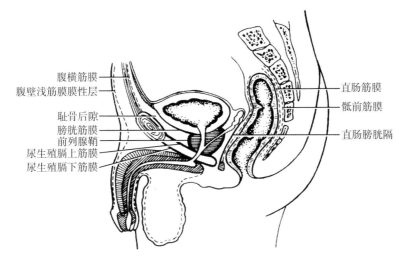

图 5 - 4　男性盆筋膜（正中矢状面）

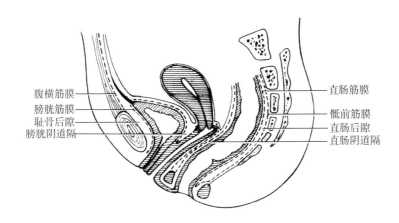

图 5 - 5　女性盆筋膜（正中矢状面）

（二）盆筋膜间隙

盆筋膜与覆盖盆腔的腹膜之间分成许多筋膜间隙，其中比较重要的有（图 5 - 4，图 5 -5）：

1. 耻骨后隙 retropubic space　又称**膀胱前隙**，位于耻骨联合与膀胱之间，正常为大量的疏松结缔组织所占据。耻骨骨折时可能在此隙内发生血肿。如损伤膀胱前壁或尿道前列腺部时，尿液可以渗入此间隙内，并可向腹前外侧壁或其他盆筋膜间隙扩散。经膀胱腹膜外手术、子宫下段手术和耻骨上腹膜外引流术等，均要通过此间隙进行。

2. 直肠周间隙 pararectal space　位于直肠周围，前方以直肠膀胱隔（女性为直肠阴道隔）为界，借直肠侧韧带分为前外侧部和后部。前外侧部位于直肠壶腹下部的两侧，宽大充满脂肪组织。后部常称为**直肠后隙 retrorectal space**（**骶前间隙**），为骶前筋膜与直肠筋膜之间的疏松结缔组织，其下方有盆膈封闭，上方越过骶骨岬与腹膜后隙相延续。腹膜后充气造影术即经尾骨旁进针，空气注入直肠后隙后上升到腹膜后隙。

四、盆腔脏器

（一）直肠

1. 位置和毗邻　直肠 rectum 位于盆腔后部，上平第 3 骶椎高度接乙状结肠，向下穿盆膈延续为肛管，全长约 16cm。直肠后面借疏松结缔组织与骶骨、尾骨和梨状肌相邻，其间有骶正中血管、骶外侧血管、骶静脉丛、骶丛、骶交感干、奇神经节等。直肠两侧的上部为腹膜形成的直肠旁窝，下部与盆丛、直肠上血管、直肠下血管和肛提肌相邻。

直肠前面结构的毗邻关系，男、女性有很大差别。在男性，直肠膀胱陷凹底以上，直肠与膀胱底上部和精囊相隔两层腹膜；底以下直肠借直肠膀胱隔与膀胱底下部、精囊、前列腺、输精管壶腹和输尿管盆部相邻。在女性，直肠子宫陷凹底以上，直肠与子宫颈和阴道穹后部相隔两层腹膜；底以下直肠借直肠阴道隔与阴道后壁相邻。临床直肠指检时，可扪及直肠前面结构的毗邻关系。

2. 血管和淋巴结　直肠由直肠上动脉、直肠下动脉和骶正中动脉分布，彼此间有吻合（图 5-6）。**直肠上动脉 superior rectal artery** 为肠系膜下动脉的直接延续，在下行至第 3 骶椎平面，分为左、右两支，经直肠侧壁进入直肠，分布于直肠上部。**直肠下动脉 inferior rectal artery** 起自髂内动脉前干，行向内下，分布于直肠下部。骶正中动脉起自腹主动脉末端的后面，发出小支经直肠后面分布于直肠后壁。直肠的静脉先在直肠肌层和黏膜下层内形成直肠静脉丛，再由直肠静脉丛汇集成直肠上静脉、直肠下静脉和肛静脉，均与同名动脉伴行。

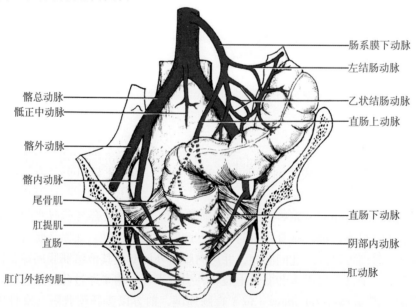

图 5-6　直肠和肛管的动脉

直肠壁外有**直肠旁淋巴结 pararectal lymph nodes**，其上份的输出淋巴管沿直肠上血管至**直肠上淋巴结和肠系膜下淋巴结**；下份的输出淋巴管向两侧沿直肠下血管注入**髂**

内淋巴结；部分输出淋巴管向后注入**骶淋巴结**；还有部分输出淋巴管穿肛提肌至坐骨肛门窝，随肛血管和阴部内血管至**髂内淋巴结**（图5-7）。淋巴管是直肠癌主要的扩散途径，外科手术彻底清除收纳直肠淋巴的淋巴结是根治直肠癌的重要措施之一。

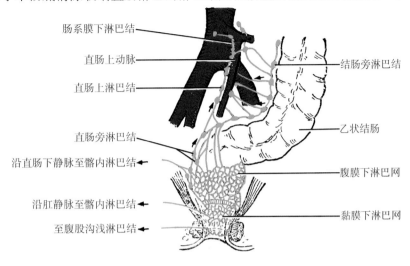

肠系膜下淋巴结
直肠上动脉
直肠上淋巴结
直肠旁淋巴结
沿直肠下静脉至髂内淋巴结
沿肛静脉至髂内淋巴结
至腹股沟浅淋巴结
结肠旁淋巴结
乙状结肠
腹膜下淋巴网
黏膜下淋巴网

图5-7　直肠和肛管的淋巴引流

（二）膀胱

1. 位置和毗邻　膀胱 urinary bladder 位于盆腔前部，空虚时呈三棱锥体形，膀胱尖不超出耻骨联合上缘。膀胱充盈时呈卵圆形，膀胱尖上升至耻骨联合上缘以上，此时腹膜反折处随之上移，膀胱前外侧壁直接贴腹前壁（图5-8）。临床常利用这种解剖关系，在耻骨联合上缘之上进行膀胱穿刺或行手术切口，可避免伤及腹膜。膀胱体上面有腹膜覆盖，下外侧面紧贴耻骨后隙的疏松结缔组织、肛提肌和闭孔内肌。男性膀胱底上部借直肠膀胱陷凹与直肠相邻，下部与精囊和输精管壶腹相贴；膀胱颈与前列腺相接。女性膀胱底与子宫颈和阴道前壁相贴，膀胱颈与尿生殖膈相邻。

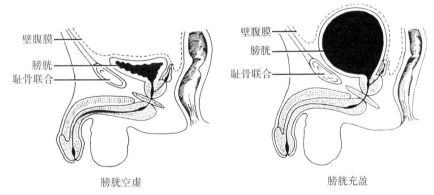

壁腹膜
膀胱
耻骨联合

壁腹膜
膀胱
耻骨联合

膀胱空虚　　　　膀胱充盈

图5-8　膀胱的位置变化

2. 血管和淋巴结　膀胱上动脉 superior vesical artery 起自髂内动脉前干，向下走行，分布于膀胱上、中部。**膀胱下动脉 inferior vesical artery** 亦起自髂内动脉前干，沿盆侧壁行向下，分布于膀胱下部、精囊、前列腺和输尿管盆部等。膀胱的静脉在膀胱下部周围形成**膀胱静脉丛**，最后汇集成膀胱上、下静脉，再汇入髂内静脉。

　　膀胱前部的淋巴管注入髂外淋巴结；膀胱三角和膀胱后部的淋巴管大部分注入髂外淋巴结，亦有少数沿膀胱血管注入髂内淋巴结和髂总淋巴结。

（三）输尿管盆部和壁内部

1. 盆部　为输尿管跨越髂血管处至膀胱壁的一段。输尿管盆部位于盆侧壁的腹膜下面，行经髂内血管、腰骶干和骶髂关节的前方，向后下走行，继而经过膀胱上动脉起始段、闭孔血管神经的内侧，在坐骨棘平面，转向前内穿入膀胱底的外上角。男性输尿管盆部到达膀胱底的外上角之前，输精管在其前上方由外侧向内侧越过，然后输尿管经输精管壶腹与精囊之间到达膀胱底。女性输尿管盆部位于卵巢的后下方，在经子宫阔韧带基底部至子宫颈外侧约2cm处，有子宫动脉从前上方跨过。手术结扎子宫动脉时，切勿损伤输尿管（图5-9）。

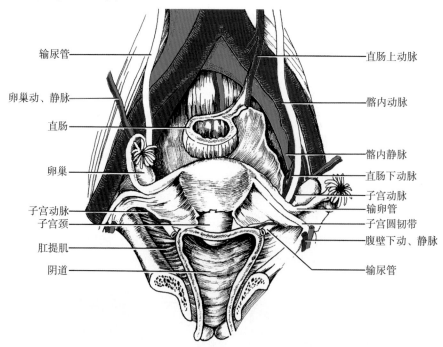

图5-9　输尿管盆部与子宫动脉的关系

2. 壁内部　为输尿管向内下斜穿膀胱壁的一段，此段长约1.5cm，是输尿管最狭窄处，也是常见的结石滞留部位。

（四）前列腺

1. 位置和毗邻　前列腺 prostate 位于膀胱颈和尿生殖膈之间。前列腺底的前部有尿道穿入，后部有左、右射精管向前下穿入。前列腺尖两侧有前列腺提肌绕过，尿道从尖部穿出。前列腺体的前面有耻骨前列腺韧带，连接前列腺鞘与耻骨盆面；后部平坦，借直肠膀胱隔与直肠壶腹相邻。直肠指检时，向前可扪及前列腺（图5-4、图5-10）。

　　2. 被膜　前列腺实质表面包裹一层薄的纤维肌性组织，称**前列腺囊**。囊外有前列腺鞘，鞘的前方和两侧有前列腺静脉丛。前列腺静脉丛接受阴茎背深静脉，并有交通支与膀胱静脉丛吻合，经膀胱下静脉汇入髂内静脉。前列腺的血供来源较多，接受阴部内动脉、膀胱下动脉和直肠下动脉的分支。

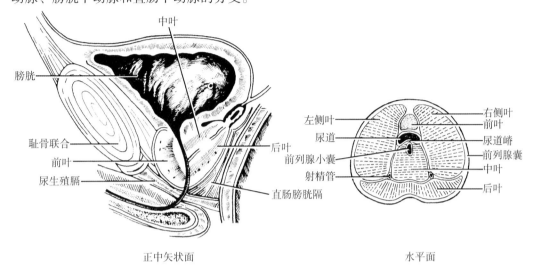

图5-10　前列腺的位置与分叶

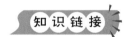

前列腺分叶与前列腺肥大

　　前列腺一般分为五叶：前叶、中叶、后叶、左侧叶和右侧叶（图5-10）。前叶较小，位于尿道前列腺部的前方，临床无意义。中叶呈楔形，位于尿道的后方，后叶前方和左、右侧叶之间，恰在尿道前列腺部与射精管之间。后叶位于射精管、中叶和左、右侧叶的后方，很少发生肥大，却是前列腺癌的好发部位。左、右侧叶分别位于尿道前列腺部和中叶的两侧，后叶侧部的前方。

　　小儿的前列腺甚小，性成熟期迅速生长。45岁以后，男性随着年龄的增加，前列腺内的腺组织逐渐退化萎缩，结缔组织增生，则易形成前列腺肥大。前列腺肥大是衰老的一个信息，多发生于中叶，少数发生于左、右侧叶。当中叶肥大向上发展时，尿道内口后方的黏膜隆起，增生到一定程度可引起尿道阻塞，发生排尿困难，甚至造成急性尿潴留。直肠指诊检查可发现前列腺明显增大。左、右侧叶的肥大亦可从两侧压迫尿道，引起排尿困难。一部分患者的前列腺左、右侧叶增大并不明显，但后正中沟消失，提示增生出现在中叶。

（五）子宫

1. 位置和毗邻   子宫 uterus 位于盆腔中部，膀胱与直肠之间（图 5 – 5）。直立时，子宫体几乎呈水平位，子宫底伏于膀胱后上方，子宫颈在坐骨棘平面以上。正常成人子宫呈**前倾前屈位**：前倾指子宫长轴与阴道长轴之间形成一个向前开放的角度（约 90°）；前屈是子宫体与子宫颈之间形成一个向前开放的钝角（约 170°）。若先天性发育不良，或炎症粘连、肿瘤压迫等原因，可造成子宫病理性前屈、后倾或后屈。

子宫前面隔膀胱子宫陷凹与膀胱上面相邻，子宫颈阴道上部的前方借膀胱阴道隔与膀胱底相邻。子宫后面借直肠子宫陷凹及直肠阴道隔与直肠相邻。直肠子宫陷凹适对阴道穹后部，故直肠指检可扪及子宫颈和子宫体下部。

2. 血管和淋巴   子宫动脉 uterine artery 起自髂内动脉前干，沿盆侧壁向前内下方走行，进入子宫阔韧带基底部，在距子宫颈外侧约 2cm 处，横向越过输尿管盆部的前上方，至子宫颈侧缘后，沿子宫两侧缘迂曲上行。外科手术结扎子宫动脉时，要特别注意不要损伤输尿管。子宫动脉在子宫颈外侧向下发出阴道支，分布于阴道上部。主干行至子宫角处即分为输卵管支和卵巢支（图 5 – 11）。**子宫静脉丛**位于子宫两侧，该丛汇集成子宫静脉，注入髂内静脉。

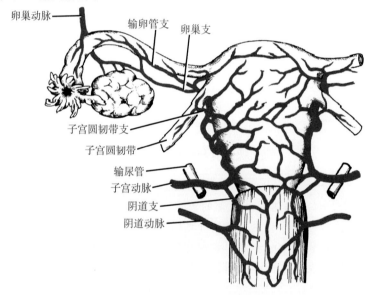

图 5 – 11   女性内生殖器的动脉

子宫底和子宫体上部的多数淋巴管沿卵巢血管上行，注入髂总淋巴结和腰淋巴结。子宫底两侧的一部分淋巴管沿子宫圆韧带注入腹股沟浅淋巴结。子宫体下部及子宫颈的淋巴管沿子宫血管注入髂内淋巴结或髂外淋巴结，一部分淋巴管向后沿子宫骶韧带注入骶淋巴结（图 5 – 12）。盆腔脏器的淋巴管之间均有直接或间接的吻合，因此，子宫癌患者常有盆腔内广泛的转移。

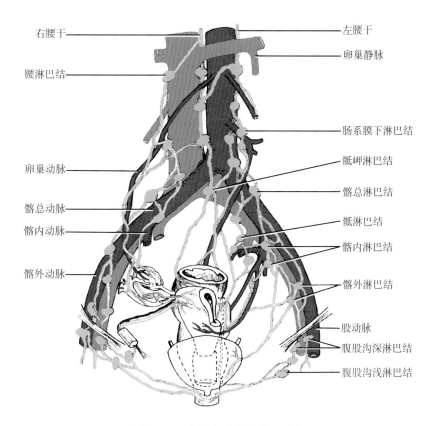

图 5 – 12　女性生殖器的淋巴引流

（六）卵巢

卵巢 ovary 位于髂内、外动脉夹角处的卵巢窝内，窝的前界为脐外侧韧带，后界为髂内动脉和输尿管。卵巢的后缘游离，前缘中部有血管神经出入处称卵巢门，并借卵巢系膜连于子宫阔韧带的后叶；卵巢下端借卵巢固有韧带与同侧子宫角相连，其上端以卵巢悬韧带连于盆侧壁，该韧带内有卵巢血管、淋巴管及神经丛等。

（七）输卵管

输卵管 uterine tube 位于子宫与盆侧壁之间，子宫阔韧带的上缘内。子宫底外侧短而细直的部分称**输卵管峡**，为输卵管结扎术的部位。输卵管外侧端呈漏斗状膨大，称**输卵管漏斗**。漏斗底部有输卵管腹腔口通向腹膜腔。因此，女性腹膜腔经输卵管腹腔口、输卵管、子宫腔、阴道与外界相通，故感染的可能性大。

输卵管子宫部和峡由子宫动脉的输卵管支供血，壶腹与漏斗则由卵巢动脉的分支供血，彼此间有广泛的吻合（图 5 – 11）。同样，一部分输卵管静脉汇入卵巢静脉，一部分汇入子宫静脉。

（八）阴道

阴道 vagina 上端环绕子宫颈，下端开口于阴道前庭。阴道前壁短，上部借膀胱阴道隔与膀胱底、颈相邻，下部借尿道阴道隔与尿道相邻。后壁较长，上部与直肠子宫陷凹相邻，中部借直肠阴道隔与直肠壶腹相邻，下部与肛管之间有会阴中心腱。如腹膜腔内积脓、积液或积血时，可经阴道穹后部穿刺引流。

五、盆部的血管、神经和淋巴结

（一）动脉

1. 髂外动脉 external iliac artery 起自髂总动脉，沿腰大肌内侧缘下行，穿血管腔隙至股部。髂外动脉起始处的前方有输尿管越过，女性还有卵巢血管越过。男性髂外动脉末段前方有输精管越过，而女性有子宫圆韧带斜向越过。男性的睾丸血管和生殖股神经在其外侧与之伴行（图 5 – 13）。

2. 髂内动脉 internal iliac artery 为盆内的主要动脉，是一短干，长约 4cm，由髂总动脉分出后斜向内下进入盆腔。其前方有输尿管越过，髂内静脉和闭孔神经行于其内侧。一般主干行至坐骨大孔上缘处分为前、后两干，前干分支多至脏器，后干分支多至盆壁。按其分布，它的分支可分为壁支和脏支（图 5 – 13）。

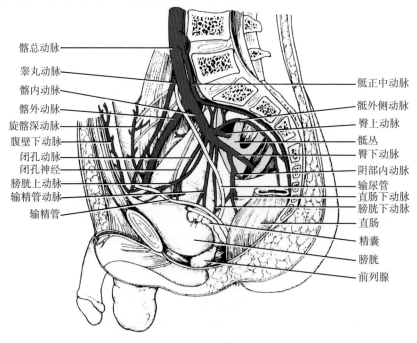

图 5 – 13　盆部的动脉（男性，正中矢状面）

壁支：①**臀下动脉 inferior gluteal artery** 发自前干，向下穿梨状肌下孔至臀部，分布于臀肌和髋关节等。②**闭孔动脉 obturator artery** 发自前干，沿盆侧壁经闭膜管至股部，分布于大腿内收群肌和髋关节。③**髂腰动脉 iliolumbar artery** 发自后干，行向后外，分布于髂腰肌和腰方肌等。④**骶外侧动脉 lateral sacral artery** 发自后干，沿骶前孔内侧下行，分布于梨状肌、尾骨肌和肛提肌等。⑤**臀上动脉 superior gluteal artery** 发自后干，向下穿梨状肌上孔至臀部，分布于臀肌和髋关节。

脏支：主要有膀胱上动脉、膀胱下动脉、子宫动脉、直肠下动脉和阴部内动脉等，各动脉的行程与分布在盆腔脏器和会阴中叙述。

（二）静脉

髂内静脉 internal iliac vein 由盆腔内静脉汇集而成，在骶髂关节前方与髂外静脉汇合成**髂总静脉**（图 5 – 14）。髂内静脉的属支分为壁支和脏支。壁支与同名动脉伴行，收集同名动脉分布区的静脉血。脏支起自盆腔脏器周围的静脉丛，如膀胱静脉丛、直肠静脉丛、男性的前列腺静脉丛、女性的子宫静脉丛和阴道静脉丛等。它们各自汇合成干，注入髂内静脉。

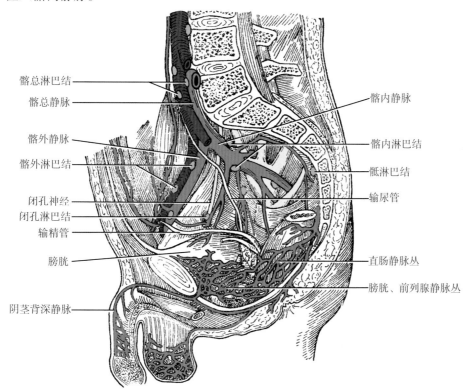

图 5 – 14　盆部的静脉与淋巴结（男性，正中矢状面）

（三）神经

盆部的神经有腰丛的分支、骶丛及其分支和内脏神经（图 5 – 15）。

1. 骶丛 sacral plexus　由第 4 腰神经前支的一部分和第 5 腰神经前支组成的腰骶干、第 1～5 骶神经前支和尾神经前支组成，位于骶前孔外侧，梨状肌前方，髂内动脉后方。其分支主要有：穿梨状肌上孔出盆腔的臀上神经，穿梨状肌下孔出盆腔的臀下神经、坐骨神经、阴部神经等。

2. 骶交感干 sacral sympathetic trunk　由腰交感干延伸而来，沿骶前孔内侧下降，渐向中线靠拢，最后在尾骨前方共同连成单一的**奇神经节 ganglion impar**（尾节）。骶交感干上有 2 ~ 3 个骶交感神经节。

3. 上腹下丛 superior hypogastric plexus 和下腹下丛 inferior hypogastric plexus　上腹下丛又称骶前神经，由腹主动脉丛经第 5 腰椎体前面下降而来。此丛发出的左、右腹下神经行至第 3 骶椎高度，与同侧的盆内脏神经和骶交感节的节后纤维共同组成左、右**下腹下丛**，又称**盆丛 pelvic plexus**。该丛位于直肠、精囊和前列腺（女性为子宫颈和阴道穹）的两侧，膀胱的后方，其纤维随髂内动脉的分支分别形成膀胱丛、前列腺丛、子宫阴道丛和直肠丛等，分布于盆腔脏器。

4. 盆内脏神经 pelvic splanchnic nerves　又称盆神经，较细小，共 3 支，由第 2 ~ 4 骶神经前支中的副交感神经节前纤维组成。此神经加入盆丛，与交感神经纤维一起行走至盆腔脏器，在脏器附近或壁内的副交感神经节交换神经元，节后纤维分布于结肠左曲以下的消化管、盆腔脏器和外阴等。

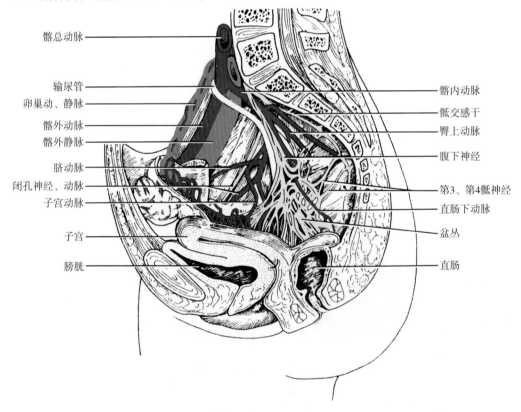

图 5 - 15　盆部的神经（女性，正中矢状面）

（四）淋巴结

1. 髂外淋巴结 external iliac lymph nodes　沿髂外动脉排列，收纳腹股沟浅、深淋巴结的输出淋巴管和脐以下腹前壁的淋巴，还直接收纳膀胱、前列腺和子宫的淋巴（图 5 - 14）。

2. 髂内淋巴结 internal iliac lymph nodes　沿髂内动脉及其分支排列，收纳盆腔脏器、会阴深部、臀部和股后部的淋巴（图 5 – 14）。

3. 骶淋巴结 sacral lymph nodes　沿骶正中动脉和骶外侧动脉排列，收纳盆后壁、直肠、子宫颈和前列腺的淋巴（图 5 – 14）。

上述三组淋巴结的输出淋巴管注入髂总淋巴结，此群淋巴结沿髂总动脉排列，其输出淋巴管注入左、右腰淋巴结。

<h1 style="text-align:center">第三节　会　　阴</h1>

一、肛区

肛区又称肛门三角，有肛管和坐骨肛门窝。

（一）肛管

肛管 anal canal 长约 4cm，上自盆膈处续于直肠，向后下绕尾骨尖终于肛门。前方隔会阴中心腱，男性有尿道膜部和尿道球，女性为阴道下部，后方为肛尾韧带，两侧有坐骨肛门窝。

肛管周围有肛门括约肌，包括肛门内括约肌与肛门外括约肌（图 5 – 16）。

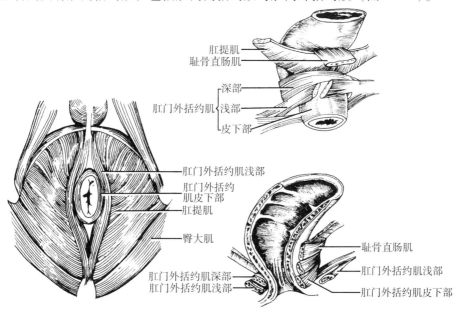

图 5 – 16　肛门括约肌

1. 肛门内括约肌 sphincter ani internus　为肛管壁内的环行肌在肛管上 3/4 处增厚而成，是平滑肌，故不受意志控制，仅有协助排便的作用，无括约肛门的作用。

2. 肛门外括约肌 sphincter ani externus　为环绕肛门内括约肌周围的骨骼肌，按其纤维所在位置，分为皮下部、浅部和深部：①**皮下部**位于肛管下端的皮下，肌束呈环形，前方附着于会阴中心腱，后方附着于肛尾韧带。手术中需要切断此部时，不致引起大便失禁。②**浅部**位于皮下部之上，肌束围绕肛门内括约肌下部，前方附着于会阴中心腱，后方附着于尾骨下部和肛尾韧带。③**深部**肌束呈厚的环行带，围绕肛门内括约肌上部，其深层纤维与耻骨直肠肌混合而不能分隔。其前方的许多肌纤维交叉进入会阴浅横肌，后方的肌纤维多附着于肛尾韧带。

肛直肠环 anorectal ring 是指肛门内括约肌、肛门外括约肌深部和浅部、直肠壁的纵行肌、耻骨直肠肌在肛管直肠移行处形成的强大肌环。此环在肛管的后方和两侧较发达，直肠指检时可触知。此环对括约肛门起主要作用，故手术中如不慎切断此环，可引起大便失禁。

（二）坐骨肛门窝

1. 位置和组成　**坐骨肛门窝 ischiorectal fossa** 位于肛管两侧与坐骨之间，左右各一，为尖朝上、底朝下呈四面锥体形的间隙（图 5-17）。窝尖由盆膈下筋膜与闭孔筋膜汇合而成，窝底由皮肤和浅筋膜覆盖，前壁为尿生殖膈，后壁为臀大肌和骶结节韧带，内侧壁为肛管、肛门内括约肌、肛门外括约肌、肛提肌、尾骨肌和盆膈下筋膜等；外侧壁为坐骨结节、闭孔内肌及其筋膜。该窝向前延伸到肛提肌与尿生殖膈会合处，形成前隐窝；向后延伸至臀大肌、骶结节韧带与尾骨肌之间，形成后隐窝。窝内有大量的脂肪组织，具有弹簧垫的作用，排便时允许肛门扩张，由于窝内脂肪的血供较差，感染时容易形成脓肿或瘘管。

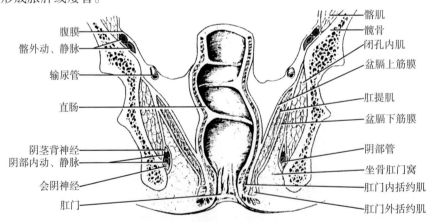

图 5-17　坐骨肛门窝（冠状面）

2. 血管、神经和淋巴　**阴部内动脉 internal pudendal artery** 起自髂内动脉前干，经梨状肌下孔出骨盆，绕过坐骨棘后面，穿坐骨小孔至坐骨肛门窝。主干沿此窝外侧壁上的**阴部管 pudendal canal**（为阴部内血管和阴部神经穿经闭孔筋膜的裂隙，又称 **Alcock 管**）前行。在阴部管内阴部内动脉发出 2~3 支**肛动脉**，分布于肛门周围的肌肉和皮肤。到达阴部管前端时，阴部内动脉分为**会阴动脉**和**阴茎动脉（女性为阴蒂动脉）**进入尿生殖区。**阴部内静脉 internal pudendal vein** 及其属支均与同名动脉伴行，最后汇入髂内静脉。

　　阴部神经 pudendal nerve 由骶丛发出，其行程、分支和分布皆与阴部内血管相同（图 5-18）。若不慎伤及肛神经，将引起肛门外括约肌瘫痪，导致大便失禁。由于阴部神经在行程中绕坐骨棘，故会阴手术时，常将麻药由坐骨结节与肛门连线的中点，经皮刺向坐骨棘下方，以进行阴部神经阻滞。

　　肛管、肛门外括约肌、肛门周围皮下的淋巴汇入腹股沟浅淋巴结，然后至髂外淋巴结。也有部分坐骨肛门窝的淋巴沿肛血管、阴部内血管行走，汇入髂内淋巴结。

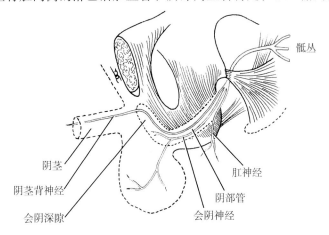

图 5-18　阴部神经的行程和分支

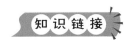

痔

　　临床上将痔分为内痔、外痔和混合痔。齿状线是通过肛柱下端及肛瓣边缘连成锯齿状的环形线，是皮肤与黏膜的交界线。胚胎时期，齿状线是内、外胚层的交界线，故齿状线上、下血管、神经及淋巴来源都不同，是重要的解剖学标志。内痔发生于齿状线以上，由直肠上静脉丛扩张淤血而成，表面为直肠黏膜覆盖，由自主神经支配，故内痔无疼痛感。外痔发生于齿状线以下，由直肠下静脉丛扩张淤血而成，表面为皮肤覆盖，由阴部神经支配，故外痔疼痛敏感。混合痔则跨越齿状线上、下方，由直肠上、下静脉丛扩张淤血而成。

二、男性尿生殖区

尿生殖区又称尿生殖三角，男性此区的层次结构特点明显，具有临床意义。

（一）层次结构

1. 浅层结构　此区皮肤长有阴毛，富有汗腺和皮脂腺。此区浅筋膜与腹前壁脐以

下浅筋膜一样，可分为浅、深两层。浅层为脂肪层，但含脂肪很少。深层为膜性层，又
称**会阴浅筋膜**或 **Colles 筋膜**。会阴浅筋膜前接阴囊肉膜、阴茎浅筋膜和腹壁浅筋膜膜性
层（Scarpa 筋膜），两侧附着于耻骨弓和坐骨结节。此筋膜终于两侧坐骨结节的连线上，
并与尿生殖膈下、上筋膜相愈着，正中线上还与会阴中心腱和男性尿道球中隔相愈着
（图 5 - 19）。

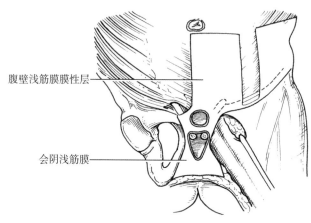

腹壁浅筋膜膜性层

会阴浅筋膜

图 5 - 19　男性会阴浅筋膜

2. 深层结构　包括深筋膜、会阴肌等。此区深筋膜包括浅层的**尿生殖膈下筋膜**和
深层的**尿生殖膈上筋膜**。两层筋膜皆为三角形，几乎呈水平位展开，两侧附着于耻骨
弓。它们的后缘终于两侧坐骨结节连线上，并与会阴浅筋膜一起相互愈着；前缘在耻骨
联合下缘合并增厚，形成**会阴横韧带**。该韧带与耻骨弓状韧带之间的裂缝内有阴茎（阴
蒂）背深静脉穿过。

（1）**会阴浅隙 superficial perineal space**　又称会阴浅袋，位于会阴浅筋膜与尿生殖
膈下筋膜之间的间隙。由于会阴浅筋膜与阴囊肉膜、阴茎浅筋膜、腹壁浅筋膜膜性层相
延续，故向前上方开放，与阴囊、阴茎和腹壁相通。在浅隙内，阴茎海绵体左、右脚附
着于两侧坐骨支和耻骨下支的边缘，脚面覆盖一对**坐骨海绵体肌**。尿道海绵体后端膨大
称**尿道球**，它在正中线上附着于尿生殖膈下筋膜的下表面。尿道球的下表面有**球海绵体
肌**覆盖。一对狭细的**会阴浅横肌**位于浅隙的后份，起自坐骨结节的内侧，横行向内止于
会阴中心腱。**会阴动脉**在此隙内有两条分支：一条为会阴横动脉，较细小，在会阴浅横肌
表面向内侧走行；另一条为阴囊后动脉，分布于阴囊的皮肤和肉膜。**会阴神经**与会阴动脉
伴行进入浅隙，它发出的肌支除支配浅隙内会阴浅横肌、球海绵体肌和坐骨海绵体肌之
外，还支配深隙内的会阴深横肌、尿道括约肌、肛门外括约肌和肛提肌（图 5 - 20）。

（2）**会阴深隙 deep perineal space**　又称会阴深袋，位于尿生殖膈上、下筋膜之间
的间隙。因两层筋膜在前后端都愈合，故此隙为一密闭的间隙。在深隙内的主要结构为
一块三角形的扁肌，称**尿生殖三角肌**。该肌前面的大部分围绕尿道膜部，称**尿道括约肌
sphincter of urethra**；后面的纤维起自坐骨支内侧面，行向内附着于会阴中心腱，称**会
阴深横肌**。尿道括约肌和会阴深横肌与覆盖于它们上、下面的尿生殖膈上、下筋膜共同
构成**尿生殖膈 urogenital diaphragm**。**尿道球腺 bulbourethral gland** 位于尿道膜部后外

侧，埋藏于会阴深横肌内。**阴茎动脉**进入会阴深隙后，发出尿道球动脉和尿道动脉，穿尿生殖膈下筋膜，进入尿道海绵体。其主干分为阴茎背动脉和阴茎深动脉，从深隙进入浅隙，分别行至阴茎的背面和穿入阴茎海绵体。与阴茎动脉和分支伴行的有阴茎静脉和属支。**阴茎背神经**也与阴茎背动脉伴行，至阴茎背面（图 5 - 21）。

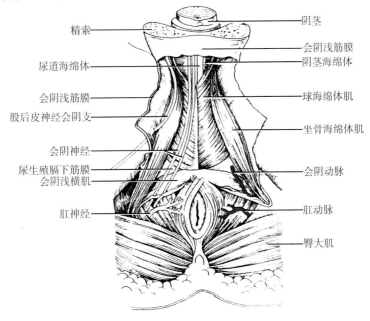

图 5 - 20 男性会阴浅隙的结构

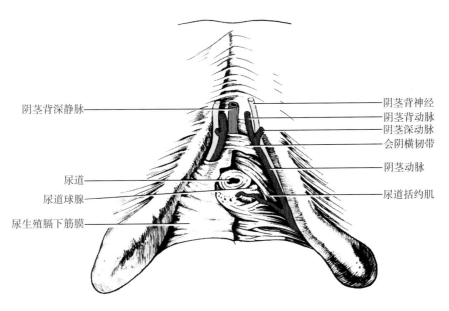

图 5 - 21 男性会阴深隙的结构

（二）阴囊及睾丸、精索的被膜

1. 阴囊 scrotum 是容纳睾丸、附睾和精索下部的囊袋，悬于耻骨联合下方，两侧大腿前内侧之间。阴囊皮肤薄，有少量阴毛。阴囊的浅筋膜内缺乏脂肪，含有平滑肌纤维、致密结缔组织和弹性纤维，称**肉膜 dartos coat**。肉膜与皮肤组成阴囊壁。肉膜在正中线上发出**阴囊中隔**，将阴囊分成左、右两部。平滑肌纤维随外界温度变化而舒缩，以调节阴囊内的温度。

2. 睾丸、精索的被膜 阴囊深面有包裹睾丸、附睾和精索下部的被膜，由外向内依次为：**精索外筋膜、提睾肌、精索内筋膜和睾丸鞘膜**。睾丸鞘膜不包裹精索，可分脏层和壁层，脏层贴于睾丸和附睾的表面，壁层紧贴精索内筋膜内面，在附睾后缘脏、壁两层相互移行，两层之间的腔隙为**鞘膜腔**。若腹膜鞘突上部闭锁不全或鞘膜腔炎症时，可形成鞘膜积液（图 5－22）。

精索 spermatic cord 由输精管、睾丸动脉、蔓状静脉丛、淋巴管和神经等组成。始于腹股沟管深环，止于睾丸上端，其上部位于腹股沟管内，下部位于阴囊内。在阴囊侧壁近阴茎根部易于扪及输精管，它光滑坚实，临床上行输精管结扎术，常在此处进行。

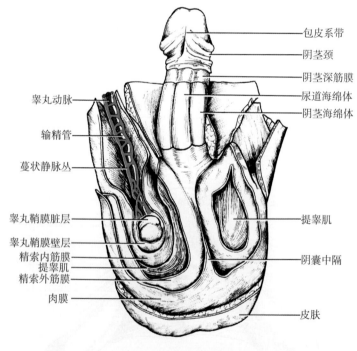

图 5－22　阴囊的层次结构

（三）阴茎

阴茎 penis 的根部被固定在会阴浅隙内。阴茎体和头为可动部，悬于耻骨联合前下方。阴茎体上面称阴茎背，下面称尿道面。尿道面正中有阴茎缝，与阴囊缝相接。

1. 层次结构

（1）皮肤 薄而柔软，有明显的伸缩性，向阴茎头延伸形成双层的皮肤皱襞，即阴茎包皮，其内、外层反折处的游离缘围成包皮口，包皮与阴茎头之间为包皮腔。在阴茎头的腹侧中线上，包皮与尿道外口相连的皱襞称**包皮系带**。行包皮环切术时，注意勿损伤此系带。

（2）**阴茎浅筋膜** 为阴茎的皮下组织，疏松无脂肪，内有阴茎背浅血管和淋巴管。该筋膜向四周分别移行于阴囊肉膜、会阴浅筋膜和腹壁浅筋膜膜性层。

（3）**阴茎深筋膜** 又称 **Buck 筋膜**，包裹 3 条海绵体，其后端至阴茎根部上续白线，在耻骨联合前面有弹性纤维参与形成阴茎悬韧带。阴茎悬韧带对保持阴茎的位置甚为重要，如损伤将会导致阴茎下垂。在阴茎背正中线上，阴茎深筋膜与白膜之间有阴茎背深静脉，静脉两侧向外侧依次为阴茎背动脉和阴茎背神经。故行阴茎手术时，可在阴茎背面施行阴茎背神经阻滞麻醉。

（4）**白膜 albuginea** 分别包裹 3 条海绵体，并在左、右阴茎海绵体之间形成阴茎中隔。

2. 血管和神经 阴茎的血供非常丰富，主要来自**阴茎背动脉**和**阴茎深动脉**，阴茎深动脉由阴茎脚进入阴茎海绵体。阴茎的静脉有阴茎背浅静脉和阴茎背深静脉，前者收集阴茎包皮和皮下的小静脉，经阴部外静脉汇入大隐静脉；后者收集阴茎海绵体和阴茎头的静脉血，向后穿过耻骨弓状韧带与会阴横韧带之间进入盆腔，分左、右支汇入前列腺静脉丛。

阴茎的感觉神经主要为**阴茎背神经**，伴随阴茎背动脉至阴茎背，在阴茎背动脉外侧行向阴茎头。阴茎的内脏神经来自盆丛，其中副交感神经来自盆内脏神经，随血管分布于海绵体的勃起组织，为阴茎勃起的主要神经，故称**勃起神经**。

（四）男性尿道

男性尿道 male urethra 分为前列腺部、膜部和海绵体部，分别穿过前列腺、尿生殖膈和尿道海绵体。临床上将海绵体部称前尿道，膜部和前列腺部称后尿道。

尿道损伤因破裂的部位不同，尿液外渗的范围也不同：①尿道海绵体部破裂，但阴茎深筋膜完好时，渗出尿液可被局限在阴茎范围。②尿道海绵体部破裂，同时阴茎深筋膜也破裂，尿液则可随阴茎浅筋膜蔓延到阴囊和腹前壁。③尿生殖膈下筋膜与尿道球连接的薄弱处破裂（如骑跨伤引起尿道破裂），尿液可渗入会阴浅隙，再向前上进入阴囊、阴茎，并越过耻骨联合扩散到腹前壁。④尿道膜部破裂时，由于此处筋膜坚实，且无缝隙与周围相通，故尿液外渗只限于会阴深隙内。⑤尿道破裂在尿生殖膈以上，尿液可渗入耻骨后隙和直肠后隙内。

三、女性尿生殖区

（一）层次结构

女性生殖器的层次结构基本与男性的相似，有会阴浅筋膜、尿生殖膈下筋膜、尿生殖膈上筋膜和浅、深层会阴肌，并形成浅、深两个间隙（图 5 – 23）。但女性的两个间隙因尿道和阴道通过而被不完全分隔开，故没有男性尿液外渗那样的临床意义。**前庭球**和球海绵体肌一起也被尿道和阴道不完全分开，但前庭大腺位于会阴浅隙内。

女性尿生殖区血管和神经的来源、行程和分布也基本与男性的一致，仅阴茎、阴囊的血管和神经变为阴蒂和阴唇的血管和神经（图 5 - 24）。

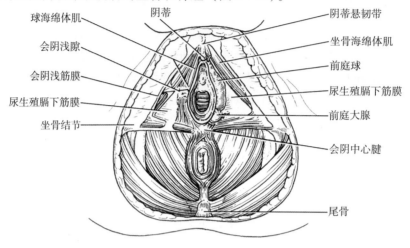

图 5 - 23　女性会阴浅隙的结构

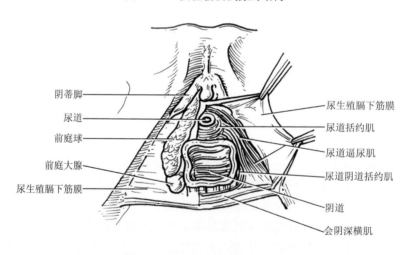

图 5 - 24　女性会阴深隙的结构

（二）女性尿道

女性尿道 female urethra 短而直，长 3 ~ 5cm，较男性的易于扩张。起自尿道内口，向前下方穿过尿生殖膈，开口于阴道前庭。女性尿道在尿生殖膈以上，前面有阴部静脉丛；在尿生殖膈以下，前面与阴蒂脚汇合处相接触。尿道的后面为阴道，两者的壁紧贴在一起。分娩时若胎头在阴道内滞留时间过长，胎头嵌压在耻骨联合下，软产道组织可发生缺血性坏死，产后坏死组织脱落形成尿道阴道瘘，尿液自阴道流出。

(三) 女性外生殖器

耻骨联合前面的皮肤隆起为**阴阜**，阴阜向两侧后外延伸为**大阴唇**，大阴唇内侧的皮肤皱襞为**小阴唇**。两侧小阴唇后端借阴唇系带连接，前端在阴蒂旁分叉，上层行于**阴蒂**上方，与对侧相连形成**阴蒂包皮**，下层在阴蒂下方与对侧连接形成阴蒂系带。阴蒂包皮内有阴蒂头。左、右小阴唇之间为**阴道前庭**，前庭中央有阴道口，口周围有**处女膜**或处女膜痕。阴道口后方与阴唇后连合之间有一陷窝，为阴道前庭窝。尿道外口位于阴道口的前方、阴蒂后方约2cm。

(四) 会阴中心腱

会阴中心腱 perineal central tendon 又称**会阴体**，为纤维肌性组织，男性位于肛门与阴茎根之间，女性位于肛门与阴道前庭后端之间（图5-23）。起止于会阴中心腱的肌肉有：肛门外括约肌、球海绵体肌、会阴浅横肌、会阴深横肌和尿道括约肌（女性为尿道阴道括约肌）和肛提肌，共同对盆底起支撑作用。产妇在分娩时，此处受到很大的张力易于破裂，所以在分娩时常做会阴后侧方的切口，以保护会阴。

第四节　盆部与会阴解剖操作

一、解剖盆部

(一) 观察盆腔脏器与腹膜的关系

首先透过腹膜辨认盆腔脏器的位置排列，然后观察盆腔内腹膜与脏器的关系，辨认腹膜在脏器之间反折所形成的陷凹，以及腹膜形成的皱襞和系膜。观察完男、女性盆腔内腹膜后，小心撕去盆侧壁的腹膜，暂时保留脏器表面的腹膜和子宫阔韧带的两层腹膜。

(二) 追查输尿管、输精管或子宫圆韧带

1. 解剖输尿管　在左髂总动脉下段和右髂外动脉起始部的前方寻找左、右输尿管，并向下追踪至膀胱底。在男尸，观察它与输精管盆部的位置关系；在女尸，追踪至子宫颈外侧时，注意勿损伤其前方跨过的子宫动脉。

2. 解剖输精管或子宫圆韧带　在男尸，于腹股沟管深环处找到输精管，并追踪输精管至膀胱底。在女尸，于腹股沟管深环处找到子宫圆韧带，并追踪子宫圆韧带至子宫角。

(三) 解剖盆部的血管、神经和淋巴结

1. 解剖髂总血管和髂外血管　自腹主动脉下端分叉处起，向下沿血管走行修洁髂总血管和髂外血管至腹股沟管深环内侧，保留跨越髂外血管前面的输尿管、输精管、子宫圆韧带和卵巢血管。寻找沿髂总血管和髂外血管排列的淋巴结，观察后可除去。

2. 解剖生殖腺血管 在男尸，于髂外血管外侧找到睾丸血管，修洁它们至腹股沟管深环。在女尸，于卵巢悬韧带的深面剖露出卵巢血管，向下追踪至卵巢和输卵管，再向上查看卵巢血管的起点和分布。

3. 解剖直肠上血管 在残余的乙状结肠系膜内寻找直肠上血管，向下追踪到第3骶椎前方，证实它分为两支行向直肠两侧壁。

4. 解剖骶正中血管 在骶骨前面正中线上，寻找并修洁细小的骶正中动脉及沿血管排列的骶淋巴结。

5. 解剖髂内血管 髂内动脉起自髂总动脉处，向下清理髂内动脉至坐骨大孔上缘，再修洁其壁支和脏支。壁支有闭孔动脉、臀上动脉、臀下动脉、髂腰动脉和骶外侧动脉，脏支有脐动脉、膀胱下动脉、直肠下动脉和阴部动脉。在女性，还有子宫动脉，注意子宫动脉与输尿管的交叉关系。髂内动脉分支常有变异，应细心辨认。观察各动脉的伴行静脉、脏器周围的静脉丛和髂内淋巴结后，可结扎清除，注意保留神经丛。

6. 解剖盆腔神经 于腰大肌内侧缘与第5腰椎、骶骨岬之间的深面寻找腰骶干。沿腰骶干向下，清理出位于髂内动脉深面、梨状肌前面的骶丛，追踪参与此丛的骶神经前支至骶前孔。在腰大肌下部的内侧缘找出闭孔神经，并追踪至闭膜管。在腰大肌下部的外侧缘找出股神经，并追至肌腔隙。

在第5腰椎前方、中线两侧用尖镊分离出自腹主动脉丛向下延续的上腹下丛，向下追踪至直肠两侧的盆丛（下腹下丛）。提起盆丛，清理观察第2～4骶神经前支各发出一条细小的盆内脏神经。在骶前孔内侧，清理骶交感干和位于尾骨前方的奇神经节。

二、解剖会阴

（一）解剖肛区

1. 切口 绕肛门弧形切开周围皮肤，从坐骨结节向内横行切开皮肤，剥离两侧坐骨结节连线后方的残余皮肤。

2. 解剖坐骨肛门窝的血管和神经 钝性清除肛门外、坐骨结节内侧的脂肪组织，显露坐骨肛门窝，分离出横过此窝的肛血管和肛神经，追踪至肛门。在坐骨结节内侧面上方约2cm处，前后方向切开闭孔筋膜上的阴部管，分离出在管内走行的阴部内血管和阴部神经。向后追踪至坐骨小孔，向前分离至它们发出的会阴支和阴茎（阴蒂）支。

3. 清理坐骨肛门窝的境界 保留已解剖出的血管和神经，进一步清理坐骨肛门窝内的脂肪，显露窝的各壁、尖和前后隐窝，观察肛提肌、尾骨肌下面的盆膈下筋膜。

4. 解剖肛门外括约肌 清除肛门外括约肌表面的筋膜，辨认其皮下部、浅部和深部。

（二）解剖尿生殖区

1. 切口 绕阴囊（女阴裂）做弧形切口，并清除会阴区残留皮肤和皮下脂肪，暴露会阴浅筋膜。

2. 解剖会阴浅筋膜 在男尸，从阴囊前外侧皮肤和肉膜切口处移出睾丸、附睾、精索和被膜，用手指或刀柄深入切口的深面；在女尸，可将小指或刀柄从正中矢状面伸入会阴浅筋膜深面。然后，向外侧、前、后方探查会阴浅筋膜的附着和延续。

3. 解剖会阴浅隙结构　在尿生殖区后缘横行切开会阴浅筋膜，将会阴浅筋膜翻向外侧，在坐骨结节内侧分离出阴部内血管和阴部神经发出的会阴血管和神经，追踪它们的分支至阴囊（阴唇）。清除浅隙内的结缔组织，显露两侧的坐骨海绵体肌、正中线上的球海绵体肌和后方的会阴浅横肌。剥离坐骨海绵体肌和球海绵体肌，暴露阴茎（阴蒂）脚和尿道球（前庭球和前庭大腺）。在尿生殖三角的后缘中点清理会阴中心腱，并观察附着于此处的肌肉。

4. 解剖尿生殖膈下筋膜　将尿道球（前庭球和前庭大腺）自附着处清除，将两阴茎（阴蒂）脚附着处切断。翻起时注意观察阴茎（阴蒂）深血管自深面进入阴茎（阴蒂）海绵体。清除会阴浅横肌后，显露深面的尿生殖膈下筋膜。

5. 解剖会阴深隙结构　沿尿生殖膈下筋膜的后缘和前缘切开筋膜，将筋膜翻向外侧。清理后份的会阴深横肌和前份的尿道括约肌（尿道阴道括约肌），在坐骨支附近寻找阴茎（阴蒂）背血管，在会阴深横肌浅面寻找尿道球腺。

6. 解剖尿生殖膈上筋膜　清除部分尿道括约肌（尿道阴道括约肌）纤维，显露深面的尿生殖膈上筋膜。

复 习 思 考 题

一、名词解释

盆膈　　尿生殖膈　　肛直肠环　　阴部管　　会阴中心腱　　闭膜管

二、问答题

1. 简述会阴的定义、境界和分区。
2. 简述子宫的位置、毗邻、血液供应及淋巴回流。
3. 简述坐骨肛门窝的位置、境界及其内容。
4. 简述尿道膜部或球部破裂时，尿液渗出的途径。
5. 从阴囊皮肤切开直达睾丸鞘膜腔，需经过哪些层次？

第六章　脊　柱　区

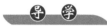

1. 掌握　脊柱区的体表标志；胸腰筋膜的概念；枕下三角、听诊三角、腰上三角和腰下三角的位置、境界及其临床意义；脊髓被膜、脊膜腔隙的构成及其内容。

2. 熟悉　脊柱区浅筋膜中皮神经的来源及分支分布；背肌的名称、位置及神经支配；椎动脉的起始及分段；骨纤维孔、骨纤维管的境界、内容及其临床意义。

第一节　脊柱区概述

一、境界与分区

脊柱区 vertebral region，又称项背腰骶部，是指脊柱及其后方和两侧的软组织所构成的区域，可分为**项部**、**背部**、**腰部**和**骶尾部**。项部上界为枕外隆凸和上项线，下界为第 7 颈椎棘突至两侧肩峰的连线，两侧界为斜方肌前缘。背部上界即项部下界，下界为第 12 胸椎棘突向两侧沿第 12 肋至腋后线的连线，两侧界为腋后线。腰部上界即背部下界，下界为两侧髂嵴后份及两侧髂后上棘的连线，两侧界为腋后线至髂嵴的延长线。骶尾部为两侧髂后上棘与尾骨尖所围成的区域。

二、表面解剖

1. 棘突 spinous process　后正中线上的浅沟称**后正中沟**或**背纵沟**，在沟底可触及各椎骨的棘突。头俯下时，平肩处可摸到显著突起的第 7 颈椎棘突，常用为辨认椎骨序数的标志。胸椎棘突斜向后下，呈叠瓦状；腰椎棘突呈水平位；骶椎棘突退化后融合成骶正中嵴。第 7 颈椎棘突下为针灸"大椎"穴，第 2 腰椎棘突下为针灸"命门"穴。

2. 肩胛骨 scapula　位于背部外上方皮下，可以摸到肩胛冈、肩峰、上角（内侧角）和下角。肩胛冈外侧端为**肩峰**，是肩部的最高点。两侧肩胛骨上角的连线平对第 2

胸椎棘突，两侧肩胛冈内侧端的连线平对第 3 胸椎棘突，两侧肩胛骨下角的连线平对第 7 胸椎棘突（图 6-1）。

3. 髂嵴 iliac crest 和髂后上棘 posterior superior iliac spine　髂嵴位于腰部两侧皮下，为髂骨翼的上缘。两侧髂嵴最高点的连线平对第 4 腰椎棘突，是计数椎骨棘突的标志。髂后上棘为髂嵴后端的突起，胖人为一皮肤凹陷，瘦人则为一骨性突起，两侧髂后上棘的连线平对第 2 骶椎棘突（图 6-1）。

4. 骶正中嵴 median sacral crest　在骶骨后面正中线上可触及骶正中嵴，其中以第 2、第 3 骶椎处最显著。

5. 骶管裂孔 sacral hiatus 和骶角 sacral cornu　沿骶正中嵴向下，由第 4、第 5 骶椎后面的切迹与尾骨围成的孔称骶管裂孔，是椎管的下口。裂孔两侧向下的突起为骶角，体表易于触及，是骶管麻醉的进针定位标志。骶管裂孔处为针灸"腰俞"穴。

6. 尾骨尖　位于骶骨下方，在肛门后上方约 4cm 处可触及。

7. 菱形区　由后正中沟的下部扩大而成。菱形区上角相当于第 5 腰椎棘突，两侧角相当于髂后上棘，下角为尾骨尖（图 6-1）。当腰椎或骶、尾骨骨折或骨盆畸形时，菱形区可出现变形。

8. 第 12 肋　在背部下方可触及，为背部和腰部的分界标志。但有些个体此肋较短，不易触及，易将第 11 肋误认为第 12 肋。

9. 竖脊肌 erector spinae　位于后正中沟的两侧，呈纵行隆起，在棘突的两侧可触及。该肌外侧缘与第 12 肋的交角，称**脊肋角**。肾位于该角深部，是肾囊封闭常用的进针部位。

10. 斜方肌 trapezius　自项部正中线及胸椎棘突向肩峰伸展呈三角形的轮廓，一般不明显，运动时可辨认。

11. 背阔肌 latissimus dorsi　为覆盖腰部及胸部下份的阔肌，运动时可辨认其轮廓。

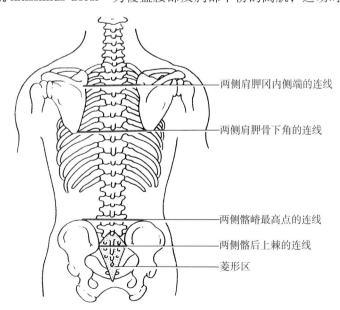

图 6-1　体表标志和菱形区

第二节　层次结构

一、浅层结构

（一）皮肤

厚而致密，移动性小，有丰富的毛囊、皮脂腺和汗腺，是疖痈的好发部位。

（二）浅筋膜

肥厚而坚韧，含有较多脂肪，并通过许多结缔组织纤维束与深筋膜相连。项部浅筋膜特别坚韧；腰部浅筋膜较厚，含脂肪较多；骶骨后面的浅筋膜较薄，且缺乏脂肪，故长期卧床受压时易产生褥疮。浅筋膜内有皮神经和浅血管等（图6-2）。

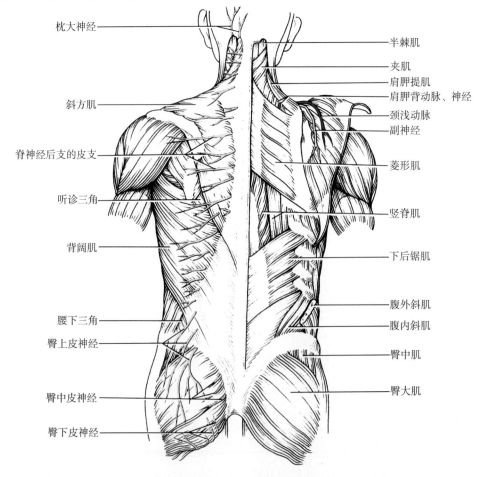

图6-2　背浅层肌和皮神经

1. 皮神经　项部皮神经来自颈神经后支的皮支，其中较粗大的有枕大神经和第3枕神经。**枕大神经 greater occipital nerve** 是第2颈神经后支的皮支，在斜方肌起点处、上项线下方浅出，伴枕动脉分支上行，分布于枕部皮肤。**第 3 枕神经 third occipital nerve** 是第 3 颈神经后支的皮支，穿斜方肌浅出，分布于项上部皮肤。另有第 4 ~ 6 颈神经后支的皮支，细小且数目不定，在项中、下部两侧浅出，向外侧横行，分布于项中、下部皮肤。

胸部皮神经来自胸神经后支的分支。上 6 对胸神经后支的皮支，沿后正中线两侧穿出斜方肌至皮下，分布于背上部皮肤。其中第 2 胸神经后支的皮支较长，向外侧可达肩峰部皮肤。下 6 对胸神经后支的皮支，穿背阔肌至皮下，分布于背下部和腰部皮肤。

腰部皮神经来自腰神经后支的分支，其中第 1 ~ 3 腰神经后支的外侧支较粗大，由竖脊肌外侧缘穿出深筋膜，越过髂嵴，分布于臀上部皮肤，称**臀上皮神经 superior clunial nerves**。当腰部急剧扭转时，该神经易被拉伤，是引起腰腿痛的常见原因之一。

骶尾部皮神经来自骶、尾神经后支的分支，自髂后上棘至尾骨尖连线上的不同高度分别穿臀大肌起始部浅出，分布于骶尾部皮肤。其中第 1 ~ 3 骶神经后支穿臀大肌起始部至皮下，分布于臀中部皮肤，称**臀中皮神经 middle clunial nerves**，又名臀内侧皮神经。

2. 浅血管　项部浅动脉主要来自枕动脉、颈浅动脉和肩胛背动脉的分支；背部浅动脉主要来自肋间后动脉、肩胛背动脉和胸背动脉的分支；腰部浅动脉主要来自腰动脉的分支；骶尾部浅动脉主要来自臀上动脉和臀下动脉的分支。各部浅动脉均有同名的浅静脉伴行。

二、深层结构

（一）深筋膜

1. 项筋膜　项部深筋膜分为浅、深两层。浅层属封套筋膜的一部分，在后正中线附着于项韧带和第 7 颈椎棘突，向两侧延伸包绕斜方肌，在斜方肌的前缘融合，越过颈外侧部与包绕胸锁乳突肌的筋膜相延续。深层为椎前筋膜向后的延伸部分，称**项筋膜**，位于斜方肌的深面，包裹夹肌和半棘肌，内侧附于项韧带，上方附于上项线，向下移行为胸腰筋膜后层。

2. 项韧带 ligamentum nuchae　位于项部正中线上，呈矢状位三角形的板状韧带，由弹性纤维构成。其上方附着于枕外隆凸；下方附着于第 7 颈椎棘突，续于棘上韧带；前缘附着于寰椎后结节及下 6 个颈椎棘突尖端；后缘游离而肥厚，为斜方肌的附着部。

3. 胸腰筋膜 thoracolumbar fascia　该筋膜在背部较薄弱，覆于竖脊肌表面，向上续于项筋膜，内侧附于胸椎棘突和棘上韧带，外侧附于肋角，向下至腰部逐渐增厚，分为前、中、后三层（图 6 - 3）。后层覆于竖脊肌后面，与背阔肌、下后锯肌的腱膜紧密愈合，向下附于髂嵴；中层分隔竖脊肌和腰方肌，在竖脊肌外侧缘与后层愈合构成竖脊肌鞘；前层覆盖腰方肌的前面，又称腰方肌筋膜，在腰方肌外侧缘与中层愈合构成腰方肌鞘。由于腰部活动度大，在剧烈运动中，该筋膜可被扭伤，造成腰背部劳损，是引起腰腿痛的原因之一。

（二）肌层

脊柱区肌层由浅入深可分为四层：第 1 层主要有斜方肌和背阔肌；第 2 层有头夹肌、颈夹肌、肩胛提肌、菱形肌、上后锯肌和下后锯肌；第 3 层有竖脊肌；第 4 层有枕下肌、横突棘肌、腰方肌和腰大肌（图 6 - 3、图 6 - 4、表 6 - 1）。

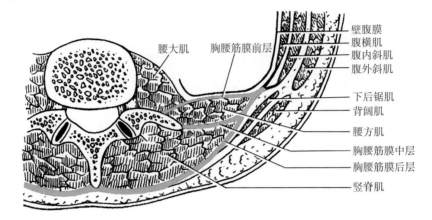

图 6 - 3　胸腰筋膜（水平面）

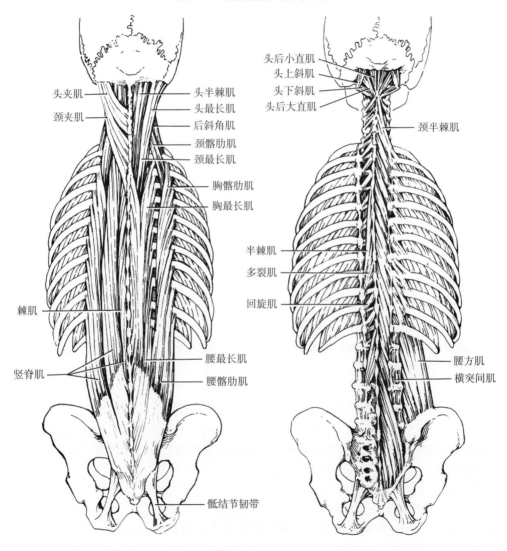

图 6 - 4　背深层肌

表 6 - 1　背　肌

层次	名　称		起　点	止　点	作　用	神经支配
第1层	斜方肌		上项线、枕外隆凸、项韧带、第7颈椎和全部胸椎棘突	锁骨外侧 1/3、肩峰、肩胛冈	上部肌束上提肩胛骨；下部肌束下降肩胛骨；全部肌束收缩，使肩胛骨向脊柱靠拢	副神经
	背阔肌		下6个胸椎和全部腰椎棘突、骶正中嵴和髂嵴后部	肱骨小结节嵴	肩关节内收、旋内和后伸	胸背神经（$C_{6\sim8}$）
第2层	头夹肌		上3个胸椎和第7颈椎棘突及项韧带下部	上项线外侧部	一侧收缩，使头转向同侧；两侧收缩，使头后仰	颈神经后支（$C_{2\sim5}$）
	颈夹肌		第3~6胸椎棘突	第1~3颈椎横突后结节		
	肩胛提肌		上4个颈椎横突后结节	肩胛骨上角和内侧缘上部	上提肩胛骨，并使肩胛骨下角转向内上方	肩胛背神经（$C_{2\sim5}$）
	菱形肌		第6、第7颈椎棘突，第1~4胸椎棘突	肩胛骨内侧缘	使肩胛骨向脊柱靠拢并向上	肩胛背神经（C_4、C_5）
	上后锯肌		第6、第7颈椎棘突，第1、第2胸椎棘突	第2~5肋骨外面	提肋助吸气	肋间神经（$T_{1\sim4}$）
	下后锯肌		第11、第12胸椎棘突，第1、第2腰椎棘突	第9~12肋骨外面	降肋助呼气	肋间神经（$T_{9\sim12}$）
第3层	竖脊肌		骶骨背面、骶结节韧带、腰椎棘突、髂嵴后部、胸腰筋膜	肋骨，椎骨横突和棘突，颞骨乳突	一侧收缩，使脊柱向同侧屈；两侧同时收缩，使脊柱后伸	脊神经后支（$C_1\sim C_0$）
第4层	枕下肌	头后大直肌	第2颈椎棘突	下项线	使头部旋转和后仰	颈神经后支（C_1、C_2）
		头后小直肌	寰椎后结节			
		头上斜肌	寰椎横突			
		头下斜肌	第2颈椎棘突	寰椎横突		
	横突棘肌	半棘肌	第2~7颈椎和第1~12胸椎横突	上、下项线之间骨面，第2~7颈椎和第1~4胸椎棘突	一侧收缩，脊柱转向对侧；双侧收缩，脊柱后伸	颈、胸神经后支（$C_1\sim T_{10}$）
		多裂肌	骶骨背面，第4~7颈椎关节突，胸、腰椎横突	全部椎骨棘突		脊神经后支（$C_3\sim S_5$）
		回旋肌	下位椎骨横突	上1~2位椎骨棘突		胸神经后支（$T_{1\sim11}$）
	腰方肌		髂嵴	第12肋骨和上4个腰椎横突	降肋，使脊柱侧屈	腰神经（$T_{12}\sim L_3$）
	腰大肌		第12胸椎下缘、全部腰椎体的外侧面和横突	股骨小转子	髋关节前屈、旋外	腰神经（$L_{1\sim4}$）

（三）脊柱区三角

1. 枕下三角 suboccipital triangle　位于枕骨下方、项上部的深层，由枕下肌围成的三角形区域。其内上界为头后大直肌，外上界为头上斜肌，外下界为头下斜肌（图 6-5）。三角的底为寰枕后膜和寰椎后弓；三角的顶为致密结缔组织和脂肪，与头夹肌、头半棘肌相贴，枕大神经行于其间；三角内有枕下神经和椎动脉经过。**枕下神经**为第 1 颈神经后支，在椎动脉与寰椎后弓间穿出，行经枕下三角，支配枕下肌。椎动脉穿寰椎横突孔后转向内侧，行于寰椎后弓上面的椎动脉沟内，再穿寰枕后膜进入椎管，最后经枕骨大孔入颅腔。颈椎骨质增生、头部过分旋转或枕下肌痉挛都可压迫椎动脉，造成脑供血不足，即所谓椎动脉型颈椎病。

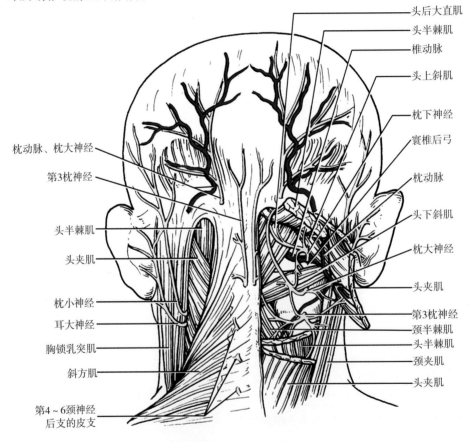

图 6-5　枕下三角

2. 听诊三角 triangle of auscultation　位于肩胛骨下角的内侧，又称**肩胛旁三角**。其下界为背阔肌的上缘，上内侧界为斜方肌的外下缘，上外侧界为肩胛骨内侧缘的下部（图 6-2）。三角的底为薄层脂肪组织、筋膜和第 6 肋间隙。在背部听诊时，此处呼吸音最为清楚。当肩胛骨向前外移位时，该三角的范围会扩大。

3. 腰上三角 superior lumbar triangle　位于背阔肌的深面，第 12 肋的下方。其内侧界为竖脊肌的外侧缘，外侧界为腹内斜肌的后上缘，上界为第 12 肋（图 6-6）。三角的底为腹横肌起始部的腱膜，腱膜深面有 3 条与第 12 肋平行排列的神经，自上而下为**肋下神经**、**髂腹下神经**和**髂腹股沟神经**。腱膜的前方有肾和腰方肌。肾脏手术的腹膜外入路必经此三角。当切开腱膜时，应注意保护上述 3 条神经。第 12 肋前方与胸膜腔相邻，为扩大手术视野，常需切断**腰肋韧带**（为位于第 12 肋与第 1 腰椎横突之间的胸腰筋膜中层），将第 12 肋上提，此时应注意保护胸膜，以免损伤造成气胸。肾周围脓肿时，可在此处切开引流。腰上三角为腹后壁的薄弱部位，腹腔器官可经此三角向后突出，形成腰疝。

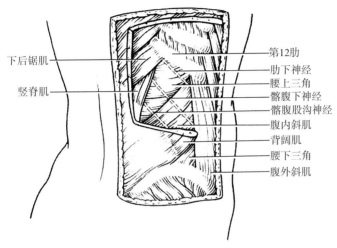

图 6-6　腰上、下三角

4. 腰下三角 inferior lumbar triangle　位于腰部下方，大小不定，有时缺如。其内侧界为背阔肌下部的外侧缘，外侧界为腹外斜肌下部的后缘，下界为髂嵴（图 6-2、图 6-6）。三角的底为腹内斜肌，表面仅为皮肤、浅深筋膜所覆盖。此三角为腹后壁的又一薄弱区，腹膜后隙脓肿可经此三角向外穿破，腰疝亦可发生于此处。在右侧此三角前方与阑尾、盲肠相对应，故盲肠后位阑尾炎时，在此三角区内有明显压痛。

（四）深部血管和神经

1. 动脉　项部主要有枕动脉、椎动脉、肩胛背动脉和颈浅动脉，背部主要有肋间后动脉、胸背动脉和肩胛背动脉，腰部主要有肋下动脉和腰动脉，骶尾部主要有臀上、下动脉。

（1）**枕动脉 occipital artery**　起自颈外动脉，向后上经颞骨乳突内面进入项部，在头夹肌深面、头半棘肌外侧缘处越过枕下三角分出数支。本干继续向上至上项线高度穿斜方肌浅出（图 6-5），与枕大神经伴行，分布于枕部；分支中有一较大的降支，向下分布于项部诸肌，并与椎动脉、肩胛背动脉等分支吻合，形成动脉网。

（2）**椎动脉 vertebral artery**　起自锁骨下动脉第 1 段，沿前斜角肌内侧上行，穿上位 6 个颈椎横突孔，继经枕下三角入颅。按其行程分为 4 段：自起始处至穿第 6 颈椎横突孔之前为第 1 段；穿经上位 6 个颈椎横突孔为第 2 段；经枕下三角入颅为第 3 段（图 6-5）；颅内部为第 4 段。

（3）肩胛背动脉和颈浅动脉　**肩胛背动脉 dorsal scapular artery** 起自锁骨下动脉第 3 段，向外侧穿过或越过臂丛，经中斜角肌前方至肩胛提肌深面，在肩胛骨上角处与同名神经伴行，在菱形肌深面下行至肩胛骨下角，分支营养菱形肌、背阔肌和斜方肌等，并参与构成肩胛动脉网。**颈浅动脉 superficial cervical artery** 起自甲状颈干，其行程与肩胛背动脉相似且位于其外侧，该动脉跨越膈神经、前斜角肌和臂丛的前方，向后外侧至颈根部到达肩胛提肌前缘，然后下行进入斜方肌深面，营养该肌及邻近肌。有时肩胛背动脉与颈浅动脉共干起自甲状颈干，称**颈横动脉 transverse cervical artery**。颈浅动脉即颈横动脉的浅支，肩胛背动脉即颈横动脉的深支（图 6－2）。

2. 静脉　深静脉多与同名动脉伴行。项部深静脉汇入椎静脉、颈内静脉或锁骨下静脉。背部深静脉可经肋间后静脉汇入奇静脉，部分汇入锁骨下静脉或腋静脉。腰部深静脉可经腰静脉汇入下腔静脉，骶尾部深静脉可经臀部静脉汇入髂内静脉。脊柱区深静脉还可通过椎静脉丛，广泛与椎管内外、颅内及盆部等处的静脉相交通。

3. 神经　脊柱区神经主要有副神经、胸背神经、肩胛背神经和 31 对脊神经后支。

（1）**副神经 accessory nerve**　经颈静脉孔出颅后，先在颈内静脉前外侧下行，继而转向后下，进入胸锁乳突肌上部的深面，并有分支进入该肌，支配该肌。主干由胸锁乳突肌后缘中、上 1/3 交点处穿出，越过颈部后外侧，于斜方肌前缘中、下 1/3 交点处的深面进入该肌，并支配该肌（图 6－2）。

（2）**胸背神经 thoracodorsal nerve**　起自臂丛后束，与同名动脉伴行，沿肩胛骨外侧缘下降，于背阔肌前面进入该肌，并支配该肌。

（3）**肩胛背神经 dorsal scapular nerve**　起自臂丛锁骨上部，穿中斜角肌向外下至肩胛提肌深面，再沿肩胛骨内侧缘下行，与肩胛背动脉伴行，支配肩胛提肌和菱形肌（图 6－2）。

（4）**脊神经后支 posterior rami**　共有 31 对。自椎间孔由脊神经分出后，绕上关节突外侧向后行，至相邻横突之间分为内侧支（后内侧支）和外侧支（后外侧支），进而分布邻近肌和皮肤。

腰神经后支从脊神经分出后，经骨纤维孔至腰横突间肌内侧缘分为内侧支（后内侧支）和外侧支（后外侧支）。内侧支在下位椎骨上关节突根部的外侧斜向后下，经骨纤维管至椎板后面转向下行，分布于背深层肌和关节突关节；外侧支在下位横突后面进入竖脊肌，然后在该肌的不同平面穿胸腰筋膜浅出，斜向下外行，分布于腰部和臀部皮肤。

骨纤维孔 osteofibrous meature 又称**脊神经后支骨纤维孔**，位于椎间孔的后外方，开口向后，与椎间孔的方向垂直。其上外侧界为横突间韧带的内侧缘，下界为下位椎骨横突的上缘，内侧界为下位椎骨上关节突的外侧缘，孔内有腰神经后支通过（图 6－7）。该孔的体表投影：相当于同序数腰椎棘突外侧的第 1 腰椎棘突外侧 2.3cm 和第 5 腰椎棘突外侧 3.2cm 的连线上。

骨纤维管 osteofibrous canal 又称**脊神经后内侧支骨纤维管**，位于腰椎乳突与副突之间的骨沟处，自外上斜向内下。其前壁为乳突副突间沟，后壁为上关节突副突韧带，上壁为乳突，下壁为副突，有时后壁韧带钙化形成完全的骨管，管内有腰神经后支的内侧支通过（图 6－7）。该管的体表投影：相当于同序数腰椎棘突下外方的第 1 腰椎棘突外侧 2.1cm 和第 5 腰椎棘突外侧 2.5cm 的连线上。

从上述可见,腰神经后支及其分出的内侧支和外侧支在各自的行程中,分别经过骨纤维孔和骨纤维管,还要穿胸腰筋膜裂隙。在正常情况下,这些孔、管、裂隙对通行其内的血管、神经有保护作用,若孔、管周围骨质增生或韧带硬化则造成对腰神经后支的压迫,这是临床上腰腿痛的重要原因之一。

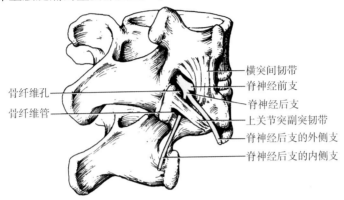

图 6-7 脊神经后支及其分支

第三节 椎管及其内容物

一、椎管

椎管 vertebral canal 是由游离椎骨的椎孔和骶骨的骶管与椎骨之间的骨连结共同连成的骨纤维性管道。它向上通过枕骨大孔与颅腔相通,向下达骶管裂孔而终。其内容物有脊髓、脊髓被膜、脊神经根、血管及结缔组织等。

(一) 椎管壁的构成

椎管前壁由椎体后面、椎间盘后缘和后纵韧带构成,后壁为椎弓板、黄韧带和关节突关节,两侧壁为椎弓根和椎间孔。椎管骶段由融合的骶椎椎孔连成,又称骶管。构成椎管壁的任何结构发生病变,如椎骨骨质增生、椎间盘突出和黄韧带肥厚等因素,均可使椎管腔变形或狭窄,压迫其内容物而引起一系列症状。

(二) 椎骨间的连结

1. 寰枕关节 atlantooccipital joint 由枕骨两侧的枕髁与寰椎侧块的上关节凹构成。两侧关节同时活动,可使头做前屈、后仰和侧屈运动。关节囊与寰枕前、后膜相连结,并借此加强关节的稳定性。**寰枕前膜**位于寰椎前弓上缘与枕骨大孔前缘之间的结缔组织膜,宽而致密,中部有前纵韧带加强,并与之愈合。**寰枕后膜**位于寰椎后弓上缘与枕骨大孔后缘之间的结缔组织膜,其外侧部有椎动脉和第 1 颈神经穿过。

2. 寰枢关节 atlantoaxial joint 包括寰枢外侧关节和寰枢正中关节。**寰枢外侧关节**

由寰椎侧块的下关节面与枢椎的上关节面构成（图6-8），关节囊和周围韧带松弛，在一定限度内允许较大范围的运动。**寰枢正中关节**由齿突、寰椎前弓后方的关节面和寰椎横韧带构成，可使头旋转。**寰椎横韧带**连于寰椎侧块的内侧面，将寰椎的椎孔分为前、后2部。前部容纳齿突，后部容纳脊髓及其被膜。寰椎横韧带中部向上发出一纵行纤维束附着于枕骨大孔的前缘，向下发出一纵行纤维束附着于枢椎体的后面，因此，寰椎横韧带与其上、下纵束，共同构成**寰椎十字韧带**（图6-8），有限制齿突后移的作用。一旦寰椎十字韧带损伤，齿突向后移位，压迫脊髓，则有生命危险。

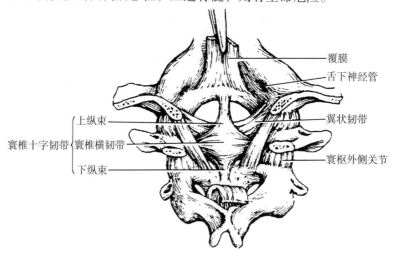

图6-8　寰椎十字韧带（后面观）

3. 钩椎关节 uncovertebral joint　又称 **Luschka 关节**，在下6个颈椎体之间，由椎体上面两侧缘向上突起的椎体钩与上位椎体下面两侧缘的相应部位呈斜坡样的唇缘构成（图6-9）。椎体钩可限制上一椎体向两侧移位，增加颈椎体之间的稳定性，并防止椎间盘向外后方脱出。椎体钩外侧为椎动、静脉及其周围的交感神经丛，后方有脊髓颈段，后外侧部参与构成颈椎间孔的前壁，邻近颈神经根。故椎体钩发生不同方向的骨质增生时，可分别压迫上述结构，引起椎动脉型、脊髓型、神经根型等型颈椎病。

4. 关节突关节 zygapophysial joints　由相邻椎骨的上、下关节突的关节面构成，可做微量运动。颈部关节囊松弛易于脱位，胸部较紧张，腰部又紧又厚。该关节前方有黄韧带，后方有棘间韧带加强。关节突关节参与构成椎管和椎间孔的后壁，前方与脊髓和脊神经根相邻，该关节退变可压迫脊髓或脊神经根。

5. 后纵韧带 posterior longitudinal ligament　位于椎体和椎间盘的后面，上自枢椎，下达骶管前壁，窄细而坚韧，与椎体边缘和椎间盘连结紧密，有防止椎间盘向后突出和限制脊柱过分前屈的作用。由于此韧带窄细，椎间盘纤维环的后外侧部又相对薄弱，故椎间盘易向后外侧突出，压迫脊神经根，形成椎间盘突出症。有时后纵韧带可骨化肥厚，向后压迫脊髓。

6. 黄韧带 ligamenta flava　是连于相邻两椎弓板之间的节段性、主要由弹性纤维构成的韧带。黄韧带参与围成椎管的后壁和神经根管的后外侧壁，颈段黄韧带薄而宽，胸段窄而稍厚，腰段最厚。随着年龄增长，黄韧带可出现退变、增生肥厚，以腰段为多见，可导致腰椎管狭窄，压迫马尾和腰神经根，引起腰腿痛。

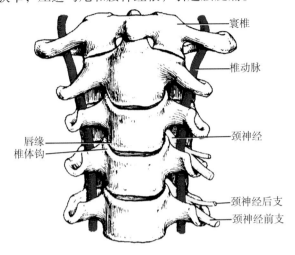

图 6 - 9 钩椎关节及其毗邻

（三）椎管腔的形态

在水平面上，各段椎管的形态和大小不完全相同。颈段上部近枕骨大孔近似圆形，往下逐渐演变为三角形，矢径短，横径长。胸段大致呈椭圆形。腰段上、中部由椭圆形逐渐演变为三角形，腰段下部椎管的外侧部逐渐出现侧隐窝，使椎管呈三叶形。骶段呈扁三角形。由于腰神经根走行于侧隐窝内，故腰椎间盘突出、关节突关节退变和椎体后缘骨质增生等引起侧隐窝狭窄的因素，均可压迫腰神经根，引起腰腿痛。

二、脊髓被膜和脊膜腔

椎管容纳脊髓及其被膜等结构。脊髓上端平枕骨大孔连于延髓，下端成人终于第 1 腰椎下缘。脊髓表面有 3 层被膜覆盖，由外向内为硬脊膜、脊髓蛛网膜和软脊膜。各层膜之间及硬脊膜与椎管之间存在腔隙，由外向内依次为硬膜外隙、硬膜下隙和蛛网膜下隙（图 6 - 10，图 6 - 11）。

（一）脊髓被膜

1. 硬脊膜 spinal dura mater 由致密的结缔组织构成，厚而坚韧，包裹着脊髓形成一长筒状的硬脊膜囊。其上端附于枕骨大孔周缘，与硬脑膜相续；下部在第 2 骶椎水平以下变细，末端附于尾骨。硬脊膜囊内有脊髓、马尾和 31 对脊神经根。每对脊神经根穿硬脊膜囊时，被其紧密包裹，并延续为神经外膜，与椎间孔周围的结缔组织紧密相连，起固定作用。

2. 脊髓蛛网膜 spinal arachnoid mater 薄而半透明，位于硬脊膜与软脊膜之间，向上在枕骨大孔处与脑蛛网膜相续，向下平第 2 骶椎水平变成一盲端。此膜发出许多纤维小梁与软脊膜相连。

3. 软脊膜 spinal pia mater　薄而富有血管，与脊髓表面紧密相贴，并伸入脊髓的沟裂中，在脊髓下端移行为终丝。在前正中裂和后正中沟处有软脊膜前纤维索和后纤维隔与脊髓相连；在脊髓两侧软脊膜增厚向外伸出，形成**齿状韧带**（图 6 - 10、图 6 - 11），与硬脊膜相连，有维持脊髓正常位置的功能。

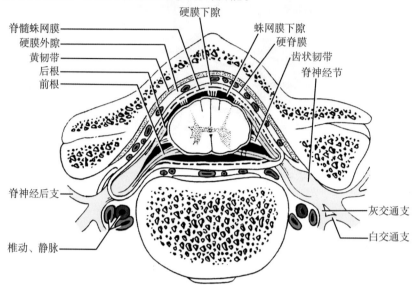

图 6 - 10　脊髓被膜和脊膜腔（水平面）

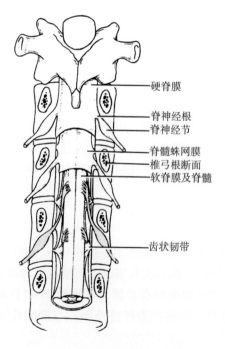

图 6 - 11　脊髓及其被膜（后面观）

（二）脊膜腔

1. 硬膜外隙 epidural space　是位于硬脊膜与椎管内面的骨膜之间的疏松间隙，内有脂肪、椎内静脉、窦椎神经和淋巴管等，并有脊神经根及其伴行血管通过。此隙上端起自枕骨大孔，与颅内的腔隙不通，下端终于骶管裂孔，隙内略呈负压。临床上的硬膜外麻醉就是将药物注入此隙，以阻滞脊神经根的传导。

2. 硬膜下隙 subdural space　是位于硬脊膜与脊髓蛛网膜之间的潜在性腔隙，与脊神经周围的淋巴隙相通，内有少量液体。

3. 蛛网膜下隙 subarachnoid space　位于脊髓蛛网膜与软脊膜之间的腔隙，内充满脑脊液。向上经枕骨大孔与颅内蛛网膜下隙相通，向下达第 2 骶椎高度。此隙自第 1 腰椎下缘至第 2 骶椎水平特别宽阔，称**终池**，内有马尾和终丝。临床上常在第 3 与第 4 或第 4 与第 5 腰椎棘突之间进行腰椎穿刺，将针穿至终池，一般不会损伤脊髓和马尾。

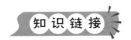

腰 椎 穿 刺

　　腰椎穿刺是诊断和治疗中枢神经系统疾病最易进行和创伤最小的手术。通常采取侧卧位，使患者脊柱的头端和尾端尽可能向前屈，弯曲呈弓形，以增加棘突间隙的宽度，有利于进针；然后术者将穿刺针从第 3 与第 4 或第 4 与第 5 腰椎棘突之间刺入，进针应缓慢，体会针感；穿刺针依次通过皮肤、浅筋膜、深筋膜、棘上韧带、棘间韧带、黄韧带进入椎管，再通过硬脊膜和蛛网膜进入蛛网膜下隙的终池之内。其中浅筋膜、棘间韧带、硬膜外隙结构比较疏松，进针阻力不明显；而皮肤、棘上韧带、黄韧带和硬脊膜比较致密，进针阻力较大，当针穿过黄韧带时有明显的落空感。当出现最后一次阻力突然消失时，表示穿刺针进入终池内，拔出针芯，会有脑脊液流出。

三、脊神经根

（一）行程和分段

脊神经根丝离开脊髓后，即横行或斜行于蛛网膜下隙，到达其相应的椎骨平面，在此处根丝汇成前根和后根，穿蛛网膜囊和硬脊膜囊，行于硬膜外隙中。脊神经根在蛛网膜囊以内的一段，为蛛网膜下隙段，穿出硬脊膜囊的一段，为硬膜外段。

（二）与脊髓被膜的关系

脊神经根离开脊髓时即覆以软脊膜，当穿脊髓蛛网膜和硬脊膜时，带出此二膜，形成蛛网膜鞘和硬脊膜鞘。此三层被膜向外达椎间孔处与脊神经内膜、神经束膜和神经外膜相延续。蛛网膜下隙从神经根周围向外延伸，至脊神经节近端附近即封闭消失；

有时可继续沿神经根延伸，因而在进行脊柱旁注射时，药液有可能由此进入蛛网膜下隙内。

（三）与椎间孔、椎间盘的关系

脊神经根的硬膜外段较短，借硬脊膜鞘紧密连于椎间孔周围，以固定硬脊膜囊和保护鞘内的神经根不受牵拉。此段在椎间孔处最易受压。椎间孔的上、下壁分别为椎弓根的椎上、下切迹，前壁为椎间盘和椎体，后壁为关节突关节。椎间盘突出可压迫脊神经根，临床上椎间盘突出多发生在活动度较大的颈部和腰部。

四、脊髓节段与椎体的对应关系

每对脊神经借前、后根相连的一段脊髓，称 1 个**脊髓节段 segment of spinal cord**。脊神经有 31 对，因此脊髓分为 31 个节段，即 8 个颈段（C）、12 个胸段（T）、5 个腰段（L）、5 个骶段（S）和 1 个尾段（C_0）。脊髓和脊柱的长度不等，因此脊髓的节段与脊柱的椎骨不完全对应。了解某段脊髓平对某个椎骨的相应位置，具有临床实用意义。粗略推算，在成人脊髓颈段上部（$C_{1~4}$）大致与同序数的椎体相对应；脊髓颈段下部（$C_{5~8}$）和脊髓胸段上部（$T_{1~4}$）与同序数椎体的上 1 个相对应，如脊髓第 6 颈段与第 5 颈椎体相对应；脊髓胸段中部（$T_{5~8}$）与同序数椎体的上 2 个相对应；脊髓胸段下部（$T_{9~12}$）与同序数椎体的上 3 个相对应；脊髓腰段（$L_{1~5}$）与第 10 ~ 12 胸椎体相对应；脊髓骶段（$S_{1~5}$）和脊髓尾段（C_0）与第 1 腰椎体相对应。

第四节 脊柱区解剖操作

一、皮肤切口与翻皮

1. 切口 尸体俯卧位，具体切口为：①自枕外隆凸向下沿后正中线至骶骨后面中部做后正中线切口。②自枕外隆凸沿上项线向外侧至乳突做枕部横切口。③自第 7 颈椎棘突向外侧至肩峰做肩部横切口。④自第 12 胸椎棘突向外侧至腋后线做背部横切口。⑤自骶骨后面中部向外上方沿髂嵴至腋后线的延长线做髂嵴弓形切口。

2. 翻皮 沿上述切口将 3 片皮肤向外侧翻开，显露浅筋膜。上片翻至项部侧方，中片和下片翻至腋后线。在翻皮的过程中，注意观察项部、背部、腰部和尾骶部皮肤的厚薄、质地和活动度。

二、解剖浅层结构

1. 解剖皮神经和浅血管 在枕外隆凸外侧 2 ~ 3cm 处（斜方肌的枕骨起始部外侧缘）寻找枕大神经及其伴行的枕动、静脉和枕淋巴结。在背腰部正中线两侧寻找脊神经后支的皮支及其伴行的细小的肋间后血管的穿支；在背上部，胸神经后支靠近棘突处穿出，呈水平方向行向外侧；在背下部，胸神经后支在近肋角处穿出，斜向外下，与对侧呈"Λ"形排列；在腰部，第 1 ~ 3 腰神经后支从竖脊肌外侧缘浅出，越过髂嵴至臀部，为臀上皮神经。

2. 清除残余浅筋膜　清除残余浅筋膜，暴露出深筋膜。

三、解剖深层结构

1. 解剖深筋膜浅层　背部深筋膜浅层包裹斜方肌和背阔肌。在棘突、肩胛冈、肩峰和髂嵴等处，深筋膜与骨面愈着。边解剖边清除深筋膜浅层，最后清理出斜方肌和背阔肌。清理过程中，在项部注意避免损伤副神经和颈丛皮支，在背腰部注意保留背阔肌起始部的腱膜（即胸腰筋膜后层）。

2. 解剖斜方肌并观察听诊三角　在观察斜方肌起止点之后，自斜方肌的外下缘紧贴该肌深面插入刀柄（或用手指伸入），钝性分离至胸椎棘突的起始部，然后沿后正中线外侧 1cm 处自下向上纵行切断斜方肌的起点，并向外侧翻开直至肩胛冈的止点，再沿上项线切断斜方肌的枕部起点并向下翻开。在解剖过程中，注意该肌深面的副神经、肩胛背动脉和菱形肌，清理并观察它们。听诊三角由斜方肌的外下缘、背阔肌的上缘和肩胛骨的内侧缘共同围成，该三角的底为薄层脂肪组织、筋膜和第 6 肋间隙。

3. 解剖背阔肌　在观察背阔肌起点之后，从背阔肌外下缘紧贴该肌深面伸入手指进行钝性分离，再沿背阔肌的肌性部与腱膜部的移行处外侧 1～2cm 处纵行切开该肌，并翻向两侧。翻开时，注意观察该肌深面的胸背动、静脉和神经，以及下后锯肌。

4. 解剖腰上、下三角　腰上三角由第 12 肋、竖脊肌的外侧缘和腹内斜肌的后上缘共同围成。该三角的表面由背阔肌覆盖，深面是腹横肌起始部腱膜，在腱膜的深面自上而下有肋下神经、髂腹下神经和髂腹股沟神经。腰下三角由背阔肌的外侧缘、腹外斜肌的后缘和髂嵴共同围成。该三角的表面仅为皮肤、浅筋膜和深筋膜所覆盖，深面为腹内斜肌。

5. 解剖胸腰筋膜和竖脊肌　首先切断菱形肌、上后锯肌和下后锯肌的起点并向外侧翻开，然后观察胸腰筋膜。胸腰筋膜在腰部特别增厚，覆盖在竖脊肌和腰方肌周围，可分为前、中、后 3 层，沿竖脊肌中线切断胸腰筋膜后层，并向两侧翻开，暴露竖脊肌，并将竖脊肌向内侧牵拉，观察深面的胸腰筋膜中层，位于腰方肌前面的胸腰筋膜前层暂不观察。竖脊肌纵列于脊柱的两侧，自外侧向内侧分别由髂肋肌、最长肌和棘肌三部分组成，小心用手指分离三列纤维。

6. 解剖枕下三角　在项部与胸部移行处沿后正中线外侧 1cm 处切断夹肌的起点并向外上方翻开，再切断其深面的半棘肌枕部起点并向下方翻开。清理枕下三角的头后大直肌、头上斜肌和头下斜肌 3 条边界，并观察三角内的枕下神经和椎动脉。

7. 解剖椎管　在上述结构全部观察结束之后，清除各椎骨和骶骨背面所有附着的肌肉，可保留一些脊神经后支，以利追踪其来源。在各椎骨的关节突内侧和骶骨的骶中间嵴处纵行锯断椎弓板，再自上、下两端横行凿开椎管的后壁。观察椎管后壁位于椎弓板之间的黄韧带，观察椎管壁与硬脊膜之间的硬膜外隙，观察硬脊膜与其深面的蛛网膜之间的硬膜下隙，观察脊髓蛛网膜与软脊膜之间的蛛网膜下隙，观察脊髓、脊髓圆锥、终丝和马尾等结构。最后，用咬骨钳咬去几个椎间孔后壁的骨质，观察椎间盘、后纵韧带、脊神经根、脊神经节和脊神经的前支、后支。

复习思考题

一、名词解释

胸腰筋膜　　听诊三角　　枕下三角　　腰上三角　　硬膜下隙

二、问答题

1. 简述枕下神经、枕大神经和第 3 枕神经的来源和分布。
2. 简述脊柱区各层肌肉的名称和神经支配。
3. 简述椎动脉的起始、行程及分段。
4. 椎骨之间的连结有哪些?
5. 小脑延髓池穿刺的操作过程及其针刺经过的层次结构如何?

第七章 上 肢

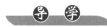

1. 掌握 上肢的体表标志；腋窝、肘窝、腕管的构成及其内容；三边孔、四边孔的构成及其内容，肌腱袖的构成及其临床意义；臂前区正中神经与肱动脉的位置关系；肱骨肌管的构成及其内容，桡神经、正中神经和尺神经的起始、行程和易损伤的部位；前臂前、后区的血管神经束的名称、组成、位置和分布。

2. 熟悉 上肢的体表投影；肩肌、臂肌及前臂肌的名称、位置及神经支配；肘后三角、肘外侧三角的构成及其临床意义；腕桡侧管、腕尺侧管的构成及其内容，手背的皮神经分布。

第一节 上肢概述

上肢 upper limb 与颈、胸和背部相连。由于人类的行走方式与劳动，促使上肢进化成骨骼轻巧、关节囊薄而松弛、韧带相对薄弱、肌肉数目众多且形态细长的结构。这些结构特点为人类上肢更为灵活的运动奠定了形态学基础。

一、境界与分区

（一）境界

上肢以三角肌前、后缘上份与腋前、后襞下缘中点的连线及胸、背部分界，以锁骨上缘外侧1/3段和肩峰至第7颈椎棘突的连线与颈部分界。

（二）分区

按部位，上肢可分为肩、臂、肘、前臂、腕和手部。其中，肩部和手部可分为3区，其余各部均分为前、后两区。

二、表面解剖

(一) 体表标志

1. 肩峰 acromion 是肩部的最高点，呈扁平的骨性突起，沿着肩峰向后内下方为肩胛冈。

2. 肩胛冈 spine of scapula 肩胛冈横列于肩胛骨后面，向外上方逐渐高起移行为肩峰。在肩胛骨后面以肩胛冈为界分为上方的冈上窝和下方的冈下窝。冈下窝的中点为针灸"天宗"穴。

3. 肱骨大、小结节 greater and lesser tubercle of humerus 肱骨大结节位于肱骨上端的外侧，突出于肩峰的外下方，为肩部最外侧的骨性隆起。肱骨小结节在肩胛骨喙突的稍外方。两者之间为结节间沟，内有肱二头肌长头腱通过。肱骨大结节与肩峰之间为针灸"肩髃"穴。

4. 三角肌 deltoid 从前、后、外侧包裹肩关节，使肩部呈圆形隆起。在肩关节脱位或三角肌萎缩时，可呈"方形肩"。三角肌止点处为针灸"臂臑"穴。

5. 腋窝 axillary fossa 为胸部外侧与臂之间的凹陷，位于肩部的下方。当上肢下垂时，用手伸入腋窝可辨别其各壁及前、后缘。腋窝中央为针灸"极泉"穴。上肢下垂时，在腋窝前面，臂皮肤与胸部皮肤交点处为腋前襞；在腋窝后面，臂皮肤与背部皮肤交点处为腋后襞。腋前襞与肩髃连线的中点为针灸"肩前"穴，腋后襞上1寸为针灸"肩贞"穴。

6. 肱二头肌 biceps brachii 及肱二头肌内、外侧沟 medial and lateral bicipital groove 肱二头肌是位于臂前面的肌性隆起，屈肘时更加明显，肌的两侧缘分别是肱二头肌内、外侧沟。屈肘时，可在肘窝内摸到紧张的肱二头肌腱。肱二头肌腱的桡侧缘为针灸"尺泽"穴，肱二头肌腱的尺侧缘为针灸"曲泽"穴。

7. 肱三头肌 triceps brachii 当伸肘时，在三角肌后缘下方的一条纵行肌隆起为其长头，其外侧的隆起为外侧头，内下方的隆起为内侧头。

8. 三角肌粗隆 deltoid tuberosity 位于臂中部的外侧，是三角肌的止点，此处表面皮肤可见一小的凹陷。

9. 肱骨内、外上髁 medial and lateral epicondyle of humerus 是肘部两侧最突出的骨性隆起。在内上髁的后下方有尺神经沟，内有尺神经通过。外上髁较内上髁略小，临床上网球肘患者，此处疼痛。内上髁与尺骨鹰嘴之间为针灸"小海"穴。

10. 尺骨鹰嘴 olecranon of ulna 为肘后明显的骨性突起。当肘关节屈伸时，可见其上、下移动。

11. 桡骨头 head of radius 在肘后窝，肱骨外上髁的下方极易摸到。当前臂做旋前、旋后动作时，可清晰地感知桡骨头在旋转。

12. 肘窝 cubital fossa 是肘关节前方的一个三角形的凹窝。屈肘时，出现于肘窝处横行的皮肤皱纹为**肘横纹**。肘横纹外侧端与肱骨外上髁连线的中点为针灸"曲池"穴，肘横纹内侧端与肱二头肌腱之间为针灸"少海"穴。

13. 桡骨茎突 styloid process of radius 为桡骨远端外侧的骨性隆起。桡骨茎突上方，腕横纹上 1.5 寸为针灸"列缺"穴。

14. 尺骨茎突 styloid process of ulna 位于尺骨头的内下方，比桡骨茎突高 1cm。掌心向胸时，针灸"养老"穴在尺骨茎突桡侧凹陷中。

15. 腕掌侧肌腱 握拳屈腕时，在腕前区有 3 条纵行的肌腱隆起，正中是掌长肌腱，桡侧是桡侧腕屈肌腱，尺侧为尺侧腕屈肌腱。在桡侧腕屈肌腱与掌长肌腱之间可按压到正中神经。桡侧腕屈肌腱与掌长肌腱之间，腕横纹上 2 寸为针灸"内关"穴。

16. 腕背侧肌腱 当腕、指背伸，拇指外展时，由桡侧向尺侧可摸到拇长展肌腱、拇短伸肌腱、拇长伸肌腱和 4 条指伸肌腱。指伸肌腱的尺侧缘为针灸"阳池"穴，指伸肌腱的桡侧缘为针灸"中泉"穴。

17. 鼻烟窝 anatomical snuffbox 是位于腕背外侧部的浅窝，在拇指充分外展、后伸时明显。其外侧界为拇长展肌腱和拇短伸肌腱，内侧界为拇长伸肌腱；窝底为手舟骨和大多角骨。窝内有桡动脉通过，可触及其搏动。拇长、短伸肌腱之间凹陷处为针灸"阳溪"穴。

18. 腕掌侧横纹 一般有 3 条，腕近侧纹约平尺骨头，腕中纹不恒定，腕远侧纹较明显，其外侧端可摸到手舟骨，内侧端可摸到豌豆骨，中点深面是掌长肌腱。腕横纹外侧端，桡动脉的桡侧为针灸"太渊"穴；腕横纹内侧端，尺侧腕屈肌腱的桡侧为针灸"神门"穴；腕横纹上，桡侧腕屈肌腱与掌长肌腱之间为针灸"大陵"穴。

19. 鱼际 thenar、小鱼际 hypothenar 与掌心 center of palmar 鱼际为手掌桡侧的肌性隆起，小鱼际为手掌尺侧的肌性隆起，两鱼际之间的凹陷部分称掌心。握掌中指尖下，掌心处为针灸"劳宫"穴。

20. 手掌 在手掌上有 3 条掌横纹：**鱼际纹**斜位于鱼际的尺侧，近侧端常与腕远侧横纹的中点相交，远侧端达第 2 掌指关节桡侧缘。**掌中纹**略斜行于掌中部，桡侧端与鱼际纹重叠。**掌远纹**自手掌尺侧缘横行向桡侧，稍弯向第 2 指蹼处，恰对第 3～5 掌指关节线。

21. 手指 手指掌面与手掌交点处及各指骨间关节处的皮肤皱纹称**指掌侧横纹**。手指远端掌面为**指腹**，有丰富的神经末梢。指腹皮肤上有细密的沟、嵴，排列成弧形或旋涡状的皮纹，称**指纹**。指纹的形状终生不变，个体差异明显，常作为个体鉴定的标志。指端的背面为**指甲**。指甲深面的真皮称**甲床**。围绕甲根和甲体两侧的皮肤皱襞为**甲廓**，常因损伤后感染引起甲沟炎。

（二）上肢轴线与提携角

上肢轴线以肱骨小头为中心，上至肱骨头，下达尺骨头。其中上段肱骨的纵轴称**臂轴**，下段尺骨的长轴称**前臂轴**，该两轴在肘部形成向外开放的夹角称**提携角**，正常时为 165°～170°，其补角为 10°～15°。此角若大于 15° 称**肘外翻**，小于 0° 称**肘内翻**，0°～10° 则称**直肘**（图 7-1）。

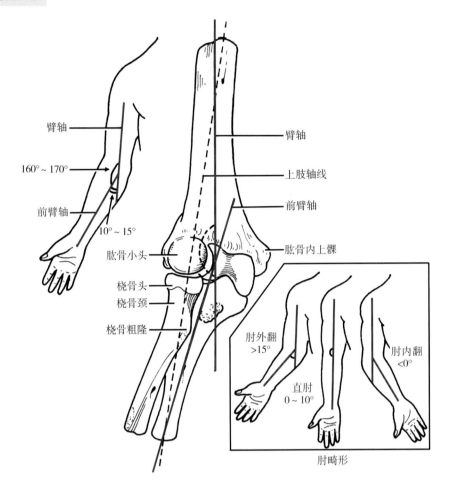

图 7 – 1　上肢的轴线与提携角

（三）体表投影

1. 腋动脉和肱动脉　上肢外展 90°，掌心向上，从锁骨中点至肱骨内、外上髁前连线中点远侧 2cm 处的连线。该线以大圆肌下缘为界，以上部分为腋动脉的体表投影，以下部分为肱动脉的体表投影（图 7 – 2）。于肱二头肌内侧沟可摸到肱动脉的搏动，在该处将肱动脉压向肱骨上，可使压迫点以下的上肢止血。

2. 桡动脉和尺动脉　自肱骨内、外上髁前连线中点远侧 2cm 处，其中至桡骨茎突内侧的连线，为桡动脉的体表投影；肱骨内上髁至豌豆骨桡侧缘的连线，下 2/3 段即为尺动脉下段的体表投影，肱骨内、外上髁前连线中点远侧 2cm 处，至上述连线的上、中 1/3 交界处的连线为尺动脉上段的体表投影（图 7 – 2）。在桡侧腕屈肌腱与桡骨茎突之间可摸到桡动脉的搏动。

3. 掌深弓和掌浅弓　掌浅弓相当于握拳时中指所指的水平，而掌深弓则约在其深面近侧 1.5cm 处。

4. 指掌侧固有动脉　位于手指掌侧面的两缘，在指末端相互吻合。

5. 臂丛　位于锁骨下动脉的上后方，与其共同穿过斜角肌间隙，在腋窝内臂丛的内侧束、外侧束和后束围绕腋动脉周围排列。

6. 尺神经 自腋窝顶至尺神经沟，再至豌豆骨外侧缘的连线（图7-2）。

7. 正中神经 在臂部与肱动脉伴行，在前臂为肱骨内上髁与肱二头肌腱连线的中点至腕远侧纹中点稍外侧的连线（图7-2）。

8. 桡神经 自腋后襞下缘外侧端与臂交接处起，向下斜过肱骨后面，再至肱骨外上髁的连线为桡神经干的体表投影。向下分浅、深两支：肱骨外上髁至桡骨茎突的连线为桡神经浅支的体表投影（图7-2），肱骨外上髁至前臂后面中线的中、下1/3交界处的连线为桡神经深支的体表投影。

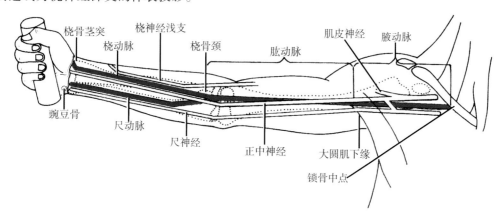

图7-2 上肢动脉与神经干的体表投影

第二节 肩 部

肩部是上肢连接躯干的部分，可分为腋区、三角肌区和肩胛区。

一、腋区

腋区位于肩关节的下方，臂上段内侧与胸外侧壁上部之间。当上肢外展时，出现穹顶状的皮肤凹陷，其深面为一四面锥体形的腔隙为**腋窝**。此区皮肤含有大量的皮脂腺和大汗腺，少数人可分泌带臭味的汗液，称腋臭（狐臭）。

（一）腋窝的构成

腋窝由一尖、一底和四壁构成（图7-3）。

1. 尖 为腋窝顶，向上内与颈根部相通，由第1肋骨外缘、锁骨中1/3段和肩胛骨上缘所围成。臂丛经此进入腋窝，锁骨下动、静脉在此与腋动、静脉相延续。

2. 底 朝向下方，被皮肤、浅筋膜和腋筋膜所封闭，皮肤借纤维隔与腋筋膜相连。**腋筋膜**是腋窝底的深筋膜，中央部较薄弱，有皮神经、浅血管和浅淋巴管通过，使其呈筛状，故又名**筛状筋膜**。

3. 四壁 可分为前壁、后壁、内侧壁和外侧壁。前壁由胸大肌、胸小肌、锁骨下肌和锁胸筋膜构成（图7-4）。后壁由肩胛骨、肩胛下肌、背阔肌和大圆肌构成。由于有肱三头肌长头在小圆肌和大圆肌之间穿过，所以在腋窝后壁上形成两个肌间隙。内侧呈三角形，称**三边孔 trilateral foramen**，其上界为小圆肌和肩胛下肌，下界为大圆肌和背阔肌，外侧界为肱三头肌长头，内有旋肩胛血管通过。外侧呈四边形，称**四边孔 quadrilateral foramen**，其上界为小圆肌和肩胛下肌，下界为大圆肌和背阔肌，内侧界为肱三头肌长头，外侧界为肱骨外科颈，内有腋神经和旋肱后血管通过（图 7 - 5）。内侧壁由前锯肌、上 4 个肋骨和肋间肌构成。外侧壁由肱二头肌长、短头和肱骨结节间沟、喙肱肌构成。

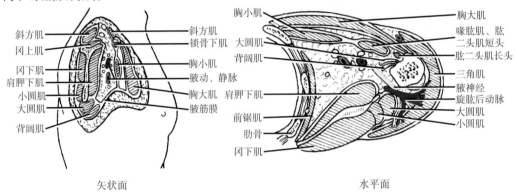

矢状面　　　　　　　　　　　　　　水平面

图 7 - 3　腋窝的构成

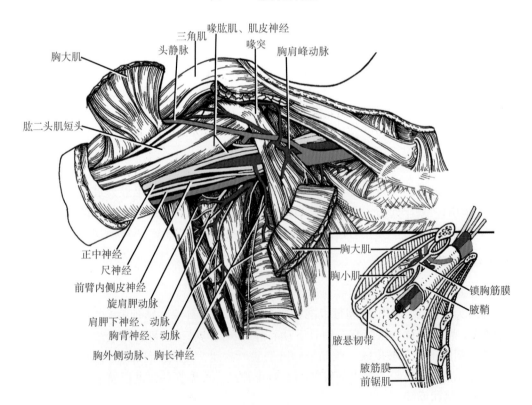

图 7 - 4　腋窝前壁的层次及内容

（二）腋窝的内容

腋窝内除了有大量脂肪和疏松结缔组织外，还有腋动脉及其分支、腋静脉及其属支、臂丛锁骨下部及其分支、腋淋巴结和疏松结缔组织等。

1. 腋动脉 axillary artery 位于第 1 肋外缘至大圆肌下缘之间。腋动脉以胸小肌为标志可分为 3 段（图 7 - 5、图 7 - 6）。

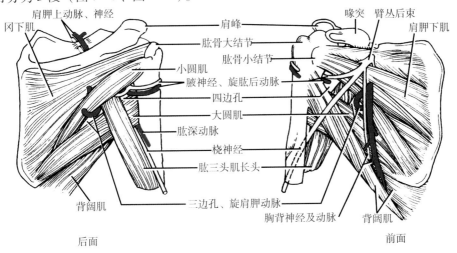

图 7 - 5 腋后壁及三边孔、四边孔

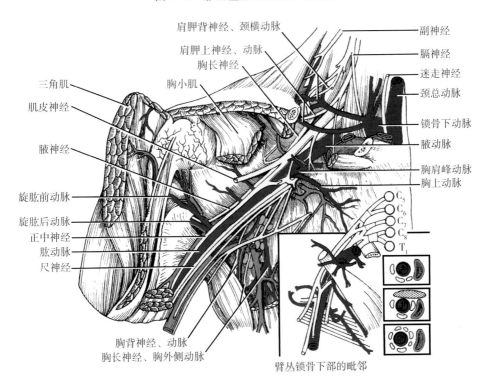

图 7 - 6 腋窝内容及臂丛组成

（1）第1段 位于第1肋外缘与胸小肌上缘之间，此段最短，位置最深，发出**胸上动脉 superior thoracic artery** 分布于第1、第2肋间隙前部。

（2）第2段 位于胸小肌后方，此段分支有：①**胸外侧动脉 lateral thoracic artery** 在前锯肌表面与胸长神经伴行，沿胸小肌下缘行走，主要分布于前锯肌、胸大肌和胸小肌，女性还发出分支分布于乳房。②**胸肩峰动脉 thoracoacromial artery** 与胸外侧神经一起共同穿出锁胸筋膜，分布于胸大肌、胸小肌和三角肌等。

（3）第3段 位于胸小肌下缘和大圆肌下缘之间，前面被胸大肌覆盖，此段最长，位置最浅。主要分支有：①**肩胛下动脉 subscapular artery** 沿肩胛下肌下缘向后走行，分为**旋肩胛动脉**和**胸背动脉**，前者经三边孔入冈下窝，营养冈下肌等；后者与胸背神经伴行入背阔肌。②**旋肱前动脉 anterior humeral circumflex artery** 较细，绕过肱骨外科颈前方与旋肱后动脉吻合。③**旋肱后动脉 posterior humeral circumflex artery** 较粗，经四边孔穿出，从后方绕肱骨外科颈与旋肱前动脉吻合，分支分布于三角肌和肩关节。

2. 腋静脉 axillary vein 在腋窝始终位于腋动脉的前内侧，除在近侧端接受头静脉外，其他属支基本上与腋动脉分支相同。

3. 臂丛 brachial plexus 位于腋窝内的是臂丛的锁骨下部，围绕腋动脉周围，由上、中、下3干各股合成内侧束、外侧束和后束。在腋动脉第1段，臂丛三束均位于其后外侧；在腋动脉第2段，臂丛三束相应地位于腋动脉的内侧、外侧和后方；在腋动脉第3段，臂丛三束分别发出分支（图7-6）。

（1）**肌皮神经 musculocutaneous nerve** 发自外侧束，腋动脉外侧穿过喙肱肌，进入肱二头肌和肱肌之间。

（2）**正中神经 median nerve** 由内、外侧束发出内、外侧根，行于腋动脉的前方或外侧，两根会合成一条粗大的正中神经，下行于肱二头肌内侧沟。

（3）**尺神经 ulnar nerve** 发自内侧束，位于腋动、静脉之间，下行于肱二头肌内侧沟。

（4）**桡神经 radial nerve** 发自后束，为臂丛中最粗大的分支，位于腋动脉后面，经背阔肌及大圆肌的前面下行，至臂后部进入桡神经沟内。

（5）**腋神经 axillary nerve** 发自后束，初位于桡神经外侧，与旋肱后动、静脉伴行，绕肱骨外科颈穿出四边孔，支配三角肌和小圆肌。

（6）**胸背神经 thoracodorsal nerve** 发自后束，与同名动脉伴行，沿肩胛骨外侧缘下行至背阔肌，支配该肌。

（7）**臂内侧皮神经 medial brachial cutaneous nerve** 发自内侧束，经腋静脉内侧下行，分布于臂内侧的皮肤。

（8）**前臂内侧皮神经 medial antebrachial cutaneous nerve** 发自内侧束，于肱二头肌内侧沟下行，分布于前臂内侧的皮肤。

（9）**胸长神经 long thoracic nerve** 发自臂丛的锁骨上部，经腋动脉第1段的后方下行入腋窝，继而在胸外侧动脉的后方，沿前锯肌表面下降，支配该肌。胸长神经在乳腺癌根治术时应加以保护，损伤后会引起"翼状肩胛"。

（10）**胸内、外侧神经 medial and lateral pectoral nerve** 分别发自臂丛的内、外侧束，与胸肩峰动脉伴行，穿锁胸筋膜至胸大肌和胸小肌。

（11）**肩胛下神经 subscapular nerve** 发自后束，贴肩胛下肌前面下行，支配肩胛下肌和大圆肌。

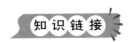

肱骨各段骨折及神经损伤

肱骨外科颈骨折：骨折近侧段因受冈上肌、冈下肌和小圆肌牵引，呈外展、外旋位；骨折远侧段因受胸大肌、背阔肌和大圆肌牵引，呈内收、内旋位。由于两骨折端严重错位，故易损伤腋神经。

肱骨干中段骨折：若骨折线在三角肌止点以上时，近侧段受胸大肌、背阔肌、大圆肌等牵拉而向前、向内移位；若骨折线在三角肌止点以下时，近侧段受三角肌、喙肱肌和冈上肌的牵引，呈前屈、外展位，远侧段因受肱二头肌和肱三头肌的牵引而向上移位，由于桡神经紧贴肱骨干的桡神经沟行走，故易合并桡神经损伤，出现"垂腕"手。

肱骨髁上骨折：肱骨内、外上髁稍上方发生骨折时，远侧段常因前臂前群肌的牵引而向前移位，故易压迫正中神经和肱动脉，而导致前臂肌缺血性挛缩、正中神经分布区域的皮肤感觉障碍和肌肉瘫痪。

4. 腋淋巴结 axillary lymph nodes 在腋窝的疏松结缔组织内血管周围，有 10~20 个，依其位置可分为 5 群（图 3-4）。

（1）**外侧淋巴结** 位于腋窝的外侧壁，沿腋静脉远端排列。收纳上肢的淋巴，其输出淋巴管注入中央淋巴结及尖淋巴结，也可注入锁骨下淋巴结。手和前臂的感染首先累及此淋巴结。

（2）**胸肌淋巴结** 位于腋窝的内侧壁，胸小肌下缘，沿胸外侧血管排列。收纳胸前外侧壁、脐以上腹壁、乳房外侧部及中央部的淋巴，其输出淋巴管注入中央淋巴结或尖淋巴结。乳腺癌转移首先侵犯此淋巴结。

（3）**肩胛下淋巴结** 位于腋窝的后壁，沿肩胛下血管排列。收纳肩胛区、背部和肩后部的淋巴，其输出淋巴管注入中央淋巴结及尖淋巴结。

（4）**中央淋巴结** 是最大的一群淋巴结，位于腋窝底部的疏松结缔组织内，接受上述 3 群淋巴结，其输出淋巴管注入尖淋巴结。

（5）**尖淋巴结** 位于腋窝的尖部，锁骨下方，沿腋静脉的近端排列。接受中央淋巴结、其他各群淋巴结和乳房上部的淋巴，其输出淋巴管汇合成锁骨下干，少数与锁骨上淋巴结沟通，右侧注入右淋巴导管，左侧注入胸导管。

5. 腋鞘和腋窝蜂窝组织 **腋鞘 axillary sheath** 由颈筋膜深层向下外延续至腋窝，包绕臂丛锁骨下部及腋血管形成的筋膜鞘。锁骨下臂丛阻滞麻醉需将药物注入此鞘内。**腋窝蜂窝组织**是指腋鞘周围大量的疏松结缔组织。腋窝内的感染沿着蜂窝组织间隙和血管神经，向上蔓延至颈根部，向下可达臂部，向前可至胸肌间隙，向后经三边孔、四边孔分别至肩胛区和三角肌区。

二、三角肌区

（一）浅层结构

三角肌区是指三角肌所覆盖的区域。此区皮肤较厚，浅筋膜较致密，脂肪组织较少。腋神经的皮支即臂外侧上皮神经从三角肌后缘浅出，分布于三角肌表面的皮肤。

（二）深层结构

三角肌（表7-1）呈三角形，从前方、后方和外侧包绕肩关节，使肩部呈圆隆状。三角肌是临床常用肌内注射的部位，但在三角肌后缘中、下1/3部肌肉较薄，且深面有桡神经，故该部为三角肌注射的"危险区"。而三角肌的上1/3和中1/3交界处肌肉较厚，且无大血管和神经，故该部为三角肌注射的"绝对安全区"。腋神经与旋肱后血管一起穿四边孔，在三角肌深面分为前、后两支，支配三角肌和小圆肌。皮支分布于三角肌表面皮肤（图7-7）。临床上，肱骨外科颈骨折时易损伤腋神经和旋肱前、后血管，造成三角肌瘫痪和深部血肿。

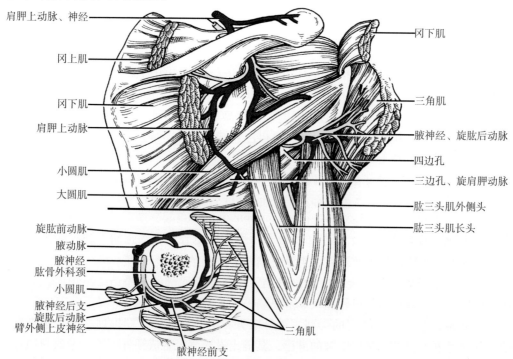

图7-7　三角肌区及肩胛区的结构

三、肩胛区

（一）浅层结构

肩胛区是指肩胛骨后面的区域。此区皮肤较厚，与致密的浅筋膜紧密相连，浅筋膜内有颈丛的锁骨上神经分布。覆盖于冈上肌、冈下肌表面的深筋膜比较发达，分别称**冈上筋膜**和**冈下筋膜**。

（二）深层结构

1. 肌层　肩胛骨后面的肌肉有斜方肌、背阔肌、冈上肌、冈下肌、小圆肌和大圆肌（表7-1）。

表7-1　肩　肌

名　称	起　点	止　点	作　用	神经支配
三角肌	锁骨外侧1/3、肩峰和肩胛冈	三角肌粗隆	外展、前屈、后伸肩关节	腋神经（C$_5$、C$_6$）
冈上肌	冈上窝	大结节上部	外展肩关节	肩胛上神经（C$_5$、C$_6$）
冈下肌	冈下窝	大结节中部	内收、外旋肩关节	肩胛上神经（C$_5$、C$_6$）
小圆肌	肩胛骨外侧缘后面	大结节下部	内收、外旋肩关节	腋神经（C$_5$、C$_6$）
大圆肌	肩胛骨下角后面	肱骨小结节嵴	内收、内旋、后伸肩关节	肩胛下神经（C$_5$、C$_6$）
肩胛下肌	肩胛下窝	肱骨小结节	内收、内旋、后伸肩关节	肩胛下神经（C$_5$、C$_6$）

2. 肌腱袖 myotendinous cuff　又名**肩袖**，冈上肌、冈下肌、小圆肌和肩胛下肌的肌腱经过肩关节上、后、前方时，与关节囊纤维层愈着，在肩关节周围构成一接近环形的腱板，称**肌腱袖**。肌腱袖加强了肩关节的稳定性，当肩关节扭伤或脱位时，肌腱袖可被撕裂（图7-8）。

3. 肩峰下囊与三角肌下囊　**肩峰下囊**位于肩峰与冈上肌腱之间；**三角肌下囊**位于三角肌中部上份与肱骨大结节之间。两囊均为含有少量滑液的滑膜囊，可彼此相通。当肩峰下囊有炎症时，臂外展、外旋时会感到疼痛，肩部运动发生障碍。

4. 血管和神经

（1）**肩胛上血管**　**肩胛上动脉 suprascapular artery** 是起自锁骨下动脉甲状颈干的分支，经**肩胛上横韧带**（位于肩胛上切迹的上方）的上方进入冈上窝，绕肩胛颈进入冈下窝，分支营养冈上、下肌等。肩胛上静脉与同名动脉伴行（图7-7）。

（2）**肩胛上神经 suprascapular nerve**　起自臂丛锁骨上部，经肩胛上横韧带的下方进入冈上窝，与肩胛上血管伴行进入冈下窝，支配冈上肌和冈下肌（图7-7）。

四、肩胛动脉网

肩胛动脉网 scapular arterial rete 位于肩胛骨的周围，是由肩胛上动脉、肩胛背动脉和旋肩胛动脉的分支彼此吻合形成的动脉网（图7-9）。肩胛上动脉起自甲状颈干，经肩胛上横韧带的上方达冈上窝；肩胛背动脉为颈横动脉的深支，沿肩胛骨内侧缘下行，分支达冈下窝；旋肩胛动脉为肩胛下动脉的分支，经三边孔至冈下窝。该动脉网是肩部的重要侧支循环途径，当腋动脉血流受阻时，仍可维持上肢的血供。

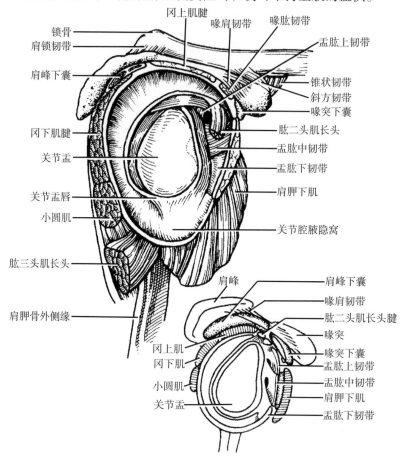

图 7-8 肌腱袖

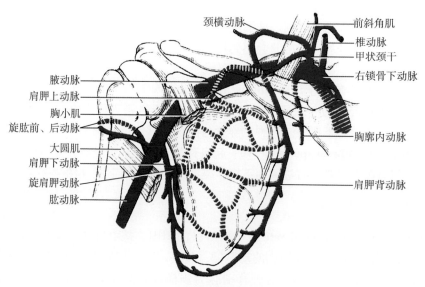

图 7-9 肩胛动脉网

第三节 臂 部

臂部位于肩部与肘部之间，其上界为腋前、后襞外侧端在臂部的连线，下界为通过肱骨内、外上髁近侧二横指处的环行线，借肱骨和臂内、外侧肌间隔分为臂前区和臂后区。

一、臂前区

（一）浅层结构

此区皮肤较薄，弹性好，浅筋膜含脂肪组织较少，故薄而松弛，其内有浅静脉和皮神经分布（图7－10）。

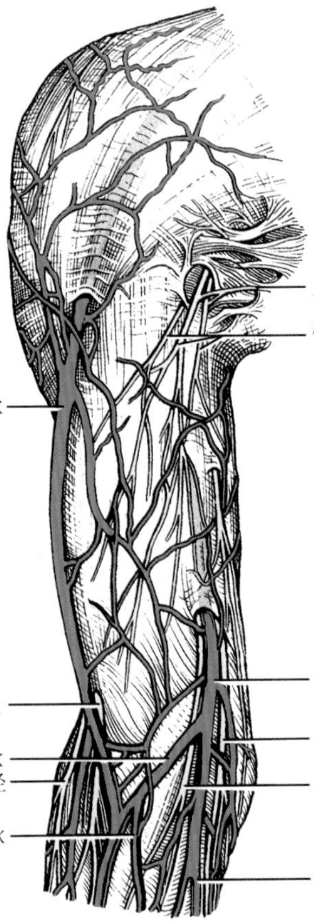
肋间臂神经
臂内侧皮神经
头静脉
贵要静脉
前臂外侧神经
前臂内侧皮神经后支
肘正中静脉
前臂后皮神经
前臂内侧皮神经前支
前臂正中静脉
贵要静脉

图7－10 臂前区浅层结构

1. 头静脉 cephalic vein 沿肱二头肌外侧沟上行，经三角肌胸大肌间沟，穿锁胸筋膜注入腋静脉或锁骨下静脉。

2. 贵要静脉 basilic vein 行于肱二头肌内侧沟的下半部，约在臂中部稍下方穿入深筋膜，注入肱静脉或腋静脉。

3. 皮神经 **肋间臂神经**为来自第 2 肋间神经的外侧皮支，分布于臂内侧上半部皮肤；**臂内侧皮神经**分布于臂内侧下半部皮肤。**前臂内侧皮神经**在贵要静脉穿入深筋膜处浅出，沿肱二头肌内侧沟下行，分布于前臂内侧皮肤。

（二）深层结构

1. 肌间隔与骨筋膜鞘 臂部的深筋膜称**臂筋膜**，臂前区的深筋膜较薄，向上与三角肌的深筋膜相连，向下移行为肘前区筋膜。在肱骨中点与肱骨下端之间向深面发出**臂内、外侧肌间隔**，附着于肱骨体内、外侧和内、外上髁，分隔臂肌前、后群。由臂内、外侧肌间隔，臂筋膜前部和肱骨骨膜前面共同围成**臂前骨筋膜鞘**，内有肱二头肌、喙肱肌、肱肌、肱动脉、肱静脉、正中神经、肌皮神经、尺神经和桡神经的一段等（图 7 – 11）。

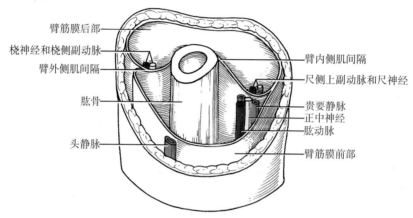

图 7 – 11　臂部骨筋膜鞘

2. 臂前群肌 包括肱二头肌、喙肱肌和肱肌（表 7 – 2）。

表 7 – 2　臂　肌

肌群	名　称	起　点	止　点	作　用	神经支配
前群	肱二头肌	肩胛骨盂上结节、喙突	桡骨粗隆	屈肘、前臂旋后	肌皮神经（C$_{5\sim7}$）
	喙肱肌	肩胛骨喙突	肱骨中份	肩关节内收、前屈	
	肱肌	肱骨前面下半	尺骨粗隆	屈肘	
后群	肱三头肌	肩胛骨盂下结节、肱骨后面	尺骨鹰嘴	伸肘	桡神经（C$_{5\sim8}$）
	肘肌	肱骨外上髁	尺骨鹰嘴、尺骨后面上部		

3. 血管和神经

（1）**肱动脉 brachial artery** 在大圆肌下缘由腋动脉移行而来，沿肱二头肌内侧沟下行至肘窝，通常平桡骨颈处分为桡动脉和尺动脉（图7-12）。肱动脉近侧段位于肱骨内侧，而远侧段则位于肱骨前面。因此当上肢严重出血而需要压迫止血时，压迫方向要有所不同：在近侧段需压向外侧，而在远侧段则要压向后方。肱动脉在臂部的主要分支有（图7-12）：①**肱深动脉 deep brachial artery** 通常在大圆肌下缘稍下方起自肱动脉的后内侧壁，与桡神经伴行向下外进入肱骨肌管，分支营养肱三头肌、肱肌和肱骨。②**尺侧上副动脉**平肱肌起点处发自肱动脉，与尺神经伴行，穿臂内侧肌间隔至臂后区，并参与肘关节动脉网的构成。③**尺侧下副动脉**在肱骨内上髁上方5cm处发自肱动脉，经肱肌前面行向内下方，分前、后两支，参与肘关节动脉网的构成。

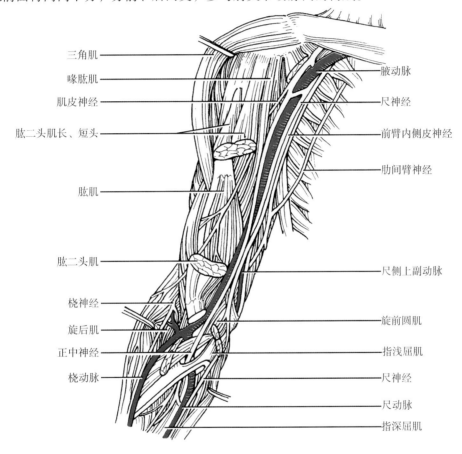

图7-12 臂前区深层结构

（2）**肱静脉 brachial veins** 有两条，伴行于肱动脉两侧，通常在大圆肌下缘附近合为一条腋静脉，在臂中部接受贵要静脉血液的注入。

（3）**正中神经** 由起自臂丛内、外侧束两根合并而成，与肱血管伴行于肱二头肌内侧沟，在臂上部行于肱动脉的外侧，约至臂中部越过肱动脉前方至其内侧，臂部无分支，下行至肘窝。

（4）**尺神经** 起自臂丛内侧束，在臂上部行于肱动脉内侧，约在臂中部与尺侧上副动脉伴行，穿臂内侧肌间隔至臂后区，臂部无分支。

（5）**桡神经** 起自臂丛后束，在臂上部先行于肱动脉的后方，然后伴肱深动脉向后进入肱骨肌管至臂后区，支配肱三头肌。

（6）**肌皮神经** 起自臂丛外侧束，穿过喙肱肌至肱二头肌与肱肌之间，发出肌支支配臂前群肌，其皮支在肘外上方肱二头肌外侧沟下部浅出，移行为**前臂外侧皮神经**。

二、臂后区

（一）浅层结构

此区皮肤较厚，浅筋膜较致密，有 3 条皮神经分布和 1 条皮神经通过。

1. 臂外侧上皮神经 为腋神经的皮支，自三角肌后缘浅出，分布于三角肌区和臂后区外上部皮肤。

2. 臂外侧下皮神经 起自桡神经，于三角肌止点处浅出，分布于臂后区外下部皮肤。

3. 臂后皮神经 在腋窝处发自桡神经，分布于臂后区皮肤。

4. 前臂后皮神经 在肱骨肌管内发自桡神经，约在臂中、下 1/3 交界处穿出深筋膜，分布于前臂后区皮肤。

（二）深层结构

1. 筋膜与骨筋膜鞘 臂后区的深筋膜较前区发达，厚而坚韧。由臂内、外侧肌间隔，臂筋膜后部和肱骨骨膜后面共围成**臂后骨筋膜鞘**，内有肱三头肌、桡神经、肱深血管及尺神经的一段（图 7 - 11）。

2. 臂后群肌 包括肱三头肌和肘肌。由肱三头肌的长头及内、外侧头与肱骨的桡神经沟围成一个绕肱骨中份后面的管道，称**肱骨肌管 humeromuscular tunnel**，内有桡神经及其伴行的肱深血管通过，故又称**桡神经管**（图 7 - 13，表 7 - 2）。

3. 桡血管神经束 由桡神经和肱深血管组成，行于肱骨肌管内（图 7 - 13）。**肱深动脉**与桡神经伴行，在肱骨肌管的中部分为前、后两支。前支较粗大，称**桡侧副动脉**，与桡神经一起穿过臂外侧肌间隔至臂前区，与桡侧返动脉吻合。后支较细小，称**中副动脉**，在臂后区下行，与骨间返动脉吻合。**肱深静脉**有两条，行于肱深动脉的两侧。**桡神经**在大圆肌下缘与肱骨交角处，伴肱深血管斜向外下，进入肱骨肌管，至臂中、下 1/3 交界处，桡神经与肱深动脉的分支桡侧副动脉一起穿过臂外侧肌间隔，至肱骨外上髁前面分为浅、深两支。桡神经在肱骨肌管内发出肌支，支配肱三头肌。在穿过臂外侧肌间隔后发出肌支，支配肱桡肌和桡侧腕长、短伸肌。由于桡神经在肱骨肌管内紧贴骨面，当肱骨骨干中段骨折时易损伤桡神经，引起前臂伸肌瘫痪，呈现垂腕。

4. 尺神经 与尺侧上副动脉伴行（图 7 - 13），自臂内侧肌间隔穿出后，沿肱三头肌内侧头前面下行至肘后区的尺神经沟内。

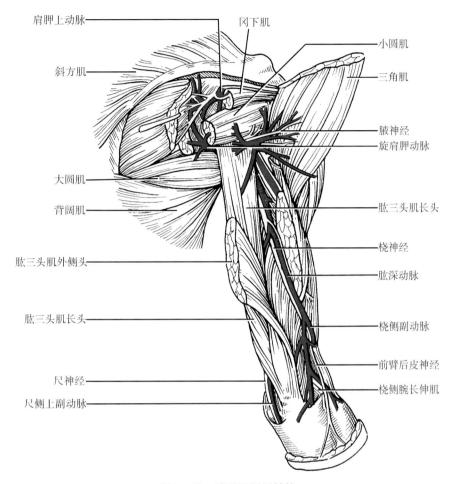

肩胛上动脉
斜方肌
大圆肌
背阔肌
肱三头肌外侧头
肱三头肌长头
尺神经
尺侧上副动脉

冈下肌

小圆肌
三角肌

腋神经
旋肩胛动脉

肱三头肌长头
桡神经
肱深动脉

桡侧副动脉

前臂后皮神经
桡侧腕长伸肌

图 7 – 13　臂后区深层结构

第四节　肘　部

肘部位于臂与前臂之间，肱骨内、外上髁连线的上、下各二横指的环行线为其上、下界。通过肱骨内、外上髁的冠状面将该部分为肘前区和肘后区。

一、肘前区

（一）浅层结构

此区皮肤薄而柔软，有一定的移动性，屈肘时可见一明显的肘横纹。浅筋膜为疏松结缔组织，含脂肪较少，内有浅静脉、皮神经和浅淋巴结（图 7 – 10）。

1. 头静脉　行于肱二头肌腱的外侧，与前臂外侧皮神经伴行。

2. 贵要静脉　行于肱二头肌腱的内侧，与前臂内侧皮神经伴行。

3. 肘正中静脉 median cubital vein　自头静脉分出，斜向上内连于贵要静脉。肘正中静脉在肘窝中部与深静脉之间有交通支。因此，该静脉比较固定，是临床上进行输血、采血或插管的常用部位。

4. 前臂正中静脉　在肘前区常呈"Y"形分别注入头静脉和贵要静脉。

5. 前臂外侧皮神经　在肱二头肌腱外侧、肱肌浅面穿出深筋膜，行于头静脉的后方。

6. 前臂内侧皮神经　在肘部分前、后两支，前支行于贵要静脉外侧，后支行于贵要静脉内侧。

7. 肘浅淋巴结　位于肱骨内上髁上方，贵要静脉附近，有 1～2 个，收纳手与前臂尺侧半的浅淋巴管，其输出淋巴管伴肱静脉上行，最终注入腋淋巴结。

（二）深层结构

1. 深筋膜　肘前区的深筋膜，上续臂筋膜，下连前臂筋膜，又称**肘筋膜**。从肱二头肌腱内侧，向下内连于前臂筋膜的部分称**肱二头肌腱膜**，屈肘时可触及。肱二头肌腱与腱膜交角处，是触及肱动脉搏动和测量血压的听诊部位。

2. 肘窝　是肘前区的一个尖端朝向上肢远端三角形凹陷。

（1）境界　上界为肱骨内、外上髁的连线，下内侧界为旋前圆肌，下外侧界为肱桡肌。顶由浅入深依次为皮肤、浅筋膜、肘筋膜和肱二头肌腱膜，底由肱肌、旋后肌和肘关节囊构成。

（2）内容　**肱二头肌腱**位于肘窝正中，是肘窝内的中心标志。其内侧有肱动脉及两条伴行的肱静脉，再内侧为正中神经；其外侧有前臂外侧皮神经和桡神经及其分支（图 7 - 14）。

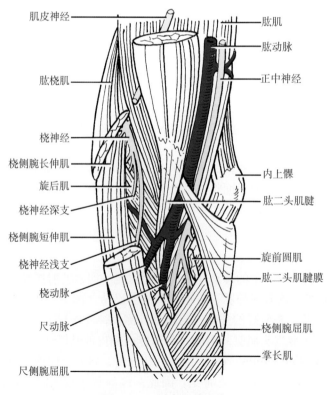

图 7 - 14　肘窝及其内容

1）**肱动脉**：在平桡骨颈（肘窝中点远侧 2cm）处分为桡动脉和尺动脉，两者在肘窝内各自发出桡侧返动脉和尺侧返动脉，参与肘关节动脉网的构成。桡动脉越过肱二头肌腱表面斜向外下，至前臂肱桡肌内侧继续下行。尺动脉经旋前圆肌尺头深面至前臂尺侧腕屈肌深面。

2）**正中神经**：越过尺动脉前方，穿旋前圆肌肱、尺两头之间进入前臂指浅屈肌深面。

3）**肘深淋巴结**：位于肱动脉分叉处周围，收纳前臂深层的淋巴管，其输出淋巴管伴肱动、静脉上行，注入腋淋巴结的外侧淋巴结。

4）**前臂外侧皮神经**：位于肘窝的外侧，由肌皮神经在肱二头肌腱的外侧穿出深筋膜移行而来。

5）**桡神经**：在肱肌与肱桡肌之间走行，有桡侧副动脉伴行，然后再进入肱肌与桡侧腕伸肌之间，临床上把此段肌间隙称为**桡管**。在桡管内，桡神经发出肌支进入肱桡肌和桡侧腕长伸肌，于肱骨外上髁前方再分为浅、深两支。桡神经浅支经肱桡肌深面达前臂桡动脉的外侧，桡神经深支穿旋后肌至前臂后区，移行为骨间后神经。

二、肘后区

（一）浅层结构

此区皮肤较厚而松弛，移动性较大，浅筋膜不甚发达，在皮肤与尺骨鹰嘴之间常有**鹰嘴皮下囊**，在出血或炎症时滑膜囊可肿大。

1. 肱三头肌腱　附着于尺骨鹰嘴。在该肌腱与鹰嘴之间有鹰嘴腱下囊。

2. 尺神经　行于肱骨内上髁后下方的尺神经沟内，位置较浅，此处尺神经易损伤，临床上把此处称**肘管**。肘后区的病变引起软组织增厚或骨质增生，导致肘管狭窄，可发生肘管综合征（图 7-15）。

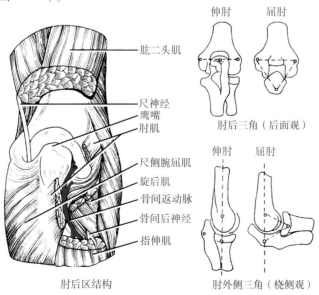

图 7-15　肘后三角与肘外侧三角

3. 肘后三角 posterior cubital triangle 肘关节屈曲呈直角时，肱骨内、外上髁和尺骨鹰嘴三者形成一尖向远侧的等腰三角形，称**肘后三角**。当肘关节伸直时，上述三点位于一条直线上。当肘关节脱位时，三点位置关系发生改变；而单纯肱骨髁上骨折时，三点位置关系不变。故临床上利用此位置关系进行脱位或骨折的鉴别（图7-15）。

4. 肘外侧三角 lateral cubital triangle 肘关节屈曲呈直角时，肱骨外上髁、桡骨头和尺骨鹰嘴尖端三者形成一尖向前的三角形，称**肘外侧三角**，其中央点是肘关节穿刺的进针部位。伸肘时，上述三者之间形成的凹陷称**肘后窝**，其深面有肱桡关节，并可触及桡骨头，也是常用的肘关节穿刺部位，若此窝消失一般提示肘关节腔有积液（图7-15）。

三、肘关节动脉网

肘关节动脉网 cubital articular arterial rete 由肱动脉、桡动脉和尺动脉发出的9条分支在肘关节周围吻合而成。该动脉网的主要吻合有：①桡侧副动脉与桡侧返动脉吻合。②中副动脉与骨间后动脉的骨间返动脉吻合。③尺侧下副动脉前支与尺侧返动脉前支吻合。④尺侧下副动脉后支、尺侧上副动脉与尺侧返动脉后支吻合。肘关节动脉网构成了肘关节周围丰富的侧支循环。因此，在肱深动脉发出点以下结扎肱动脉时，通过肘关节动脉网形成侧支循环，其远端血液供应仍可得到代偿（图7-16）。

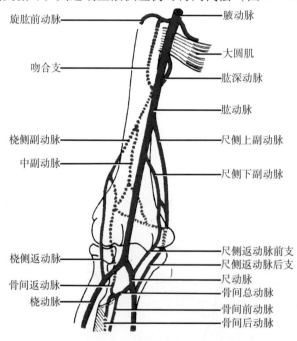

图7-16 肘关节动脉网

第五节 前 臂 部

前臂部位于肘部与手部之间，其上界即肘部下界，下界为桡、尺骨茎突近侧二横指的环形线。以桡、尺骨和前臂骨间膜为界分为前臂前区和前臂后区。

一、前臂前区

（一）浅层结构

此区皮肤较薄，移动性较大。浅筋膜内有比较多的浅静脉和皮神经（图7-17）。

1. 头静脉　起自手背静脉网的桡侧，经腕后区上行至前臂后面桡侧，在前臂上半部转致前面，沿前臂前面桡侧上行至肘前区。

2. 贵要静脉　起自手背静脉网的尺侧，经腕后区上行至前臂后面尺侧，在肘窝下方转向前面，上行至肘前区。

3. 前臂正中静脉　起自手掌浅静脉丛，管径和支数不恒定，沿前臂前面正中上行，注入肘正中静脉或贵要静脉。

4. 前臂外侧皮神经　经肘正中静脉和头静脉的深面，沿前臂桡侧下行，分布于前臂前外侧面皮肤。

5. 前臂内侧皮神经　在前臂分为前、后两支。前支较大，沿前臂内侧下行，分布于前臂内侧皮肤；后支沿前臂后内侧缘下行，分布于前臂后内侧部皮肤。

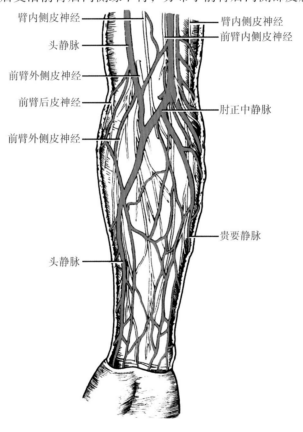

图7-17　前臂前区浅层结构

（二）深层结构

1. 深筋膜与骨筋膜鞘　前臂的深筋膜称**前臂筋膜**，薄而坚韧，近肘部有肱二头肌腱膜加强；远侧在腕远侧纹的上部明显增厚，厚而坚韧，即腕掌侧韧带及其深面的**屈肌支持带**。由前臂筋膜发出**前臂内**、**外侧肌间隔**，分别从前臂内、外侧缘深入至前臂肌前、后群之间，附着于尺、桡骨。**前臂前骨筋膜鞘**由前臂筋膜前部，前臂内、外侧肌间隔，尺、桡骨骨膜和前臂骨间膜共同围成，内有前臂前群肌、桡血管神经束、尺血管神经束、骨间前血管神经束和正中血管神经束等。

2. 前臂前群肌　共9块，分四层（表7-3）。第1层：从桡侧向尺侧依次为肱桡肌、旋前圆肌、桡侧腕屈肌、掌长肌和尺侧腕屈肌。第2层：指浅屈肌。第3层：桡侧为拇长屈肌，尺侧为指深屈肌。第4层：旋前方肌。

表7-3　前臂前群肌

层次	名　称	起　点	止　点	作　用	神经支配
第1层	肱桡肌	肱骨外上髁上方	桡骨茎突	屈肘	桡神经（C_5、C_6）
	旋前圆肌	肱头：肱骨内上髁 尺头：尺骨冠突	桡骨中部后、外面	前臂旋前、屈肘	正中神经（C_6、C_7）
	桡侧腕屈肌	肱骨内上髁、前臂筋膜	第2掌骨底前面	屈肘、屈腕、腕外展	
	掌长肌	肱骨内上髁、前臂筋膜	掌腱膜	屈腕、紧张掌腱膜	
	尺侧腕屈肌	肱骨内上髁、前臂筋膜	豌豆骨	屈腕、腕内收	尺神经（$C_8 \sim T_1$）
第2层	指浅屈肌	肱骨内上髁、尺骨、桡骨	第2~5指中节指骨底	屈腕、屈掌指关节、屈近侧指骨间关节	正中神经（$C_6 \sim T_1$）
第3层	拇长屈肌	桡骨中1/3、骨间膜前面	拇指远节指骨底	屈拇指	正中神经（$C_6 \sim T_1$）
	指深屈肌	尺骨、骨间膜前面	第2~5指远节指骨底	屈腕、屈掌指关节、屈远侧指骨间关节	正中神经和尺神经（$C_6 \sim T_1$）
第4层	旋前方肌	尺骨远侧1/4前面	桡骨远侧1/4前面	前臂旋前	正中神经（$C_6 \sim T_1$）

3. 血管神经束　前臂前区有四个血管神经束（图7-18）。

（1）**桡血管神经束**　由桡动、静脉和桡神经浅支组成，行于肱桡肌内侧或深面。①**桡动脉**在前臂上部行于肱桡肌与旋前圆肌之间，在前臂下部行于肱桡肌与桡侧腕屈肌之间，位置表浅，能触及搏动，是临床上把脉的部位。桡动脉在起始部发出桡侧返动脉，在桡神经深、浅支之间上行于肱桡肌后方，参与肘关节动脉网的构成；沿途发出肌支和皮支，分布于邻近诸肌和皮肤；在腕前区发出掌浅支，向下穿鱼际至手掌，参与构成掌浅弓。②**桡静脉**有两条，与桡动脉伴行。③**桡神经浅支 superficial branch of radial nerve** 为桡神经的皮支，沿肱桡肌深面和桡动脉外侧下行。在前臂的上1/3段，桡神经浅支与桡动、静脉相距较远；在前臂的中1/3段，与桡动、静脉紧密相伴而行；在前臂的下1/3段，与桡动、静脉分开。桡神经浅支经肱桡肌腱深面转至前臂后区。

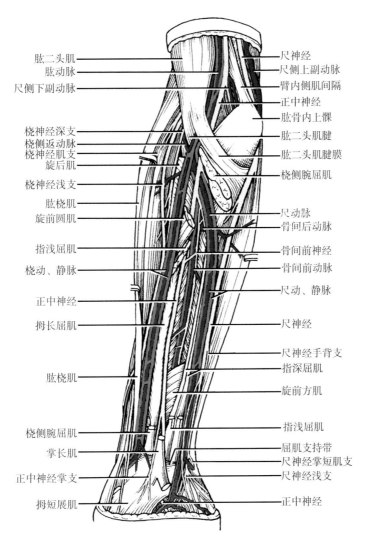

图 7-18 前臂前区深层结构

（2）**尺血管神经束** 由尺动、静脉和尺神经组成。①**尺动脉**经旋前圆肌尺头深面进入前臂前区，在前臂的上 1/3 段经指浅屈肌深面，在前臂的下 2/3 段在尺侧腕屈肌与指深屈肌之间下行，经腕尺侧管入手掌。其近侧端发出**尺侧返动脉**和**骨间总动脉**，前者又分前、后两支，向上参与肘关节动脉网的构成；后者为一短干，发出后立即分为骨间前、后动脉，分别行于前臂骨间膜的前、后方。②**尺静脉**有两条，与尺动脉伴行。③**尺神经**在尺神经沟以下从尺侧腕屈肌两头之间进入前臂前区，行于尺动脉的内侧。在前臂上半部，尺神经位于尺侧腕屈肌与指深屈肌之间，与尺动、静脉相距较远；在前臂下半部，位于尺侧腕屈肌的桡侧，并与尺动、静脉紧密伴行；在腕前面经腕尺侧管入手掌。其肌支支配尺侧腕屈肌和指深屈肌尺侧半；手背支自腕关节近侧 5cm 处发出，经尺侧腕屈肌腱深面转至腕后区。

（3）**正中血管神经束** 由正中动、静脉和正中神经组成。①**正中动脉 median ar-tery** 自骨间前动脉发出，较细小，常缺如，与正中神经伴行，分支营养正中神经。②**正**

中静脉 median vein 与正中动脉伴行。③正中神经从旋前圆肌肱头与尺头之间，向下进入指浅屈肌深面，在前臂的中 1/3 段位于指浅、深屈肌之间，在前臂的下 1/3 段位于桡侧腕屈肌腱与掌长肌腱之间，位置表浅。该神经在前臂发出肌支支配旋前圆肌、桡侧腕屈肌、掌长肌和指浅屈肌，这些肌支均从正中神经的尺侧发出，故在其桡侧进行手术操作较安全。

（4）**骨间前血管神经束**　由骨间前动、静脉和骨间前神经组成。①**骨间前动脉 anterior interosseous artery** 发自骨间总动脉，在拇长屈肌与指深屈肌之间，沿前臂骨间膜的前面下行，至旋前方肌的深面。②**骨间前静脉 anterior interosseous veins** 有两条，与骨间前动脉伴行。③**骨间前神经 anterior interosseous nerve** 在正中神经穿旋前圆肌肱头与尺头之间处，由正中神经的背侧发出，与骨间前血管伴行，至旋前方肌的深面，进入该肌。发出肌支支配拇长屈肌、指深屈肌桡侧半和旋前方肌。

4. 前臂屈肌后间隙 posterior space of antebrachial flexor　在前臂的下 1/4 段，为位于指深屈肌和拇长屈肌腱的深面、旋前方肌的浅面之间的潜在性疏松结缔组织间隙。其内侧界为尺侧腕屈肌和前臂筋膜，外侧界为桡侧腕屈肌和前臂筋膜。该间隙向远侧经腕管与掌中间隙相通，因而这两个间隙感染时，炎症可相互蔓延。

二、前臂后区

（一）浅层结构

此区皮肤较厚，移动性小。浅筋膜内的浅静脉不发达，有头静脉和贵要静脉远侧段及其属支，彼此吻合成网状。**前臂后皮神经 posterior antebrachial cutaneous nerve** 经肘关节外侧进入前臂后区，分布于前臂后区中间的皮肤，与前臂内、外侧皮神经的分支有交通。

（二）深层结构

1. 深筋膜与骨筋膜鞘　前臂后区的深筋膜厚而坚韧，近侧部有肱三头肌腱膜加强，远侧部在腕后区增厚形成伸肌支持带。**前臂后骨筋膜鞘**由前臂筋膜后部，前臂内、外侧肌间隔，尺、桡骨骨膜和前臂骨间膜共同围成，内有前臂后群肌和骨间后血管神经束等（图 7-19）。

2. 前臂后群肌　共 10 块，分浅、深两层，每层各有 5 块（表 7-4）。浅层：从桡侧向尺侧依次为桡侧腕长伸肌、桡侧腕短伸肌、指伸肌、小指伸肌和尺侧腕伸肌。深层：各肌近平行排列，自桡侧向尺侧依次为旋后肌、拇长展肌、拇短伸肌、拇长伸肌和示指伸肌。

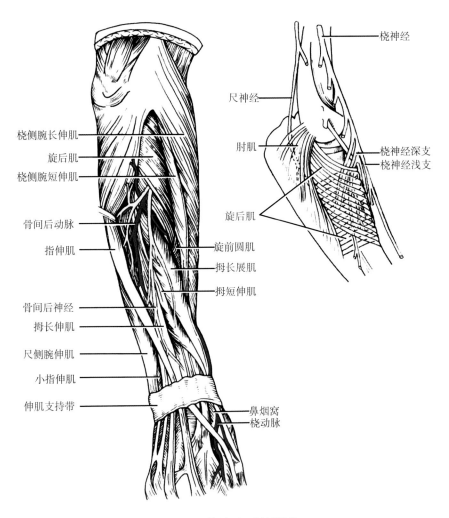

图 7-19 前臂后区深层结构

表 7-4 前臂后群肌

层次	名 称	起 点	止 点	作 用	神经支配
浅层	桡侧腕长伸肌	肱骨外上髁	第 2 掌骨底背面	伸、外展腕关节	桡神经（$C_{6\sim8}$）
	桡侧腕短伸肌		第 3 掌骨底背面	伸腕关节	
	指伸肌		第 2~5 中指中节、远节指骨底	伸指、伸腕关节	
	小指伸肌		小指指背腱膜	伸小指、伸腕关节	
	尺侧腕伸肌		第 5 掌骨底	伸、内收腕关节	
深层	旋后肌	肱骨外上髁、尺骨	桡骨前面上 1/3	前臂旋后	桡神经（$C_{6\sim8}$）
	拇长展肌	桡、尺骨背面	第 1 掌骨底	外展拇指及腕关节	
	拇短伸肌		拇指近节指骨底	伸拇掌指关节	
	拇长伸肌		拇指远节指骨底	伸拇指	
	示指伸肌		示指中节指骨底	伸示指	

3. 骨间后血管神经束　位于前臂后群肌浅、深层之间，由骨间后动、静脉和骨间后神经组成（图7－19）。①**骨间后动脉 posterior interosseous artery** 自骨间总动脉发出，穿前臂骨间膜上缘进入前臂后区，初在旋后肌深面，后从该肌下缘与拇长展肌起始部上缘之间穿出，在前臂后群肌浅、深两层肌之间下行，分支营养邻近诸肌，并发出**骨间返动脉**向上返行，参与肘关节动脉网。②**骨间后静脉**有两条，与骨间后动脉伴行。③桡神经深支自肱骨外上髁前方发出后，向下后走行，并发出肌支支配桡侧腕长伸肌、桡侧腕短伸肌和旋后肌，之后穿入旋后肌。桡神经深支穿出旋后肌之后，移行为**骨间后神经**，与同名动脉相伴行，分支支配前臂后群肌。

第六节　腕　　部

腕部位于前臂部和手部之间。其上界为尺、桡骨茎突近侧二横指的环形线，下界相当于屈肌支持带的下缘水平，可分为腕前区和腕后区。腕部是前臂的屈、伸肌腱和血管、神经汇集入手的部位。

一、腕前区

（一）浅层结构

此区皮肤薄而柔软，移动性较大。浅筋膜内有前臂内、外侧皮神经的分支分布，并有数量较多的浅静脉和浅淋巴管。

（二）深层结构

1. 深筋膜　为前臂筋膜在腕前区的延续，可分为浅、深两层。浅层为**腕掌侧韧带 volar carpal ligament**，对前臂屈肌腱有固定、保护和支持的作用。深层为**屈肌支持带 flexor retinaculum**，位于腕掌侧韧带远侧的深面，厚而坚韧，又称**腕横韧带**。其尺侧端附于豌豆骨和钩骨钩，桡侧端附于手舟骨和大多角骨结节。

2. 骨筋膜鞘

（1）**腕尺侧管 ulnar carpal canal**　由腕掌侧韧带的远侧部与屈肌支持带的尺侧端共同围成，内有尺动、静脉和尺神经通过，尺神经在腕部表浅，易损伤（图7－20）。

（2）**腕桡侧管 radial carpal canal**　屈肌支持带的桡侧端分两层，分别附着于手舟骨结节和大多角骨结节，其间的间隙称腕桡侧管，内有桡侧腕屈肌腱及其腱鞘通过。

（3）**腕管 carpal canal**　由屈肌支持带和腕骨沟共同围成，内有指浅、深屈肌腱及屈肌总腱鞘、拇长屈肌腱及其腱鞘和正中神经通过。屈肌总腱鞘（又名尺侧囊）常与小指滑膜鞘相通，拇长屈肌腱鞘（又名桡侧囊）与拇指滑膜鞘相连，两腱鞘均超过屈肌支持带近侧、远侧各2.5cm。

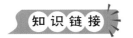

腕管综合征

　　在正常情况下，腕管对通过其内的指浅、深屈肌腱及屈肌总腱鞘、拇长屈肌腱及其腱鞘和正中神经起着十分重要的保护作用，并为它们提供一定的活动空间。由于腕管是一个相对狭窄、坚韧的骨纤维管，其容量相对固定，任何造成腕管容积增加和压力增高的原因，如腕骨骨折、月骨脱位、屈肌支持带老化增厚、腱鞘肿胀和肿瘤等，均可导致正中神经受压出现腕管综合征。

　　腕管综合征是神经卡压综合征中最常见的一种，其主要表现为手部正中神经支配区域桡侧手掌和3个半手指疼痛、麻木、手指运动无力，病程长者会出现鱼际肌无力或进行性萎缩，夜间或用手工作时疼痛加剧，甩手后疼痛缓解，有时疼痛向肘、肩部放射。

　　3. 桡动、静脉　在腕前区，位于肱桡肌和桡侧腕屈肌腱之间，经腕桡侧副韧带和拇长展肌腱、拇短伸肌腱之间至腕后区。桡动脉在桡骨茎突水平发出**掌浅支**，向下穿鱼际肌入手掌与尺动脉终支吻合成**掌浅弓**。桡静脉与桡动脉伴行。

　　4. 掌长肌腱　细而表浅，经屈肌支持带的浅面下行入手掌，续于掌腱膜。

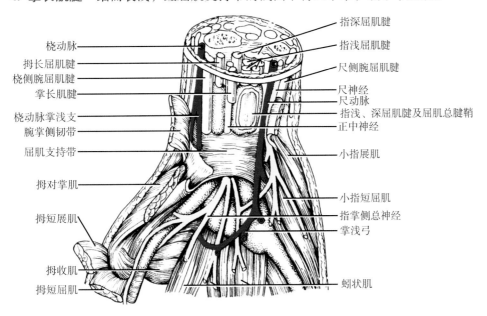

图 7 - 20　腕前区深层结构

二、腕后区

（一）浅层结构

此区皮肤较腕前区厚。浅筋膜薄而松弛，内有浅静脉和皮神经。头静脉和贵要静脉分别位于腕后区桡侧和尺侧的浅筋膜内。桡神经浅支与头静脉伴行，越过腕背侧韧带的浅面下行至手背，在鼻烟窝附近分为 4～5 支指背神经。尺神经手背支在腕关节上方由尺神经分出，经尺侧腕屈肌腱深面下行至手背，发出 5 条指背神经。在腕后区正中部有前臂后皮神经的终末支分布（图 7-21）。

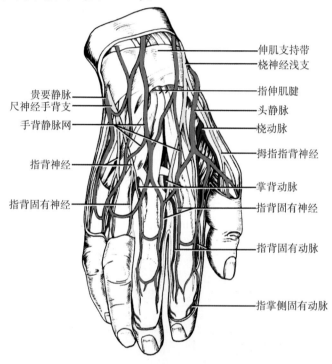

图 7-21 手背浅层结构

（二）深层结构

1. 伸肌支持带 extensor retinaculum 又称腕背侧韧带 dorsal carpal ligament，由腕后区的深筋膜增厚形成，其内侧端附于尺骨茎突和三角骨，外侧端附于桡骨远侧端的外侧缘。

2. 伸肌腱及其腱鞘 伸肌支持带向深面发出 5 个纤维隔，附着于尺、桡骨的背面，形成 6 个骨纤维管，有 9 条前臂伸肌腱及其腱鞘通过。各骨纤维管通过的肌腱及其腱鞘从桡侧向尺侧依次为：①拇长展肌腱和拇短伸肌腱及其腱鞘。②桡侧腕长、短伸肌腱及其腱鞘。③拇长伸肌腱及其腱鞘。④指伸肌腱和示指伸肌腱及其腱鞘。⑤小指伸肌腱及其腱鞘。⑥尺侧腕伸肌腱及其腱鞘（图 7-22）。

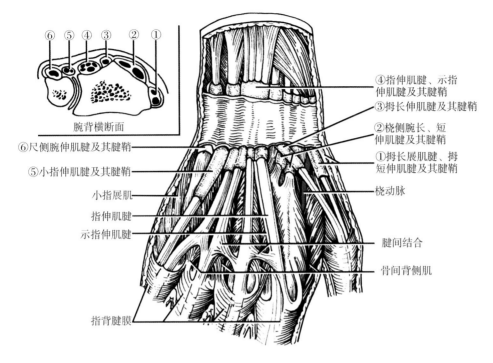

⑥尺侧腕伸肌腱及其腱鞘

⑤小指伸肌腱及其腱鞘

小指展肌

指伸肌腱

示指伸肌腱

指背腱膜

④指伸肌腱、示指伸肌腱及其腱鞘

③拇长伸肌腱及其腱鞘

②桡侧腕长、短伸肌腱及其腱鞘

①拇长展肌腱、拇短伸肌腱及其腱鞘

桡动脉

腱间结合

骨间背侧肌

腕背横断面

图 7 – 22　手背深层结构

第七节　手　　部

手部可分为手掌、手背和手指三部分。

一、手掌

（一）浅层结构

手掌部皮肤厚而坚韧，角质层较厚，缺乏弹性和移动性，无毛囊和皮脂腺，但有丰富的汗腺。在鱼际和小鱼际处较疏松；在掌心部非常致密，有许多纤维隔穿行，将皮肤与掌腱膜紧密连接，并将浅筋膜分隔成无数小叶，浅血管、浅淋巴管和皮神经穿行其间。浅动脉分支细小，数目多，且无静脉伴行。浅静脉和浅淋巴管各自吻合成网。由于手的握持功能的影响，手掌两侧部的浅静脉和浅淋巴管多走向手背，而掌心部的浅静脉和浅淋巴管则走向腕前区。故而手掌部感染时往往手背肿胀更为明显。

1. 尺神经掌支　在腕掌侧韧带的近侧穿出深筋膜，分布于小鱼际的皮肤。

2. 正中神经掌支　在屈肌支持带上缘处自正中神经分出，经屈肌支持带表面下行，分布于鱼际和掌心的皮肤。

3. 掌短肌（图 7 – 23）　属于退化的皮肌，位于小鱼际近侧部的浅筋膜内，对浅筋膜有固定作用，并可保护其深面的尺神经和尺血管。

（二）深层结构

1. 深筋膜　分为浅、深两层。

（1）浅层　为覆盖于鱼际肌、小鱼际肌和掌心指屈肌腱表面的致密结缔组织膜。此膜可分为鱼际筋膜、小鱼际筋膜和掌腱膜三部分。①**鱼际筋膜 thenar fascia** 覆盖于鱼际肌的表面。②**小鱼际筋膜 hypothenar fascia** 覆盖于小鱼际肌的表面。③**掌腱膜 palmar aponeurosis** 为位于掌心部致密的腱性纤维膜，覆盖于指浅屈肌腱的表面。掌腱膜厚而坚韧，略呈三角形，尖向近侧，由纵行和横行两层纤维组成，纵行纤维在浅面，横行纤维在深面。其尖端在屈肌支持带的浅面与掌长肌腱相连，远侧部的纵行纤维分成四束，分别行向第 2～5 指近节指骨底。掌腱膜可协助屈指，外伤或炎症时，可引起掌腱膜挛缩，影响手指的运动（图 7-23）。在掌骨头处，掌腱膜的纵行纤维、横行纤维与指蹼深面的掌浅横韧带围成三个纤维间隙，称**指蹼间隙 web space**。内含从手掌至手指的血管、神经及大量的脂肪，是手掌、手背和手指三者之间相互交通的通道（图 7-23）。

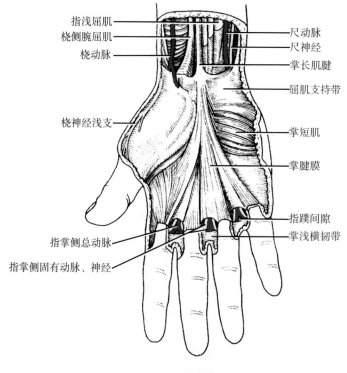

图 7-23　掌腱膜

（2）深层　较浅层薄弱，包括骨间掌侧筋膜和拇收肌筋膜。**骨间掌侧筋膜**覆盖于掌骨和骨间掌侧肌的浅面，位于指深屈肌腱的深面；**拇收肌筋膜**覆盖于拇收肌的表面。

2. 骨筋膜鞘　从掌腱膜的外侧缘发出**掌外侧肌间隔**，经鱼际肌和示指屈肌腱之间向深面附着于第 1 掌骨。从掌腱膜的内侧缘发出**掌内侧肌间隔**，经小鱼际肌和小指屈肌腱之间向深面附着于第 5 掌骨。因此，手掌深筋膜的浅、深两层与掌内、外侧肌间隔围成 3 个骨筋膜鞘，即外侧鞘、中间鞘和内侧鞘（图 7-24）。

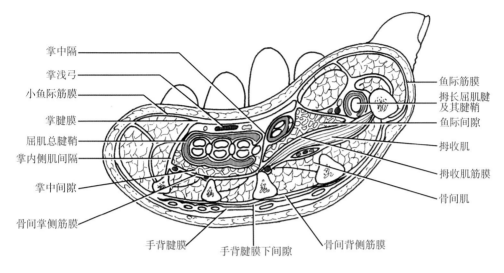

掌中隔
掌浅弓
小鱼际筋膜
掌腱膜
屈肌总腱鞘
掌内侧肌间隔
掌中间隙
骨间掌侧筋膜
手背腱膜
手背腱膜下间隙
骨间背侧筋膜
鱼际筋膜
拇长屈肌腱及其腱鞘
鱼际间隙
拇收肌
拇收肌筋膜
骨间肌

图 7 - 24　手部骨筋膜鞘及其内容

（1）**外侧鞘 lateral compartment**　又称**鱼际鞘**，由鱼际筋膜、掌外侧肌间隔和第 1 掌骨围成，内有拇短展肌、拇短屈肌、拇对掌肌、拇长屈肌腱及其腱鞘及至拇指的血管和神经等。

（2）**中间鞘 intermediate compartment**　由掌腱膜，掌内、外侧肌间隔，骨间掌侧筋膜和拇收肌筋膜围成，内有指浅、深屈肌的 8 条肌腱及屈肌总腱鞘、4 块蚓状肌、掌浅弓及其分支、指血管和神经等。

（3）**内侧鞘 medial compartment**　又称**小鱼际鞘**，由小鱼际筋膜、掌内侧肌间隔和第 5 掌骨围成，内有小指展肌、小指短屈肌、小指对掌肌及至小指的血管和神经等。

此外，在中间鞘的后方外侧半还有**拇收肌鞘**，由骨间掌侧筋膜、拇收肌筋膜、第 1 掌骨和第 3 掌骨围成，内有拇收肌。

3. 筋膜间隙　位于中间鞘内，由掌中隔分隔成外侧的鱼际间隙和内侧的掌中间隙（图 7 - 24、图 7 - 25）。**掌中隔**是发自掌腱膜外侧缘，包绕示指屈肌腱和第 1 蚓状肌，向后附着于第 3 掌骨前缘。

（1）**掌中间隙 midpalmar space**　位于中间鞘尺侧半的深面。其前界自桡侧起依次为中指、环指和小指屈肌腱，第 2 ~ 4 蚓状肌，手掌的血管和神经；后界为掌中隔的后部，第 3、第 4 掌骨和骨间掌侧肌前面的骨间掌侧筋膜；内侧界为掌内侧肌间隔；外侧界为掌中隔的前部。掌中间隙近侧端位于屈肌总腱鞘深面，经腕管与前臂屈肌后间隙相交通，远侧端经第 2 ~ 4 蚓状肌鞘与第 2 ~ 4 指蹼间隙相连，并与手背相通。因此，此间隙的感染可经上述途径蔓延。

（2）**鱼际间隙 thenar space**　位于中间鞘桡侧半的深面。其前界为掌中隔前部、示指屈肌腱、第 1 蚓状肌、手掌的血管和神经，后界为拇收肌筋膜，外侧界为掌外侧肌间隔，内侧界为掌中隔后部。鱼际间隙近侧端为盲端，远侧端经第 1 指蹼间隙与示指背侧相交通。

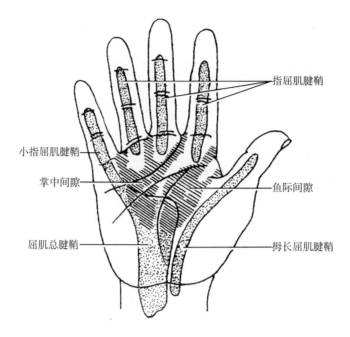

图 7 - 25　手部腱鞘及筋膜间隙

4. 手肌　分外侧群、中间群和内侧群（表 7 - 5）。

表 7 - 5　手　肌

肌群	名　称	起　点	止　点	作　用	神经支配
外侧群	拇短展肌	屈肌支持带、舟骨结节	拇指近节指骨底外侧缘	外展拇指	正中神经（C_6、C_7）
	拇短屈肌	浅头：屈肌支持带 深头：屈肌支持带、小多角骨	拇指近节指骨底	屈拇掌指关节	
	拇对掌肌	屈肌支持带、大多角骨	第 1 掌骨桡侧缘	拇指对掌	
	拇收肌	斜头：头状骨、屈肌支持带 横头：第 3 掌骨前面	拇指近节指骨底	内收、屈拇指	尺神经深支（C_8）
中间群	蚓状肌（4 块）	第 2~5 指指深屈肌腱桡侧	第 2~5 指近节指骨背面和指背腱膜	屈掌指关节、伸指骨间关节	正中神经、尺神经深支（C_6、C_7）
	骨间掌侧肌（3 块）	第 2、第 4、第 5 掌骨	指背腱膜	第 2、第 4、第 5 指内收、屈掌指关节、伸指骨间关节	尺神经深支（C_8）
	骨间背侧肌（4 块）	第 1~5 掌骨相对缘	近节指骨底、指背腱膜	第 2、第 4 指外展、屈掌指关节、伸指骨间关节	
内侧群	小指展肌	豌豆骨、豆钩韧带	小指近节指骨底尺侧缘	屈、外展小指	尺神经深支（C_8）
	小指短屈肌	钩骨、屈肌支持带	小指近节指骨底尺侧缘	屈小指	
	小指对掌肌	钩骨、屈肌支持带	第 5 掌骨尺侧缘	小指对掌	

5. 血管 手的血液供应来自桡动脉和尺动脉的分支，两动脉的分支彼此吻合成掌浅弓和掌深弓（图7-26）。

（1）**掌浅弓 superficial palmar arch** 由尺动脉终支和桡动脉的掌浅支吻合而成。该弓位于掌腱膜和掌短肌的深面，指屈肌腱和屈肌总腱鞘及正中神经和尺神经各分支的浅面。弓凸向远端，并发出数条分支至手指。①**指掌侧总动脉**共三条，由掌浅弓的凸侧发出，分别沿第2~4蚓状肌的浅面行向指蹼间隙，并在此各分为两支**指掌侧固有动脉**，分布于相邻两指的相对缘。指掌侧总动脉在掌指关节附近还接受来自掌深弓的掌心动脉。②**小指尺掌侧动脉**发自掌浅弓凸侧的尺侧缘，沿小鱼际肌表面下行，分布于小指尺侧缘。

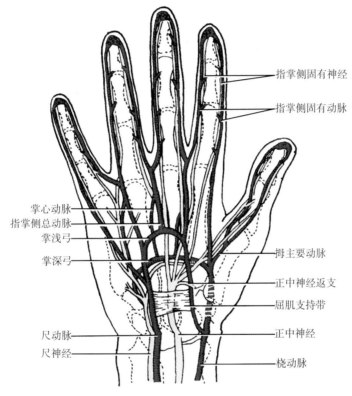

图7-26 手部血管及神经的投影

（2）**掌深弓 deep palmar arch** 由桡动脉终支和尺动脉的掌深支吻合而成。该弓位于掌骨和骨间肌的浅面，指浅、深屈肌腱和屈肌总腱鞘的深面，位置高于掌浅弓1~2cm。由弓的凸侧发出三条**掌心动脉**，沿骨间掌侧肌下行，至掌指关节处分别与相应的指掌侧总动脉吻合；掌心动脉还发出分支至骨间肌、蚓状肌及掌骨等。

6. 神经 分布于手掌的神经是尺神经、正中神经及其分支（图7-26）。

（1）**尺神经** 经腕尺侧管下行进入手掌，至豌豆骨外下方分为浅、深两支。①**尺神经浅支**在尺动脉的内侧下行，发出分支至掌短肌，并在该肌的深面分为两支：**指掌侧固有神经**分布于小指掌面尺侧缘；**指掌侧总神经**至第4、第5掌骨之间远端的指蹼间隙，再分为两支指掌侧固有神经，分布于小指和环指相对缘。②**尺神经深支**与尺动脉掌深支伴行，穿经小鱼际肌起始部后，伴行于掌深弓，发出分支支配小鱼际肌，第3、第4蚓状肌，拇收肌和所有骨间肌。尺神经在腕尺侧管一段位置表浅，易受到损伤。损伤后，因拇收肌、骨间肌和小指展肌瘫痪，使各手指不能内收和外展，表现为"爪形手"。

（2）**正中神经**　经腕管进入手掌，在屈肌支持带的远侧缘分为3条指掌侧总神经，随指屈肌腱走行在掌浅弓的深面。第1指掌侧总神经在屈肌支持带的下缘发出**返支**，进入鱼际肌，支配除拇收肌以外的鱼际肌；第1指掌侧总神经还发出3条指掌侧固有神经，分布于拇指两侧缘和示指桡侧缘。第2、第3指掌侧总神经各分出两条指掌侧固有神经，分布于示指、中指和环指的相对缘。此外，第2指掌侧总神经还发出肌支，支配第1、第2蚓状肌。正中神经返支的尺侧常有桡动脉的掌浅支伴行，此动脉是临床手术时识别返支的重要标志。返支在手部的位置表浅，易受损伤而使拇指丧失对掌功能。

二、手背

（一）浅层结构

手背皮肤薄而柔软，富有弹性，移动性大，有毛囊和皮脂腺。浅筋膜薄而松弛，内有丰富的浅静脉、浅淋巴管和皮神经（图7-21）。手背浅静脉非常丰富，相互吻合成**手背静脉网**，收纳手背浅、深部的静脉血。手背静脉网的桡侧半与拇指的静脉汇集成头静脉；尺侧半与小指的静脉汇集成贵要静脉。手的静脉回流一般由掌侧流向背侧，从深层流向浅层。浅淋巴管与浅静脉伴行，也形成丰富的淋巴管网，回流与静脉相似。故手部感染时，手背较手掌肿胀明显。皮神经有桡神经浅支和尺神经手背支，两者分别分布于手背桡、尺侧半的皮肤。

（二）深层结构

1. 手背筋膜　为手背部的深筋膜，分为浅、深两层。浅层为伸肌支持带的延续，与指伸肌腱结合形成**手背腱膜**，腱膜的两侧分别附于第2、第5掌骨。深层为**骨间背侧筋膜**，覆盖于第2~5掌骨和第2~4骨间背侧肌的背面。在各掌骨的近、远侧端，手背筋膜的浅、深两层相互结合。

2. 筋膜间隙　由于手背筋膜在掌骨的近、远侧端彼此结合，因此在手背浅筋膜、手背腱膜和骨间背侧筋膜之间形成两个筋膜间隙。①**手背皮下间隙 dorsal subcutaneous space** 为手背浅筋膜与手背腱膜之间的间隙。②**腱膜下间隙 subaponeurotic space** 为手背腱膜与骨间背侧筋膜之间的间隙。以上两个间隙均比较疏松，且常有交通。因此，当手背感染时，炎症可相互蔓延，致使整个手背明显肿胀。

3. 伸指肌腱　包括拇短伸肌腱、拇长伸肌腱、指伸肌腱、示指伸肌腱和小指伸肌腱。指伸肌腱在手背有四条，扁而薄，分别走向第2~5指，在近节指骨底移行为**指背腱膜**。指伸肌腱在接近掌骨头处，各腱之间被三束斜行的腱纤维束连接，称**腱间结合**（图7-22）。由于腱间结合的存在，伸指时各腱彼此牵拉，协同动作。

三、手指

手指借掌指关节与手掌相连，运动灵活。拇指腕掌关节为鞍状关节，运动范围最大，能完成拇指的对掌运动，是实现手的握、持、捏、拿等功能的重要部分。手指分为掌侧和背侧。

（一）浅层结构

1. 皮肤和浅筋膜 手指掌侧的皮肤较背侧厚，富有汗腺，但无皮脂腺。手指掌面的浅筋膜较厚，在指端脂肪组织常聚集成球状，存在于许多纤维隔之间。在指掌侧横纹处，浅筋膜极薄或无，使皮肤直接与腱鞘连接，损伤时，易导致腱鞘炎。

2. 指髓间隙 pulp space 又称**指髓**，是位于各指远节指骨远侧 4/5 段掌侧的骨膜与皮肤之间的密闭间隙。内有许多纤维束或隔连于皮肤与骨膜之间，将指腹的脂肪分成许多小叶，有许多血管和神经末梢行于其中。当指髓间隙感染时，由于肿胀，指髓间隙内压升高，压迫血管和神经末梢，引起剧烈疼痛。此时应及时从指端侧方纵行切开减压，必须切断纤维隔才能引流通畅，避免指骨坏死（图 7－27）。

3. 血管、神经和淋巴结 各手指均有两条指掌侧固有动脉和两条指背动脉，并分别与同名神经伴行。指掌侧固有动脉和神经行于各指的两侧面偏掌侧，在指端相吻合，分支分布于指骨、指骨间关节、肌腱和皮肤。指背动脉较短小，行于各指背面的两侧缘，分布于近侧指骨间关节，并与指掌侧固有动脉吻合。手指的静脉主要位于手指背侧。浅淋巴管与指腱鞘、指骨骨膜的淋巴管相交通，感染时可相互蔓延。

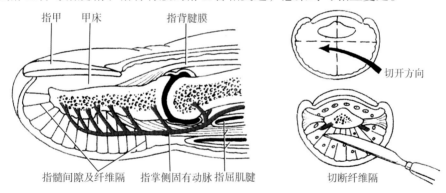

图 7－27 指髓间隙及切开引流术

（二）深层结构

1. 指屈肌腱 共有 9 条，即拇长屈肌腱 1 条、指浅屈肌腱 4 条和指深屈肌腱 4 条。它们行于各指的指腱鞘内。指浅屈肌腱在近节指骨处变扁，并包绕指深屈肌腱，继而向远侧分成 2 股，附着于中节指骨的两侧缘，其中间形成**腱裂孔**，容指深屈肌腱通过。指深屈肌腱出腱裂孔后，止于远节指骨底。指浅屈肌主要屈近侧指骨间关节，而指深屈肌主要屈远侧指骨间关节。两腱各有独立的活动范围，又相互协同增强肌力。

2. 指腱鞘 tendinous sheaths of fingers 包绕指浅、深屈肌腱周围，由腱纤维鞘和腱滑膜鞘两部分构成（图 7－28）。①**腱纤维鞘**为手指深筋膜增厚，附于指骨及指骨间关节囊两侧而形成的一个骨纤维管，对肌腱起约束、支持和滑车作用，并增强肌拉力。②**腱滑膜鞘**为包绕各指屈肌腱的双层囊管状结构，位于腱纤维鞘内。此鞘由滑膜构成，分脏、壁两层。脏层紧贴肌腱并包绕其表面，壁层贴附于腱纤维鞘的内面和骨面。从骨面移行到肌腱的双层滑膜称**腱系膜（腱纽）**，内有出入肌腱的血管和神经。拇指和小指的滑膜鞘远端封闭，近端分别与拇长屈肌腱鞘和屈肌总腱鞘相连续。第2~4指的腱滑膜鞘从远节指骨底向近侧延伸，直达掌指关节处，两端封闭（图7-25）。

3. 指背腱膜 dorsal aponeurosis 指伸肌腱越过掌骨头后向两侧扩展，包绕掌骨头和近节指骨的背面，形成**指背腱膜（腱帽）**。指背腱膜向远侧分成3束：中间束止于中节指骨底，两侧束在中节指骨背面合并后，止于远节指骨底。侧束近侧部有骨间肌腱加强，中间部有蚓状肌腱加强。指伸肌腱可伸全部指骨间关节，在骨间肌和蚓状肌的协同下，还可屈掌指关节，同时伸指骨间关节。当中间束断裂时，不能伸近侧指骨间关节。两侧束断裂时，不能伸远侧指骨间关节，呈"槌状指"。三束断裂时，全指呈屈曲状态。

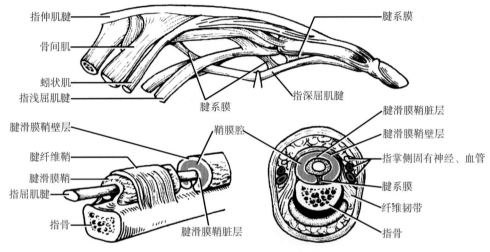

图7-28　手指屈肌腱及腱鞘

第八节　上肢解剖操作

一、皮肤切口与翻皮

1. 上肢前面皮肤切口与翻皮 尸体仰卧位，上肢外展。从腋后襞沿臂内侧缘经肘关节内侧至腕横纹内侧端做一纵向切口，在肘横纹和腕横纹处分别做一横向切口，在拇指外的余4指根部掌面做一横向切口，自腕横切口的中点至中指根部掌面做一纵向切口，分别从拇指、中指的指根部掌面向指尖做一纵向切口。最后，将腋窝、臂前区、前臂前区的皮肤向外侧翻开，将手掌、拇指和中指掌面的皮肤向两侧翻开。

2. 上肢后面皮肤切口与翻皮 尸体俯卧位，上肢外展。在肘关节后面和腕背横纹分别做一横切口，在拇指外的余4指根部背面做一横切口，自腕背横纹切口的中点至中指根部背面做一纵切口，分别从拇指、中指的指根部背面向指甲根部做一纵切口。最后，将臂后区、前臂后区的皮肤向外侧翻开，将手背、拇指和中指背面的皮肤向两侧翻开。

二、解剖腋区

1. 解剖腋淋巴结　将臂外展，观察腋筋膜，并将其清除。清除腋窝的脂肪组织，注意寻找埋藏其间的腋淋巴结的中央淋巴结，并将其清除。

2. 解剖腋动、静脉　从喙突向下清理出喙肱肌和肱二头肌短头，在喙肱肌内侧缘沿血管切开腋鞘，清除血管周围的结缔组织，解剖出腋动、静脉和臂丛。以胸小肌为标志观察腋动脉3段的分支：腋动脉第1段的分支主要有胸肩峰动脉，该支很快再分为胸肌支、锁骨下肌支、三角肌支和肩峰支。腋动脉第2段的分支主要有胸外侧动脉，与该动脉伴行的神经是胸长神经。腋动脉第3段的分支主要有肩胛下动脉、旋肱前动脉和旋肱后动脉。肩胛下动脉沿肩胛下肌下缘下行，在三边孔水平发出旋肩胛动脉穿三边孔，主干降入背阔肌深面改名为胸背动脉。旋肱前、后动脉在肱骨外科颈水平发出，旋肱后动脉经四边孔向后至三角肌深面，在肱骨外科颈外侧与旋肱前动脉吻合。为方便操作，可将腋静脉的属支结扎后切断，只保留腋静脉主干。

3. 解剖臂丛各束及分支　在喙肱肌和腋动脉之间寻找臂丛外侧束发出的肌皮神经和正中神经外侧根，并观察臂丛外侧束。沿正中神经向内上解剖出正中神经内侧根及位于两根之间的腋动脉，于腋动脉内侧查看臂丛内侧束，找出臂丛内侧束发出的前臂内侧皮神经、尺神经和臂内侧皮神经。在腋动脉的后方，找出桡神经、腋神经和胸背神经。

4. 观察腋窝四壁　在腋窝前壁已打开的情况下，观察腋窝其余三壁：内侧壁由前锯肌、上4个肋及肋间肌构成，有胸外侧动脉和胸长神经下行，注意观察两者的位置关系；外侧壁为肱骨结节间沟、肱二头肌短头和喙肱肌；后壁由肩胛下肌、大圆肌、背阔肌和肩胛骨构成。

三、解剖臂前区、肘前区和前臂前区

1. 解剖浅筋膜　在浅筋膜中解剖出头静脉、贵要静脉、肘正中静脉、肘浅淋巴结和前臂内、外侧皮神经等。在三角肌胸大肌间沟内找出头静脉末段，沿肱二头肌外侧沟、肘关节外侧和前臂前面外侧向下可追踪至前臂下部。在肘部头静脉的附近可找出由深筋膜穿出的前臂外侧皮神经。在肘部内侧找出贵要静脉，向上追踪到穿入深筋膜处，向下追踪至前臂下部。在臂上部内侧找出前臂内侧皮神经，该神经在臂内侧中、下1/3交界处穿出深筋膜，与贵要静脉伴行。在肘窝找出头静脉与贵要静脉之间的肘正中静脉，沿前臂正中线找出前臂正中静脉。在肱骨内上髁上方、贵要静脉附近寻找肘浅淋巴结。

2. 解剖肱二头肌内侧沟的结构　在臂前正中纵行切开深筋膜向两侧翻开，暴露出肱二头肌内侧沟的血管神经束。剖开血管神经束，找到肱动脉，保留伴行的肱静脉。在肱动脉上部寻找其发出的肱深动脉，它与桡神经伴行进入肱骨肌管。在臂中部寻找肱动脉发出的尺侧上副动脉，它与尺神经伴行穿臂内侧肌间隔。在肱骨内上髁上方5cm处寻找肱动脉发出的尺侧下副动脉。自腋窝向下追踪正中神经，可见其伴行的肱动脉行于肱二头肌内侧沟，注意观察它与肱动脉的位置关系。自腋窝向下追踪尺神经，可见它在臂中部与尺侧上副动脉伴行。在腋窝处观察肌皮神经，可见其行向外下，先穿喙肱肌，再行于肱二头肌与肱肌之间，由肱二头肌腱外侧浅出后，改名为前臂外侧皮神经。

3. 观察臂前群肌　浅层为肱二头肌；深层上部为喙肱肌，下部为肱肌。

4. 解剖肘窝　观察肘前区的深筋膜，切断肱二头肌腱膜，修洁肱桡肌和旋前圆肌，暴露肘窝的境界，以肱二头肌腱为标志，在其内侧解剖出肱动脉，并向下追踪至其分为尺动脉和桡动脉。在尺动脉起始部寻找骨间总动脉，观察其分为骨间前、后动脉。在肱动脉内侧寻找正中神经，向下追踪至其进入旋前圆肌肱、尺两头之间。在肱二头肌腱外侧、肱肌与肱桡肌之间寻找桡神经，并追踪至其分为浅、深两支。

5. 观察前臂前群肌　先清理起自肱骨外上髁的肱桡肌，再清理起自肱骨内上髁的浅层肌（旋前圆肌、桡侧腕屈肌、掌长肌、指浅屈肌和尺侧腕屈肌），再从腕部向上分离指浅屈肌与深层肌，并将指浅屈肌拉向内侧，观察深面的指深屈肌和拇长屈肌，在腕上方分开指深屈肌和拇长屈肌，观察其深面的旋前方肌。

6. 解剖前臂前区血管神经束

（1）**桡血管神经束**　由桡动、静脉和桡神经浅支组成。在肱桡肌与桡侧腕屈肌之间寻找桡动脉与桡神经浅支，观察两者的位置关系，并追踪桡神经浅支至腕部。

（2）**尺血管神经束**　由尺动、静脉和尺神经组成。在尺侧腕屈肌与指深屈肌之间寻找尺动脉与尺神经，观察两者的位置关系，并向上、下方追踪尺神经。

（3）**正中血管神经束**　由正中动、静脉和正中神经组成。在指浅屈肌的深面寻找正中神经，追踪至腕部，并注意在肘窝附近寻找由正中神经发出的骨间前神经。

（4）**骨间前血管神经束**　由骨间前动、静脉和骨间前神经组成。在拇长屈肌与指深屈肌之间寻找骨间前动脉和骨间前神经。

四、解剖肩胛区、臂后区、肘后区和前臂后区

1. 解剖浅筋膜　在三角肌后缘中点寻找臂外侧上皮神经，在臂后区中部寻找臂后皮神经，在臂后中、下1/3交界处外侧部寻找前臂后皮神经。在前臂下部外侧缘寻找头静脉，在前臂下部内侧缘寻找贵要静脉。在腕关节上方外侧寻找桡神经浅支，在腕关节上方内侧寻找尺神经手背支。

2. 解剖三角肌区的肌肉、血管和神经　清理三角肌，切断起点，向下翻开，查看由大圆肌、小圆肌、肱三头肌长头和肱骨外科颈围成的四边孔，清理四边孔内穿出的腋神经和旋肱后动、静脉。

3. 解剖肩胛区的肌肉、血管和神经　沿肩胛冈切断斜方肌的附着点，将其翻开，清理冈上肌、冈下肌、小圆肌、大圆肌、背阔肌和肱三头肌长头，查看由大圆肌、小圆肌、肱三头肌长头围成的三边孔，并解剖出三边孔内的旋肩胛动、静脉。切除冈上、下肌中段，并向两侧翻开，观察深面的肩胛上动、静脉和肩胛上神经，并注意观察肩胛上血管、神经和肩胛上横韧带的位置关系。

4. 解剖臂后区的肌肉、血管和神经　清理肱三头肌及其筋膜，在肱三头肌长头与外侧头之间钝性分离，找出桡神经和肱深血管进入肱骨肌管处，将镊子伸入肱骨肌管，切断肱三头肌外侧头，打开肱骨肌管，找出桡神经和肱深血管，向下追踪它们的走行及分支。

5. 解剖前臂后区的肌肉、血管和神经　切开并清除前臂后区的深筋膜，保留伸肌

支持带，辨认前臂后群浅层肌，它们的排列关系由外上向内下方依次为桡侧腕长伸肌、桡侧腕短伸肌、指伸肌、小指伸肌、尺侧腕伸肌和肘肌。切断指伸肌肌腹中部，向上、下翻开，辨认前臂后群深层肌，它们的排列关系是，上半为旋后肌，下半由外上向内下方依次为拇长展肌、拇短伸肌、拇长伸肌和示指伸肌。在旋后肌中部寻找穿出的骨间后神经，在旋后肌下缘寻找穿出的骨间后动、静脉。

五、解剖腕前区、手掌和手指掌面

1. 解剖浅筋膜　在鱼际处浅筋膜内寻找前臂外侧皮神经终支、桡神经浅支和正中神经掌支的分支。在小鱼际处寻找尺神经掌支，并观察掌短肌。

2. 解剖掌腱膜和骨筋膜鞘　在屈肌支持带上方切断掌长肌腱，向远侧剥离掌腱膜，并翻向远侧，注意深面的血管、神经。掌腱膜深面为中间鞘，小鱼际筋膜深面为内侧鞘，鱼际筋膜深面为外侧鞘，探查内、外侧鞘和中间鞘，清除小鱼际筋膜和鱼际筋膜。

3. 解剖尺神经、尺动脉及其分支　在豌豆骨桡侧，切除腕掌侧韧带，打开腕尺侧管，修洁管内走行的尺动脉，向远侧追踪可见其在管内发出的掌深支，继续剖出尺动脉末端与桡动脉掌浅支吻合而成的掌浅弓。掌浅弓凸侧缘发出四个分支，尺侧的一支为小指尺掌侧动脉，其余三支为指掌侧总动脉。在腕尺侧管内，修洁尺神经浅支，尺神经浅支又分为两支，1支为指掌侧固有神经至小指，另1支为指掌侧总神经，再分支分布于第4、第5指相对缘。

4. 解剖正中神经及其分支　在屈肌支持带下缘处找到正中神经返支，并观察其向外上方进入鱼际肌。在指掌侧总动脉附近找到指掌侧固有神经，追踪至入手指处。注意正中神经与尺神经浅支的吻合支。

5. 解剖鱼际肌和小鱼际肌　清除鱼际和小鱼际表面的深筋膜，解剖出鱼际肌和小鱼际肌，注意分离各肌时勿损伤血管、神经。

6. 解剖腕管　在正中线上纵形切开屈肌支持带，打开腕管，查看腕管中通过的各结构。

7. 解剖掌深弓和尺神经深支　切断掌浅弓桡侧端，将正中神经牵向桡侧。在腕管附近切断指浅、深屈肌腱，向远侧翻开，暴露其深层结构。在掌心深部、掌骨和骨间肌表面找到尺神经深支、尺动脉掌深支与桡动脉末端吻合而成的掌深弓。修洁掌深弓及其凸侧发出的三条掌心动脉及与掌深弓伴行的尺神经深支及其分支。

8. 解剖中指掌面　将中指掌面的浅筋膜清除，露出手指的腱纤维鞘，先观察两侧下行的指掌侧固有动脉、神经，再纵向切开腱纤维鞘，观察指浅屈肌腱裂孔及附着点，观察指深屈肌腱的走行及附着点。

六、解剖腕后区、手背和手指背面

1. 解剖浅筋膜　观察浅筋膜内的手背静脉网、头静脉、贵要静脉、尺神经手背支和桡神经浅支。

2. 解剖伸肌支持带及其深面的结构　清理手背深筋膜，游离出伸肌支持带下缘，在探针引导下逐个打开6个骨纤维管，观察骨纤维管内的肌腱和腱鞘。

3. 解剖鼻烟窝　清理鼻烟窝的境界，内侧界为拇长伸肌腱，外侧界为拇短伸肌腱和拇长展肌腱。清除窝内的疏松结缔组织，寻找窝内的桡动、静脉。

4. 解剖中指背面　沿指伸肌腱追踪至手指背面，观察其形成的指背腱膜。

复习思考题

一、名词解释

提携角　　三边孔　　四边孔　　肌腱袖　　腋鞘　　肱骨肌管　　肘后三角
腕尺侧管　　腕管　　鼻烟窝

二、问答题

1. 简述腋窝的顶、底和四壁及其内容。
2. 简述臂丛各束的组成及其分支。
3. 简述腋淋巴结的分群及其收纳范围。
4. 简述肘窝的境界及其内容的位置关系。
5. 简述前臂血管神经束的位置及组成。
6. 肱骨外科颈骨折时，易损伤哪条神经？损伤后会出现什么症状？
7. 简述桡神经损伤的临床表现和成因。
8. 简述前臂前群肌的名称、作用及神经支配。
9. 试述腕管综合征出现症状和体征的解剖学基础。
10. 运动拇指的肌肉有哪些？其作用和神经支配如何？

第八章 下 肢

导 学

1. 掌握 下肢的体表标志；梨状肌上、下孔及坐骨小孔的构成、通过的结构及其位置关系；收肌管、腘窝和踝管的构成、内容及其位置关系；股管和股环的境界及其临床意义；大隐静脉的起始、行程和属支，股三角、肌腔隙和血管腔隙的境界及其内容；坐骨神经的起始、行程及分支分布。

2. 熟悉 下肢的体表投影；臀部皮神经来源及其分布，臀肌的层次，坐骨神经与梨状肌的关系；大腿肌和小腿肌的名称、起止、作用及神经支配；髂胫束、隐静脉裂孔的形成及特点；小隐静脉的起始及行程；足背皮神经的来源及分支分布。

第一节 下肢概述

下肢 lower limb 具有支持体重、维持身体直立、完成人体行走和运动的功能。故下肢骨骼较上肢粗壮，骨连结形式亦较上肢复杂，关节的辅助结构多而坚韧，关节的稳定性大而灵活性小，还具有富有弹性的足弓。下肢肌也较上肢肌发达。

一、境界与分区

下肢上端与躯干部直接相连，前方以腹股沟与腹部分界，外后方以髂嵴与腰、骶部分界，内侧以阴股沟与会阴部分界。下肢可分为臀部、股部、膝部、小腿部、踝部和足部。除臀部外，各部又可分为若干区。

二、表面解剖

（一）体表标志

1. 坐骨结节 ischial tuberosity 屈髋时，在臀大肌下缘可摸到，是坐骨的最低点。或取坐位时，与凳子相接触的皮下可摸到。

2. 大转子 greater trochanter 为髋部最外侧的隆起点。直立时，在股外侧于髂结节下方约 10cm 处。

3. 臀大肌 形成臀部圆隆的外形。

4. 臀股沟 又称**臀沟**，为臀部皮肤与大腿后面皮肤之间的横行浅沟。臀股沟的中点处为针灸"承扶"穴。

5. 股骨内、外侧髁 medial and lateral condyle of femur 为股骨远侧端向两侧的膨大处，外侧髁较宽大，内侧髁较突出。内、外侧髁侧面最突出部为股骨内、外上髁。在股骨内上髁上方还可触及**收肌结节**，为大收肌腱附着处。

6. 股四头肌 形成大腿前面的肌性隆起，肌腱经膝关节前面包绕髌骨的前面和两侧缘，向下延伸为髌韧带，止于胫骨粗隆，为临床上膝跳反射叩击部位。

7. 髌骨 patella 位于膝关节前方，常作为测量标志。髌骨上缘中点处为针灸"鹤顶"穴。

8. 髌韧带 patellar ligament 为连于髌骨与胫骨粗隆之间的韧带。其外侧凹陷处为针灸"犊鼻（外膝眼）"穴，内侧凹陷处为针灸"内膝眼"穴。

9. 腘窝 popliteal fossa、腘横纹 腘窝为膝关节后面的菱形窝。腘横纹为膝关节后面横行的皮肤皱纹。腘横纹中点处为针灸"委中"穴，外侧端为针灸"委阳"穴，内侧端为针灸"阴谷"穴。

10. 半腱肌腱 tendons of semitendinosus、半膜肌腱 tendons of semimembranosus 和股二头肌腱 tendon of biceps femoris 屈膝时，在膝关节后方，内侧可摸到半腱肌腱和半膜肌腱，外侧可摸到股二头肌腱。

11. 腓肠肌内、外侧头 腓肠肌腹形成小腿后面的肌性隆起，俗称"小腿肚"。腓肠肌内、外侧头构成腘窝的下内、下外侧界。

12. 胫骨粗隆 tibial tuberosity 为髌韧带下端止点处的骨性隆起，在皮下可触及。

13. 胫骨内、外侧髁 medial and lateral condyle of tibia 屈膝时，可在髌韧带两侧触及。胫骨内侧髁下方为针灸"阴陵泉"穴。

14. 腓骨头 fibular head 在小腿上方外侧，平胫骨粗隆水平可摸到腓骨头，其下方为腓骨颈。腓骨头前下方为针灸"阳陵泉"穴。

15. 胫骨前、后缘 anterior and posterior border of tibia 胫骨粗隆向下延续为胫骨前缘，是一条较锐的骨嵴，全长均可触及。胫骨内侧面在胫骨前缘的内侧，位于皮下，易触及。胫骨后缘为胫骨内侧面的后缘，皮下可触及。外膝眼下 3 寸，胫骨前缘外侧一横指处为针灸"足三里"穴。内踝上 3 寸，胫骨后缘为针灸"三阴交"穴。

16. 内踝 medial malleolus 与外踝 lateral malleolus 位于踝关节的内、外侧。外踝尖较内踝低，内踝是测量下肢长度的标志点。在踝关节前面，小腿与足背交界处为踝横纹。踝横纹中点处为针灸"解溪"穴，内踝后方与跟腱之间为针灸"太溪"穴，外踝后方与跟腱之间为针灸"昆仑"穴。

17. 胫骨前肌腱、踇长伸肌腱和趾长伸肌腱 位于踝关节前面，当伸踝、伸趾时，可见到 3 条肌腱，位于中间者为踇长伸肌腱，位于内侧者为胫骨前肌腱，位于外侧者为趾长伸肌腱。

18. 跟腱 tendo calcaneus 在踝关节的后方，呈粗索状，向下止于跟骨结节。

19. 跟骨结节 calcaneal tuberosity　是跟骨后端的突出部分，为跟腱的附着处。

20. 舟骨粗隆 tuberosity of navicular bone　是足舟骨向内下方的隆起，在内踝前下方约3cm处，在足跟与第1趾骨根部连线的中点处可触及。舟骨粗隆的下缘为针灸"然谷"穴。

21. 第5跖骨粗隆 tuberosity of fifth metatarsal bone　在足外侧缘中部，足跟与小趾尖连线的中点处可触及。第5跖骨粗隆的后缘为针灸"束骨"穴。

（二）下肢的长度、轴线与测量线

下肢骨折或关节脱位时，骨性标志之间的正常关系可发生变化，了解这些变化将有助于临床诊治。

1. 下肢的长度　测量下肢长度时，必须保持双下肢姿势对称，并将双侧结果予以对比。**下肢全长**是指下肢伸直时，由髂前上棘至内踝尖的长度。**大腿长**是指髂前上棘至股骨内侧髁最高点的长度。**小腿长**是指股骨内侧髁最高点至内踝尖的长度。

2. 颈干角 neck - shaft angle　为股骨颈长轴与股骨干长轴之间向内的夹角。成人正常为125°~130°。若大于130°为**髋外翻**，小于125°为**髋内翻**（图8-1）。

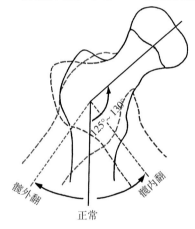

图8-1　股骨颈干角

3. 股胫角 femur - tibial angle　为股骨干长轴与胫骨干长轴在膝关节处相交形成的向外的夹角。正常约为165°~170°。若大于170°为**膝内翻**（**"O"型腿**），小于165°为**膝外翻**（**"X"型腿**）。

4. Nelaton 线　侧卧位，髋关节屈90°~120°，自坐骨结节至髂前上棘的连线称 **Nelaton 线**（**奈拉通线**）。正常时此线恰通过股骨大转子尖。若大转子尖移位于此线上方，是股骨颈骨折或髋关节脱位的表现（图8-2）。

5. Kaplan 点　仰卧位，双下肢伸直并拢，两侧髂前上棘在同一水平面，做两条从大转子尖至同侧髂前上棘的延长线，两延长线的交点为 **Kaplan 点**（**卡普兰点**）。正常时此点位于脐或脐以上，髋关节脱位或股骨颈骨折时，此点移至脐下并偏向健侧（图8-3）。

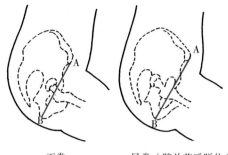

正常　　　　　　　异常（髋关节后脱位）

图 8-2　Nelaton 线

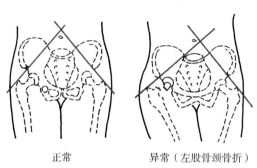

正常　　　　　　　异常（左股骨颈骨折）

图 8-3　Kaplan 点

（三）体表投影

1. 臀上血管、神经　髂后上棘与大转子尖连线的中、上 1/3 交点，为臀上动脉、静脉和神经出盆处的体表投影点。

2. 臀下血管、神经　髂后上棘与坐骨结节连线的中点，为臀下动脉、静脉和神经出盆处的体表投影点。

3. 坐骨神经　髂后上棘与坐骨结节连线中点的外侧 2~3cm 处为坐骨神经出盆处的体表投影点。经坐骨结节与大转子连线的中、内 1/3 交点至股骨内、外侧髁之间中点（或腘窝上角）的连线为坐骨神经主干的体表投影。

4. 股动脉　下肢微屈并外展、外旋时，由髂前上棘与耻骨联合连线的中点至收肌结节连线的上 2/3 段为股动脉的体表投影。在腹股沟韧带中点处可摸到股动脉的搏动。

5. 腘动脉　大腿后面中、下 1/3 的分界线与大腿后面正中线交点的内侧 2.5cm 处至腘窝中点的连线为腘动脉斜行段的体表投影；腘窝中点至腘窝下角的连线为腘动脉直行段的体表投影。或自腘窝上角内侧一横指处至腘窝下角的连线为腘动脉的体表投影。

6. 胫前动脉　胫骨粗隆与腓骨头之间的中点至内、外踝前面连线中点的连线为胫前动脉的体表投影。

7. 胫后动脉　腘窝下角至内踝与跟腱内侧缘之间中点的连线为胫后动脉的体表投影。

8. 足背动脉　内、外踝前面连线的中点至第 1、第 2 跖骨底之间的连线为足背动脉的体表投影。在足背，拇长伸肌腱的外侧可摸到足背动脉的搏动。

第二节 臀 部

臀部为髋骨外面呈四方形的区域，上接腰部，下连股后区。其上界为髂嵴，下界为臀股沟，内侧界为髂后上棘与尾骨尖的连线，外侧界为髂前上棘至股骨大转子的连线。

一、浅层结构

臀部皮肤较厚，富含皮脂腺和汗腺。浅筋膜内脂肪组织较多，近髂嵴和臀下部构成了坐位时承受体重的"脂肪垫"。在骶骨后面及髂后上棘附近则很薄，长期卧床时，此处易受压形成褥疮。浅筋膜内的皮神经分三组：①**臀上皮神经**由第 1~3 腰神经后支的外侧支组成，从竖脊肌外侧缘向外下斜行穿出胸腰筋膜，越过髂嵴，分布于臀上部皮肤。臀上皮神经跨髂嵴处位置较固定，转体时易受到牵拉而损伤，出现腰腿痛，为腰腿痛的常见原因之一，临床称其为臀上皮神经卡压综合征。②**臀中皮神经**又称臀内侧皮神经，为第 1~3 骶神经后支，在髂后上棘与尾骨尖连线的中段穿出，分布于臀内侧部皮肤。③**臀下皮神经**发自股后皮神经，绕臀大肌下缘反折向外上，分布于臀下部皮肤。

二、深层结构

（一）深筋膜

臀部的深筋膜又称**臀筋膜**，分两层包裹臀大肌，至该肌下缘合并成一层，延续为股后部的深筋膜。臀筋膜向臀大肌深面发出许多纤维小隔分隔肌束，故不易与肌分离。臀筋膜外上份较坚韧，附着于髂嵴，内侧部愈着于骶、尾骨背面，外侧部移行为阔筋膜，并参与组成髂胫束。臀筋膜损伤是腰腿痛的常见病因之一。

（二）肌层

臀肌属髋肌后群，由浅入深依次可分为浅、中、深三层（表 8-1）。

1. 浅层 为臀大肌和阔筋膜张肌。臀大肌略呈方形，与浅层结构共同构成臀部隆凸的外形，具有维持人体直立和伸髋关节的作用。臀大肌与深层肌之间有**臀大肌下间隙**，间隙内有臀部许多血管、神经，并借血管、神经穿行的间隙与盆内间隙或经坐骨小孔与坐骨肛门窝相通，因此，感染可互相蔓延。臀大肌与大转子之间有**臀大肌转子囊**，与坐骨结节之间有**臀大肌坐骨囊**，两囊均为滑膜囊，可减少肌肉与骨面之间的摩擦。

2. 中层 自上而下依次为臀中肌、梨状肌、上孖肌、闭孔内肌、下孖肌和股方肌。其中梨状肌是该区的标志性结构，臀部许多血管、神经均从该肌上、下孔穿出。髂后上棘与尾骨尖连线的中点至股骨大转子的连线为梨状肌的体表投影，临床常以此线确定梨状肌的位置。

3. 深层 有臀小肌和闭孔外肌。

表 8 - 1 髋 肌

肌群		名 称	起 点	止 点	作 用	神经支配
后群	浅层	臀大肌	髂骨翼外面、骶骨背面、骶结节韧带	臀肌粗隆及髂胫束	后伸、外旋髋关节	臀下神经（$L_4 \sim S_2$）
		阔筋膜张肌	髂前上棘、髂嵴的一部分	经髂胫束至胫骨外侧髁	紧张阔筋膜并屈和外展髋关节	臀上神经（$L_4 \sim S_1$）
	中层	臀中肌	髂骨翼外面	股骨大转子	主要外展髋关节	
		梨状肌	第 2 ~ 4 骶前孔外侧	股骨大转子	外展、外旋髋关节	梨状肌神经（$S_{1,2}$）
		上孖肌	坐骨小切迹附近骨面	股骨转子窝	外旋髋关节	骶丛分支（$L_4 \sim S_2$）
		闭孔内肌	闭孔膜内面及其周围骨面	股骨转子窝		闭孔内肌神经（$L_5 \sim S_2$）
		下孖肌	坐骨小切迹附近骨面	股骨转子窝		骶丛分支（$L_4 \sim S_2$）
		股方肌	坐骨结节	转子间嵴		
	深层	臀小肌	髂骨翼外面	股骨大转子前缘	外展髋关节	臀上神经（$L_4 \sim S_1$）
		闭孔外肌	闭孔膜外面及其周围骨面	股骨转子窝	外旋髋关节	闭孔神经及骶丛分支（$L_2 \sim S_5$）
前群（髂腰肌）		髂肌	髂窝	股骨小转子	前屈、外旋髋关节	腰丛分支（$L_{1 \sim 4}$）
		腰大肌	腰椎体侧面和横突			

（三）梨状肌上、下孔及其通过的结构

梨状肌起自骶骨前面第 2 ~ 4 骶前孔的外侧，向外穿**坐骨大孔 greater sciatic foramen** 出盆腔，止于股骨大转子。梨状肌与坐骨大孔上、下缘之间各形成一间隙，分别称为**梨状肌上、下孔**，孔内有血管、神经通过（图 8 - 4）

1. 通过梨状肌上孔的结构 由外侧向内侧依次为臀上神经、臀上动脉和臀上静脉。

（1）**臀上神经 superior gluteal nerve** 与臀上动脉深支伴行，分上、下两支支配臀中肌、臀小肌和阔筋膜张肌后部。臀上神经损伤后表现为大腿不能外展，外旋力减弱，患侧下肢不能单腿站立，行走时有明显跛行。

（2）**臀上动脉 superior gluteal artery** 起自髂内动脉，分为浅、深两支，浅支主要营养臀大肌，深支营养臀中、小肌和髋关节。

（3）**臀上静脉 superior gluteal vein** 与臀上动脉伴行，入盆腔后，注入髂内静脉。

2. 通过梨状肌下孔的结构 由外侧向内侧依次为坐骨神经、股后皮神经、臀下神经、臀下动脉、臀下静脉、阴部内动脉、阴部内静脉和阴部神经。

（1）**坐骨神经 sciatic nerve** 是全身最粗大的神经，从梨状肌下孔出盆腔至臀大肌深面，经大转子与坐骨结节连线的中点稍内侧（临床上常以此点作为检查坐骨神经压痛的部位）降入股后区。臀部肌内注射时，为避免坐骨神经损伤应在臀部外上 1/4 处进针。

　　坐骨神经出盆腔时，与梨状肌的位置关系并不恒定，常见类型有：以一主干出梨状肌下孔者约占66.3%；在盆内分为两支，胫神经出梨状肌下孔，腓总神经穿梨状肌肌腹出盆腔者约占27.3%；其他变异约占6.4%（图8-5）。坐骨神经与梨状肌关系密切，故当梨状肌损伤、出血肿胀或痉挛时，易压迫坐骨神经引起腰腿痛，称梨状肌损伤综合征。

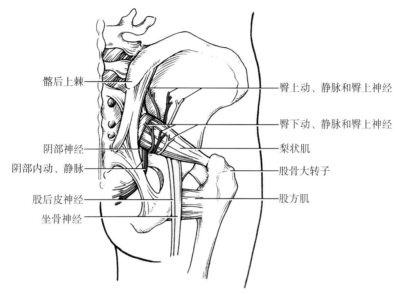

髂后上棘
阴部神经
阴部内动、静脉
股后皮神经
坐骨神经

臀上动、静脉和臀上神经
臀下动、静脉和臀上神经
梨状肌
股骨大转子
股方肌

图8-4　通过梨状肌上、下孔的结构

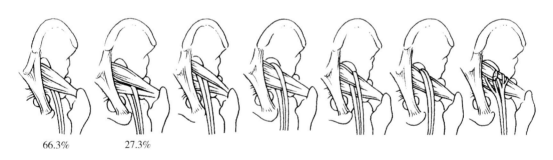

66.3%　　27.3%

图8-5　坐骨神经与梨状肌的位置关系

　　（2）**股后皮神经 posterior femoral cutaneous nerve**　在臀大肌深面，伴坐骨神经下降至股后区皮肤，并在臀大肌下缘中点的深面发出臀下皮神经至臀下部皮肤。

　　（3）**臀下神经 inferior gluteal nerve**　发自骶丛，支配臀大肌。

　　（4）**臀下动、静脉 inferior gluteal artery and vein**　臀下动脉为髂内动脉前干的直接延续，出盆腔后分支营养臀大肌和髋关节，并与臀上动脉吻合。臀下动脉发出的坐骨神经伴行动脉与坐骨神经伴行，手术切断坐骨神经时，需先结扎此动脉。臀下静脉与臀下动脉伴行，从梨状肌下孔入盆腔，注入髂内静脉。

　　（5）**阴部内动、静脉 internal pudendal artery and vein 和阴部神经 pudendal nerve** 三者伴行从梨状肌下孔最内侧出盆腔，绕坐骨棘经坐骨小孔入坐骨肛门窝。

（四）坐骨小孔及其通过的结构

坐骨小孔 lesser sciatic foramen 由骶结节韧带、骶棘韧带和坐骨小切迹围成，孔内通过的结构由外侧向内侧依次为阴部内动脉、阴部内静脉和阴部神经。这些结构从坐骨小孔进入坐骨肛门窝，分布于会阴部（图8-4）。

三、髋周围动脉网

髋周围动脉网 hip peripheral arterial rete 是由髋关节周围的髂内、外动脉的分支和股动脉的分支互相吻合而成（图8-6），分盆内、盆外两部分。盆内部分吻合位于近髋关节的盆腔侧壁处，由旋髂深动脉、髂腰动脉、闭孔动脉、腹壁下动脉、骶外侧动脉和骶正中动脉的吻合支共同构成；盆外部分吻合主要是位于臀大肌深面，股方肌和大转子附近的"**臀部十字吻合**"。参与"**臀部十字吻合**"的动脉有：两侧部的旋股内、外侧动脉，上部的臀上、下动脉和下部的股深动脉的第1穿动脉等。此外，盆内、外动脉之间及盆腔脏器左、右两侧之间的动脉也有丰富的吻合。因此，临床上如结扎一侧髂内动脉及其分支，经髋周围动脉网可建立侧支循环，以代偿结扎动脉分布区的血液供应。

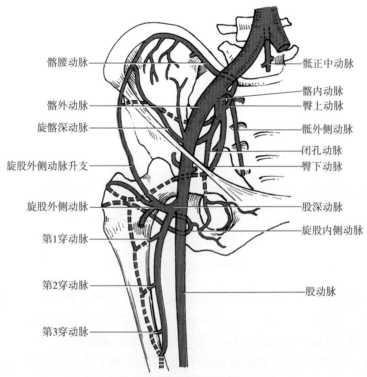

图8-6 髋周围动脉网

第三节　股　　部

　　股部的前上方以腹股沟与腹部分界，后上方以臀股沟与臀部分界，内侧以阴股沟与会阴部分界，下端以髌骨上方二横指处的环行线与膝部分界。经股骨内、外上髁的垂线，将股部分为股前内侧区和股后区。

一、股前内侧区

（一）浅层结构

　　此区皮肤厚薄不均，内侧份较薄，移动性较大，外侧份较厚，移动性较小。浅筋膜较发达，在近腹股沟处分为浅部的脂肪层和深部的膜性层，分别与腹前壁下部浅筋膜的脂肪层（**Camper 筋膜**）和膜性层（**Scarpa 筋膜**）相延续。膜性层在腹股沟韧带下方约 1cm 处与股部深筋膜（**阔筋膜**）相融合。浅筋膜富含脂肪，内有浅动脉、浅静脉、浅淋巴管、浅淋巴结和皮神经。

　　1. 浅动脉　主要是股动脉发出的 3 条浅动脉：①**腹壁浅动脉**在腹股沟韧带内侧半下方 1cm 处起自股动脉前壁，穿出阔筋膜后向上至腹前壁下部，分支营养腹前壁下部。②**旋髂浅动脉**多起自股动脉外侧壁或股深动脉起始部，穿出阔筋膜后沿腹股沟韧带行向上外至髂前上棘处，分支营养腹前壁下外侧部。③**阴部外动脉**起自股动脉内侧壁，穿出阔筋膜后越精索（或子宫圆韧带）浅面，分布于外生殖器。以上 3 条浅动脉或单独或共干起始，它们的起始、口径、行程与临床的皮瓣移植有密切关系。此外，浅动脉还常有起自旋股外侧动脉的**股外侧浅动脉**和起自股动脉内侧壁的**股内侧浅动脉**。

　　2. 大隐静脉 great saphenous vein　为全身最长的浅静脉，起自足背静脉弓的内侧端，经内踝前方至小腿内侧缘伴隐神经上行，于股骨内侧髁后方至大腿内侧行向前上，在耻骨结节外下方 3~4cm 处穿隐静脉裂孔，注入股静脉（图 8-7），其注入点称**隐股点**。注入股静脉前，大隐静脉收纳了 5 条属支：①**旋髂浅静脉**收纳髂前上棘附近的浅静脉。②**腹壁浅静脉**收纳脐以下腹壁的浅静脉。③**阴部外静脉**收纳外生殖器的静脉。④**股内侧浅静脉**收纳股前区内侧部的浅静脉。⑤**股外侧浅静脉**收纳股前区外侧部的浅静脉（图 8-8）。

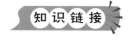

下肢静脉曲张

　　下肢静脉曲张是常见病之一，多发生在大隐静脉。有些人的大隐静脉因先天性管壁薄弱，加之该静脉为全身最长的浅静脉，在皮下缺乏肌肉的支持，如果长期站立工作或慢性腹压增高，易导致静脉淤血扩张，瓣膜关闭不全，浅、深静脉血液逆流，继而管壁扩张迂曲，最终导致静脉曲张。在行大隐静脉高位结扎或切除术时，必须同时结扎和切断 5 条属支，以防复发。

　　大隐静脉内有9~10对静脉瓣，小隐静脉内有7~8对瓣膜。通常两瓣相对，呈袋状，多位于静脉属支的入口附近，可保证血液向心回流。大、小隐静脉属支间有交通支，而且与深静脉之间借穿静脉吻合，小腿部穿静脉的数目较大腿部多。穿静脉内亦有瓣膜，以保证血液由浅部向深部流动，其瓣膜一般靠近深静脉端。当瓣膜关闭不全或深静脉血流受阻时，可使血液淤积，导致下肢静脉曲张。由于曲张静脉的长期淤血，患侧小腿，特别是小腿下1/3及踝部的皮肤和皮下组织多发生营养不良，导致慢性溃疡等病变。此外，也可因静脉本身破裂而出血，甚至可致血栓性静脉炎。

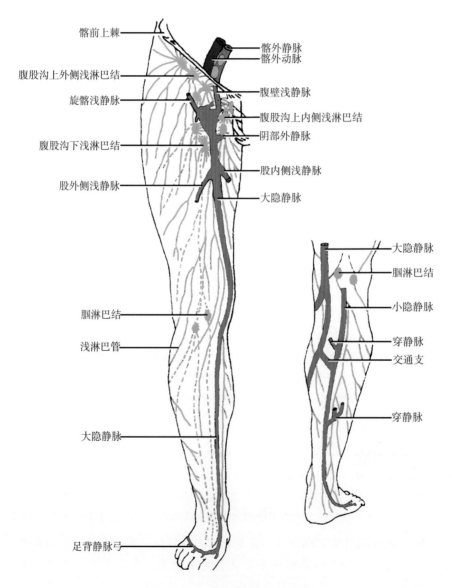

图8-7　大、小隐静脉和下肢淋巴

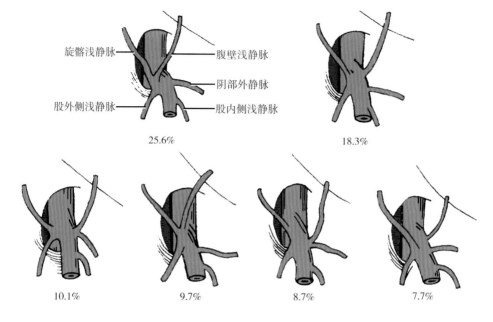

旋髂浅静脉 —— 腹壁浅静脉
—— 阴部外静脉
股外侧浅静脉 —— 股内侧浅静脉

25.6%　　　　18.3%

10.1%　　9.7%　　8.7%　　7.7%

图 8-8　大隐静脉上段属支的类型（右侧）

　　3. 腹股沟浅淋巴结 superficial inguinal lymph nodes　集中在股前内侧区上部，可分上、下两群（图 8-7）。上群又称斜群，有 2~6 个淋巴结，斜行排列于腹股沟韧带下方，收纳腹前外侧壁下部、会阴、外生殖器、臀部和肛管、子宫的淋巴。下群又称纵群，有 2~7 个淋巴结，纵行排列于大隐静脉末段，主要收纳下肢、会阴和外生殖器的淋巴。上、下群淋巴结的输出淋巴管注入腹股沟深淋巴结或髂外淋巴结。下肢感染、腹下壁浅层结构及会阴等部位的感染或肿瘤（如阴茎癌），均可引起腹股沟浅淋巴结肿大。

　　4. 皮神经　分布于股前内侧区的皮神经有（图 8-9）：①**股外侧皮神经 lateral femoral cutaneous nerve** 发自腰丛，在髂前上棘内侧，经腹股沟韧带深面进入股部，跨过缝匠肌表面，于髂前上棘下方 5~10cm 处穿出阔筋膜，分前、后 2 支，分别分布于大腿外侧皮肤和臀区外侧皮肤。②**股神经前皮支 anterior cutaneous branches of femoral nerve** 有数支，从股神经发出后，在大腿前面中部穿出缝匠肌和阔筋膜，分布于大腿前面中间部皮肤。③**股神经内侧皮支 medial cutaneous branches of femoral nerve** 在大腿内侧下 1/3 处穿出阔筋膜，分布于大腿中、下部内侧面皮肤。④**闭孔神经皮支 cutaneous branches of obturator nerve** 在大腿上 1/3 处穿阔筋膜，分布于大腿内侧中、上部皮肤。⑤**髂腹股沟神经**随精索或子宫圆韧带由腹股沟管浅环穿出，分布于大腿前面上内侧皮肤。⑥**生殖股神经股支**在腹股沟韧带中点下方穿出阔筋膜，分布于大腿前上部皮肤。

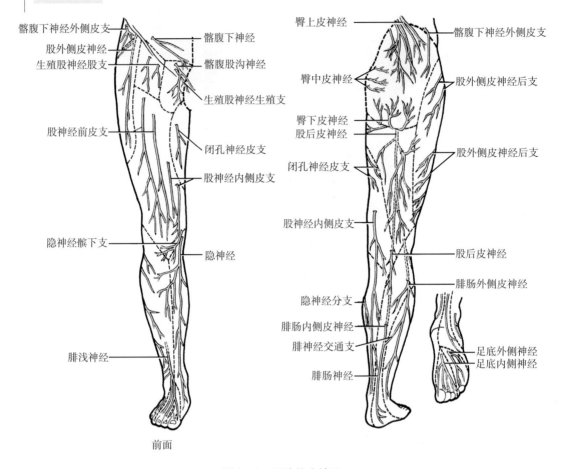

图 8 - 9   下肢的皮神经

（二）深层结构

1. 深筋膜与骨筋膜鞘

（1）深筋膜   大腿深筋膜又称**阔筋膜 fascia lata**，宽阔而坚韧，是全身面积最大、最厚的筋膜。上方附着于腹股沟韧带和髂嵴，并与臀筋膜和会阴筋膜相延续，下方止于胫骨内侧髁、胫骨外侧髁、胫骨粗隆、腓骨头和膝关节周围韧带及肌腱，与腘筋膜和小腿筋膜相延续。

1）**髂胫束 iliotibial tract**：在大腿外侧，阔筋膜明显增厚形成的扁带状结构，称**髂胫束**。髂胫束起自髂嵴前份，上部分两层包裹着阔筋膜张肌，下部的纵行纤维明显增厚，附着于胫骨外侧髁、腓骨头和膝关节囊下部。临床上常用髂胫束作为修补体壁缺损、薄弱部或膝关节交叉韧带的材料。

2）**隐静脉裂孔 saphenous hiatus**：又称**卵圆窝**，为阔筋膜在耻骨结节外下方 3 ~ 4cm 处形成的卵圆形凹陷。表面覆盖一层多孔的疏松结缔组织膜，称**筛筋膜（外筛板）**，有大隐静脉及其属支穿过。隐静脉裂孔外侧缘锐利呈镰状，称**镰状缘**，上端止于耻骨结节并与腹股沟韧带和腔隙韧带相续，下端与耻骨肌筋膜相续。

（2）骨筋膜鞘   阔筋膜向深面发出**股内侧肌间隔**、**股外侧肌间隔**和**股后肌间隔**，伸入肌群之间，附着于股骨粗线，与股骨骨膜及阔筋膜共同形成 3 个骨筋膜鞘，分别为**股前骨筋膜鞘、股内侧骨筋膜鞘和股后骨筋膜鞘**（图 8-10），容纳相应的肌群、血管及神经。

1）**股前骨筋膜鞘**：由阔筋膜、股内侧肌间隔、股外侧肌间隔、股骨粗线、股骨骨膜共同围成，容纳大腿前群肌、股动脉、股静脉、股神经和腹股沟深淋巴结等。

2）**股内侧骨筋膜鞘**：由阔筋膜、股内侧肌间隔、股后肌间隔、股骨粗线共同围成，容纳大腿内侧群肌、闭孔动脉、闭孔静脉和闭孔神经等。

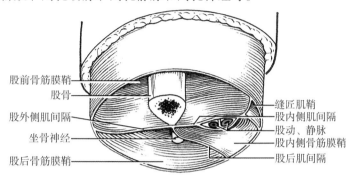

图 8-10　股中部 1/3 的骨筋膜鞘（右侧）

2. 肌层　包括大腿肌前群和内侧群（表 8-2）。

表 8-2　大腿肌

肌群	名称		起点	止点	作用	神经支配
前群	缝匠肌		髂前上棘	胫骨上端内侧面	屈髋关节，屈、内旋膝关节	股神经（L_2、L_3）
	股四头肌	股直肌	髂前下棘及髋臼上缘	4 个头向下共同形成一个肌腱，包绕髌骨后形成髌韧带，止于胫骨粗隆	伸膝关节，股直肌协助屈髋关节	股神经（$L_{2\sim4}$）
		股中间肌	股骨体前面上 3/4 部			
		股内侧肌	股骨粗线内侧唇			
		股外侧肌	股骨粗线外侧唇			
内侧群	耻骨肌		耻骨梳附近	股骨体的耻骨肌线	内收、外旋、微屈髋关节	股神经与闭孔神经（$L_{2\sim4}$）
	长收肌		耻骨支前面、耻骨结节下方	股骨粗线内侧唇中 1/3 部	内收、外旋、微屈髋关节	闭孔神经（L_2、L_3）（大收肌的坐骨部为坐骨神经的内侧支支配）
	短收肌		耻骨下支	股骨粗线内侧唇上 1/3 部	内收、外旋、微屈髋关节	
	大收肌		闭孔前下缘、坐骨结节	股骨粗线内侧唇上 2/3 部、收肌结节	内收、微屈髋关节	
	股薄肌		耻骨下支前面	胫骨粗隆内侧	内收、外旋髋关节	
后群	股二头肌		长头：坐骨结节 短头：股骨粗线	腓骨头	屈膝关节，伸髋关节，并使小腿微外旋	坐骨神经（$L_4\sim S_2$）
	半腱肌		坐骨结节	胫骨粗隆内侧	屈膝关节，伸髋关节，并使小腿微内旋	
	半膜肌		坐骨结节	胫骨内侧髁下缘	屈膝关节，伸髋关节，并使小腿微内旋	

3. 肌腔隙与血管腔隙 腹股沟韧带与髋骨之间的间隙被**髂耻弓**（连于腹股沟韧带与髂耻隆起之间的韧带）分为外侧的肌腔隙和内侧的血管腔隙（图8－11），两者是腹、盆腔与股前内侧区的重要通道。

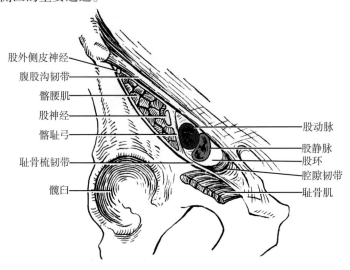

图 8－11　肌腔隙和血管腔隙

（1）**肌腔隙 lacuna musculorum** 前界为腹股沟韧带外侧部，后外侧界为髂骨，内侧界为髂耻弓。腔隙内有髂腰肌、股神经和股外侧皮神经通过。患腰椎结核时，脓液可沿腰大肌及其筋膜经此腔隙扩散至大腿根部，并可刺激股神经产生相应的症状。

（2）**血管腔隙 lacuna vasorum** 前界为腹股沟韧带内侧部，后内侧界为耻骨梳韧带及耻骨肌筋膜，内侧界为腔隙韧带（陷窝韧带），后外侧界为髂耻弓。腔隙内有股鞘通过，鞘内含股动脉、股静脉、生殖股神经股支及淋巴管等结构。

4. 股三角 femoral triangle 位于股前内侧区上部，为一底向上、尖向下的三角形凹陷，向下续于收肌管。其上界为腹股沟韧带；内侧界为长收肌内侧缘；外侧界为缝匠肌内侧缘；前壁为阔筋膜；后壁凹陷，自外侧向内侧依次为髂腰肌、耻骨肌、长收肌及其筋膜。该三角内有股神经，股鞘及其包含的股动脉、股静脉、股管，以及腹股沟深淋巴结、脂肪组织等（图8－12）。股动脉位于腹股沟韧带中点下方，其外侧为股神经，内侧为股静脉。临床上可在此压迫股动脉止血，进行插管造影，股动、静脉穿刺及股神经阻滞麻醉等。

（1）**股鞘 femoral sheath** 为腹横筋膜和髂筋膜向下包绕股动脉、股静脉上段形成的筋膜鞘（图8－13），呈漏斗形，长3～4cm，下端与股血管外膜相融合。鞘内有两条纵行的纤维隔将其分隔为3个腔：外侧腔容纳股动脉，中间腔容纳股静脉，内侧腔形成股管。

（2）**股管 femoral canal** 为股鞘内侧部呈漏斗状的潜在性筋膜腔隙，长1～1.5cm，上口为股环，下端为盲端，又称股管下角，正对着隐静脉裂孔（图8－13）。其前壁自上向下依次为腹股沟韧带、隐静脉裂孔镰状缘的上端和筛筋膜，后壁为耻骨梳韧带、耻骨肌及其筋膜；内侧壁为腔隙韧带及股鞘内侧壁；外侧壁为股静脉内侧的纤维隔。股管内含有少量的疏松结缔组织和 1～2 个较为恒定的**腹股沟深淋巴结 deep inguinal lymph nodes**。股管的存在有两方面作用：一是有利于股静脉扩张，促进下肢静脉血回流；二是作为从下肢到髂外淋巴结的一个淋巴回流通道。

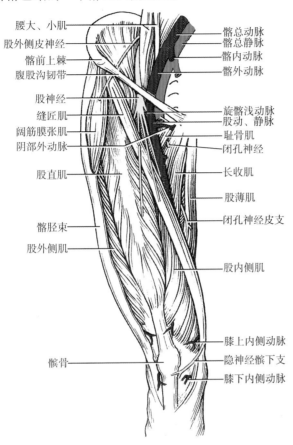

图 8-12 股前内侧区浅层肌与血管、神经

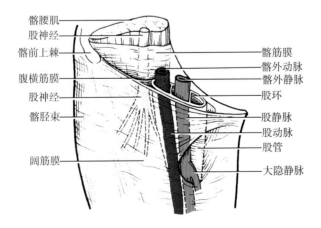

图 8-13 股鞘与股管

股环 **femoral ring** 为股管的上口，呈卵圆形，是股管上通腹腔的通道。其前界为腹股沟韧带，后界为耻骨梳韧带，内侧界为腔隙韧带，外侧界为股静脉内侧的纤维隔。股环上面被覆薄层疏松结缔组织，称股环隔（内筛板），隔的上面有腹膜。从腹腔面观察，腹膜在此呈一小凹，称股凹，位置高于股环约 1cm。当腹压增高时，腹、盆腔脏器可被推向股凹，随腹膜一起经股环突入股管，在隐静脉裂孔处突出形成股疝。因女性骨盆较宽，股环略宽大，故易发生股疝，尤以老年女性多见。由于股环的前、后、内侧均为韧带，不易延展，因此股疝易发生嵌顿和绞窄。股环外上方常有腹壁下动脉的闭孔支或变异的闭孔动脉行经腔隙韧带上方，行股疝手术时，要注意避免损伤此动脉。

（3）**股动脉 femoral artery** 为髂外动脉经腹股沟韧带中点深面直接移行而来，在股三角内垂直下行，至股三角尖处进入收肌管，至腘窝移行为腘动脉（图 8 - 12）。股动脉起始部发出 3 条浅动脉（腹壁浅动脉、阴部外动脉和旋髂浅动脉）穿筛筋膜浅出，均与同名静脉伴行。股动脉在腹股沟韧带下方 3~5cm 处向后外侧发出粗大的**股深动脉 deep femoral artery**。股深动脉行向后内下，经长收肌与大收肌之间下行，沿途发出**旋股内侧动脉**、**旋股外侧动脉**、数条**穿动脉**和**肌支**（图 8 - 14），并参与髋周围动脉网与膝关节动脉网的组成。

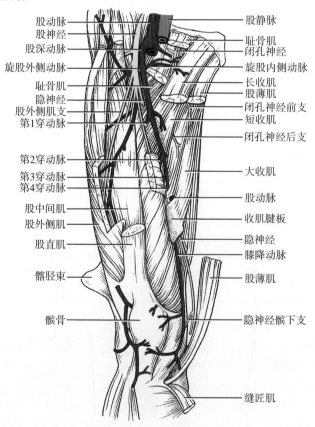

图 8 - 14 股前内侧区深层肌与血管、神经

（4）**股静脉 femoral vein** 在收肌腱裂孔处由腘静脉向上延续而来，与股动脉伴行，在收肌管内走行于股动脉后方，进入股三角后逐渐转至股动脉内侧，最后穿血管腔隙移行为髂外静脉。股静脉除收纳大腿的深静脉外，还收纳大隐静脉。

（5）**股神经 femoral nerve** 发自腰丛，沿髂筋膜深面，经肌腔隙内侧部进入股三角。股神经主干粗短，在股三角内发出众多肌支、关节支和皮支。肌支支配股四头肌、缝匠肌和耻骨肌；关节支分布于髋关节和膝关节；皮支有股神经前皮支和内侧皮支，分布于股前内侧区皮肤。其中最长的皮支为**隐神经 saphenous nerve**，该神经在股三角内伴股动脉外侧下行进入收肌管，在收肌管下端穿收肌腱板，走行于缝匠肌和股薄肌之间，至膝关节内侧穿出深筋膜，与大隐静脉伴行，分支分布于髌骨下方、小腿内侧面和足内侧缘的皮肤（图 8 - 14）。

（6）**腹股沟深淋巴结** 位于股静脉上部附近和股管内，有 3 ~ 4 个。主要收纳下肢深淋巴、会阴部淋巴和腹股沟浅淋巴结的输出淋巴管，其输出淋巴管注入髂外淋巴结。

5. 收肌管 adductor canal 又称 **Hunter 管**，长约 15cm，其断面呈三角形。位于大腿中部前内侧，缝匠肌深面，大收肌和股内侧肌之间。收肌管有三壁、两口。其前壁是张于股内侧肌与大收肌之间的**收肌腱板**，浅面有缝匠肌覆盖；外侧壁为股内侧肌；后壁为长收肌和大收肌。其上口与股三角尖相通，下口为**收肌腱裂孔**，通腘窝上角，所以收肌管又称股腘管。股三角或腘窝的感染可借此管互相蔓延。收肌管内的结构：前方有股神经发出的股内侧肌支和隐神经；中间有股动脉；后方有股静脉、淋巴管和疏松结缔组织。在收肌管的下段，股动脉发出**膝降动脉**（图 8 - 14）。

6. 闭孔血管和神经 **闭孔动脉 obturator artery** 起自髂内动脉，穿**闭膜管**（位于闭孔外上方的裂隙）出盆腔至股内侧，在短收肌上缘分前、后两支，分别行于短收肌前、后方。前支营养股内侧群肌，并与旋股内侧动脉吻合；后支营养髋关节和股方肌。**闭孔静脉**与同名动脉伴行，入盆腔后注入髂内静脉。**闭孔神经 obturator nerve** 是腰丛的分支，伴闭孔动、静脉出闭膜管后亦分为前、后两支，分别行于短收肌前、后方。前支支配耻骨肌、长收肌、短收肌、股薄肌及膝关节，后支支配闭孔外肌和大收肌。皮支分布于大腿内侧皮肤。

二、股后区

（一）浅层结构

此区皮肤较薄，浅筋膜较厚。股后皮神经从臀大肌下缘深面中点至股后区，沿中线下降，走行于阔筋膜与股二头肌之间，发出分支穿阔筋膜至皮下，分布于股后区、腘窝和小腿后上部皮肤。

（二）深层结构

1. 深筋膜与股后骨筋膜鞘 股后区的深筋膜是阔筋膜在大腿后面的延续，向上与臀筋膜相连，向下延续为腘筋膜。由阔筋膜、股骨粗线、股外侧肌间隔、股后肌间隔共同围成**股后骨筋膜鞘**，容纳大腿后群肌和坐骨神经等。该鞘内的结缔组织间隙向上通臀大肌下间隙，向下通腘窝，感染可沿此间隙内的血管神经束互相蔓延。

2. 大腿后群肌 包括位于内侧的半腱肌、半膜肌和位于外侧的股二头肌（表8-2）。

3. 坐骨神经 由骶丛发出，是全身最粗大的神经。在臀大肌深面，经坐骨结节与大转子连线中点的稍内侧进入至股后区，行于股二头肌长头与大收肌之间，下行至腘窝上角分为胫神经和腓总神经两条终支（图8-15）。在股后区，坐骨神经干发出肌支支配大腿后群肌。此外，坐骨神经干上部还发出关节支至髋关节。

由于坐骨神经的分支一般都从内侧发出，故手术显露坐骨神经时，从外侧进行分离较为安全。坐骨神经干上常有一发自臀下动脉的**坐骨神经伴行动脉**，股部截肢时应先结扎此动脉，然后再切断坐骨神经。坐骨神经在臀大肌下缘与股二头肌长头外侧缘处位置表浅，是检查坐骨神经压痛常用的部位。

4. 股后区血管 股后区在腘窝以上没有动脉主干，血液供应主要来源于股深动脉发出的穿动脉（图8-15）。

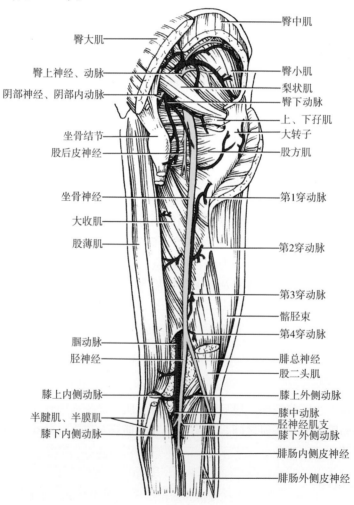

图8-15 臀部与股后区的血管、神经

第四节 膝 部

膝部的上界为髌骨上缘上方两横指平面的环行线，下界为胫骨粗隆平面的环行线。经股骨内、外上髁的垂线，可将膝部分为膝前区和膝后区。

一、膝前区

（一）浅层结构

此区皮肤薄而松弛，皮下脂肪少，移动性大。在皮肤与髌韧带之间有**髌前皮下囊**。股神经前皮支、股外侧皮神经的终末支分别分布于膝前区的前上部和前外上部。此外，隐神经在收肌管内发出的**髌下支**分布于髌下部。大隐静脉在膝部内侧，从股骨内侧髁后方的浅筋膜中通过。

（二）深层结构

膝前区的深筋膜为阔筋膜的延续，并与其深面的肌腱融合。膝外侧部有髂胫束；内侧部有缝匠肌腱、股薄肌腱和半腱肌腱共同形成的"**鹅足**"，其深面有一较大的滑膜囊，称**鹅足囊**；中间部有股四头肌腱，附着于髌底及两侧缘，继而延续为髌韧带，止于胫骨粗隆。在髌骨内、外侧，股四头肌腱与阔筋膜共同形成**髌内、外侧支持带**，向下附着于髌骨、髌韧带和胫骨内、外侧髁。在股四头肌腱与股骨之间有一大的滑膜囊，称**髌上囊**，此囊多与膝关节腔相通，当关节积液时，可出现浮髌感。髌韧带两侧的凹陷处，向后可扪及膝关节间隙，此处相当于半月板的前端，当半月板损伤时，该处可有压痛。

二、膝后区

（一）浅层结构

此区皮肤薄而松弛，移动性较大。皮神经为股后皮神经的终末支、隐神经及腓肠外侧皮神经。小隐静脉一般在腘窝下角处穿深筋膜注入腘静脉。小隐静脉末端周围有腘浅淋巴结。

（二）深层结构

1. 深筋膜 膝后区的深筋膜称**腘筋膜**，厚而坚韧，向上续阔筋膜，向下与小腿深筋膜相移行。由于腘筋膜坚韧致密，腘窝脓肿不易向浅面破溃，而是沿血管神经束向股部或小腿后部扩散。

2. 腘窝 popliteal fossa 为膝后区的菱形凹陷，借收肌腱裂孔与收肌管相通。

（1）境界 外上界为股二头肌腱，内上界为半腱肌和半膜肌，内下界和外下界分别为腓肠肌内、外侧头。窝顶为腘筋膜，窝底由上而下依次为股骨腘面、膝关节囊后部、腘斜韧带、腘肌及其筋膜。

（2）内容　有血管、神经、淋巴结和脂肪组织等，由浅至深依次为胫神经、胭静脉、胭动脉，以及外上界的腓总神经。血管周围有胭深淋巴结（图 8 - 16）。

1）**胫神经 tibial nerve**：位于胭窝最浅面，在胭窝上角由坐骨神经分出，沿中线下行，至胭肌下缘穿**比目鱼肌腱弓**进入小腿后区（图 8 - 15）。在胭窝内发出肌支和关节支，分别至邻近肌和膝关节。在胭窝下角，胫神经还发出**腓肠内侧皮神经**，与小隐静脉伴行加入腓肠神经，分布于小腿后面的皮肤。

2）**腓总神经 common peroneal nerve**：为坐骨神经的另一终末支，自胭窝上角发出后，沿股二头肌腱内侧缘行向外下，绕过腓骨颈即分为腓深神经和腓浅神经。在胭窝内发出关节支至膝关节，在胭窝外侧角发出的皮支有**腓肠外侧皮神经**和**腓神经交通支**。

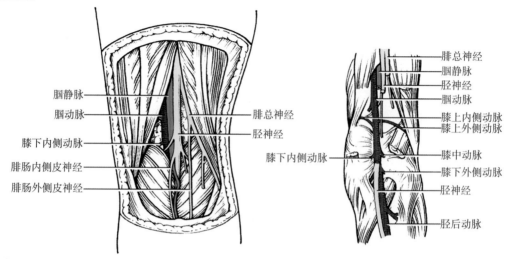

图 8 - 16　胭窝及其内容（右侧）

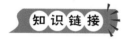

腓总神经损伤

由于腓总神经在胭窝上角由坐骨神经发出后，沿股二头肌腱内侧缘行向外下、向前绕腓骨颈，在此处，腓总神经紧贴骨面而行，位置表浅，且无肌肉覆盖，所以腓骨颈骨折易伤及该神经。损伤后可引起小腿前群肌和外侧群肌瘫痪，而小腿后群肌作用相对增强，出现足下垂和内翻畸形（马蹄内翻足）。患者迈步时足尖下垂，为了避免足尖触地，患者往往用力使髋关节和膝关节屈曲以提高下肢，结果行走时呈"跨阈步态"。同时，还会出现小腿前外侧面和足背皮肤的感觉障碍。

3）**胭动脉 popliteal artery**：为股动脉的延续，位置最深，与胭窝底紧贴，故股骨髁上骨折时易损伤腘动脉。腘动脉上部位于胫神经内侧，中部位于胫神经前面，下部位于胫神经外侧。该动脉在腘窝的分支有肌支和 5 条关节支。肌支营养膝部的肌肉。5 条关节支为**膝上内侧动脉**、**膝上外侧动脉**、**膝下内侧动脉**、**膝下外侧动脉**和**膝中动脉**，它们营养膝关节，并参与膝关节动脉网的组成。在腘肌下缘，腘动脉分为胫前动脉和胫后动脉 2 终支。

4）**腘静脉 popliteal vein**：由胫前静脉和胫后静脉在腘窝下角汇合而成，有小隐静脉注入。在腘窝内行于胫神经与腘动脉之间，并与腘动脉包于同一筋膜鞘内，故腘血管损伤后有可能发生动静脉瘘。腘静脉向上穿收肌腱裂孔后移行为股静脉。

5）**腘深淋巴结 deep popliteal lymph nodes**：排列在腘血管周围，有 4 ~ 5 个，收纳膝关节以下的淋巴，其输出淋巴管注入腹股沟深淋巴结。

三、膝关节动脉网

膝关节的血供十分丰富，由股动脉、股深动脉、腘动脉和胫前动脉的多条分支在膝关节周围互相吻合形成**膝关节动脉网 knee joint arterial rete**（图8 - 17）。参与其构成的分支主要有：腘动脉发出的膝上内侧动脉、膝上外侧动脉、膝下内侧动脉、膝下外侧动脉和膝中动脉，股动脉发出的膝降动脉，股深动脉发出的第 3、第 4 穿动脉，旋股外侧动脉的降支和胫前动脉发出的胫前返动脉。该动脉网不仅保证了膝关节的营养，而且当腘动脉损伤或栓塞时，可成为下肢远端侧支循环的重要途径，以保证下肢远端的血供。

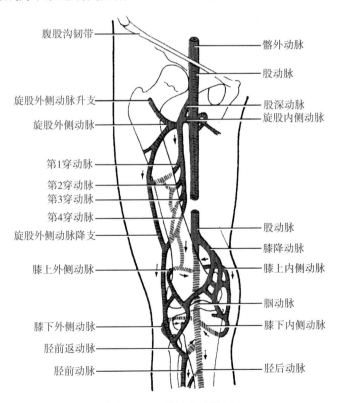

图 8 - 17　膝关节动脉网

第五节 小 腿 部

小腿部的上界为胫骨粗隆平面的环行线，下界为内、外踝基部的环形线。经内、外踝的垂线，可将小腿分为小腿前外侧区和小腿后区。

一、小腿前外侧区

（一）浅层结构

此区皮肤较厚而紧，移动性小；在胫骨前缘和胫骨内侧面的皮肤深面缺乏皮下组织，血液供应差，损伤后愈合较慢。浅筋膜疏松，脂肪组织少，缺乏弹性，轻度水肿时，内踝上方易出现压痕。浅静脉为大隐静脉及其属支，大隐静脉起于足背静脉弓的内侧端，经内踝前方上行至小腿前内侧。大隐静脉及其属支在此区与小隐静脉、深静脉有丰富的吻合。**隐神经**与大隐静脉伴行，在小腿上部，隐神经行于静脉后方，在小腿下部则绕至静脉前方；腓浅神经于小腿外侧中、下 1/3 交界处穿出深筋膜至皮下，随即分为内、外侧支下行至足背。

（二）深层结构

1. 深筋膜与骨筋膜鞘 小腿前外侧区的深筋膜较致密，在胫侧与胫骨体内侧面的骨膜相融合，在腓侧发出**小腿前、后肌间隔**附着于腓骨骨膜。深筋膜、小腿前肌间隔、小腿后肌间隔、胫骨骨膜、腓骨骨膜与小腿骨间膜共同围成**小腿前、外侧骨筋膜鞘**（图 8-18），分别容纳小腿前、外侧群肌及相应的血管、神经。

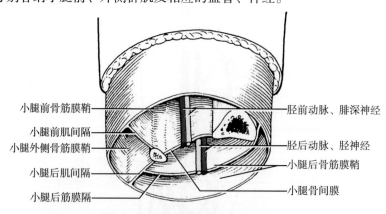

图 8-18 右小腿中部骨筋膜鞘

小腿前骨筋膜鞘
小腿前肌间隔
小腿外侧骨筋膜鞘
小腿后肌间隔
小腿后筋膜隔

胫前动脉、腓深神经
胫后动脉、胫神经
小腿后骨筋膜鞘
小腿骨间膜

2. 小腿前骨筋膜鞘 内有小腿前群肌（表 8-3）、胫前血管和腓深神经。

表 8 – 3 小腿肌

肌群	名 称		起 点	止 点	作 用	神经支配
前群	胫骨前肌		胫骨上半外侧面	内侧楔骨、第 1 跖骨底	伸踝关节、足内翻	腓深神经 (L₄~S₂)
	趾长伸肌		胫骨上端、腓骨前面及骨间膜	第 2~5 趾的中节和远节趾骨底	伸踝关节、伸第 2~5 趾	
	踇长伸肌		腓骨内侧面中份、骨间膜	踇趾远节趾骨底	伸踝关节、伸踇趾	
	第 3 腓骨肌		腓骨下 1/3 前面及骨间膜	第 5 跖骨底背面	协助伸踝关节、趾关节及足外翻	
外侧群	腓骨长肌		腓骨外侧面上2/3部	内侧楔骨、第 1 跖骨底	屈踝关节、足外翻	腓浅神经 (L₅~S₁)
	腓骨短肌		腓骨外侧面下1/3部	第 5 跖骨粗隆		
后群	小腿三头肌	腓肠肌	内侧头：股骨内侧髁后面 外侧头：股骨外侧髁后面	跟骨结节	屈踝、膝关节（比目鱼肌除外）	胫神经 (L₄~S₃)
		比目鱼肌	腓骨上部后面、胫骨比目鱼肌线			
	跖肌		股骨腘面外下部及膝关节囊后面			
	腘肌		股骨外侧髁的外侧面	胫骨比目鱼肌线以上的骨面	屈和内旋膝关节	
	趾长屈肌		胫骨后面中1/3部	第 2~5 趾远节趾骨底	屈踝关节、屈第 2~5 趾	
	踇长屈肌		腓骨后面下 2/3 部	踇趾远节趾骨底	屈踝关节、屈踇趾	
	胫骨后肌		胫、腓骨及骨间膜后面	舟骨粗隆和第 1~3 楔骨跖面	屈踝关节、足内翻	

（1）**胫前动脉 anterior tibial artery** 在腘肌下缘起自腘动脉，向前穿小腿骨间膜进入小腿前骨筋膜鞘，紧贴骨间膜前面伴腓深神经下行，其上 1/3 段位于胫骨前肌与趾长伸肌之间，下 2/3 段位于胫骨前肌与踇长伸肌之间，下行至伸肌上支持带下缘处移行为足背动脉（图 8 – 19）。胫前动脉在起始部发出胫前返动脉加入膝关节动脉网；中部发出分支营养小腿前群肌及胫、腓骨；下部在踝关节附近，发出内、外踝前动脉，参与构成踝关节动脉网。

（2）**胫前静脉 anterior tibial veins** 有两支，与同名动脉伴行，向上注入腘静脉。

（3）**腓深神经 deep peroneal nerve** 于腓骨颈高度发自腓总神经，穿腓骨长肌起始部进入小腿前骨筋膜鞘，与胫前血管伴行，沿途发出肌支支配小腿前群肌和足背肌，皮支分布于第1、第2趾相对缘皮肤（图8-19）。腓深神经损伤可导致足下垂及不能伸趾。

3. 小腿外侧骨筋膜鞘 内有小腿外侧群肌（表8-3）和腓浅神经等。**腓浅神经 superficial peroneal nerve** 在腓骨颈高度从腓总神经发出后，下行于腓骨长、短肌之间，发出肌支支配此二肌（图8-19）。于小腿外侧中、下1/3交界处穿出深筋膜至皮下，分为**足背内侧皮神经**和**足背中间皮神经**，分布于小腿外侧和足背皮肤。腓浅神经损伤常导致足不能外翻及足背大部分皮肤感觉丧失。

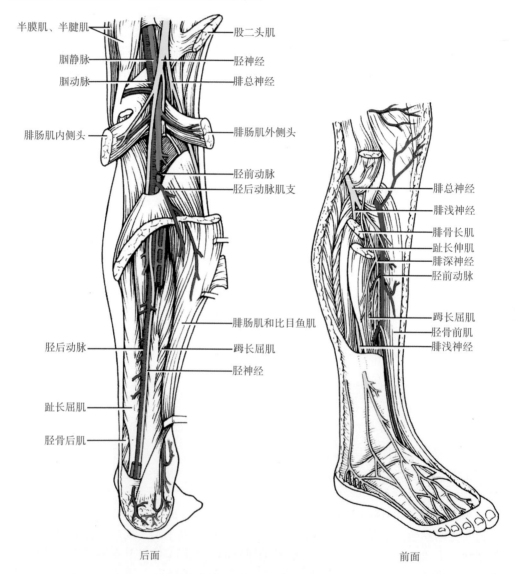

后面　　　　　　　　　前面

图8-19　小腿的血管和神经

二、小腿后区

（一）浅层结构

此区皮肤薄而柔软，弹性好，血供丰富，是临床上常用的带血管蒂皮瓣移植的供皮区。浅筋膜较薄，内有丰富的浅静脉和皮神经。

1. 小隐静脉 small saphenous vein 起于足背静脉弓的外侧端，经外踝后方上行于小腿后面，沿正中线上行至腘窝下角处穿腘筋膜注入腘静脉。小隐静脉有交通支与深静脉和大隐静脉相吻合。

2. 腓肠内侧皮神经 medial sural cutaneous nerve 由胫神经发出后，于腓肠肌内、外侧头之间下行，继而穿出深筋膜与小隐静脉伴行，分布于小腿后面皮肤。

3. 腓肠外侧皮神经 lateral sural cutaneous nerve 由腓总神经发出后，在腘窝外侧角穿出深筋膜，分布于小腿外侧面皮肤。

4. 腓肠神经 sural nerve 多由腓肠外侧皮神经发出的腓神经交通支与腓肠内侧皮神经在小腿后区下部吻合而成，主干与小隐静脉伴行，沿途分布于小腿后面下部皮肤，终支绕外踝后方至足背外侧缘，改名为**足背外侧皮神经**，分布于足背外侧皮肤。

（二）深层结构

小腿后区的深筋膜较致密，与胫骨骨膜、腓骨骨膜、小腿骨间膜及小腿后肌间隔共同围成**小腿后骨筋膜鞘**（图 8 - 18）。小腿后骨筋膜鞘借小腿后筋膜隔分成浅、深两部分。浅部容纳小腿三头肌和跖肌，向下逐渐缩窄，仅包绕跟腱及周围脂肪；深部容纳小腿后群深层肌、腘肌和小腿后区血管神经束。

1. 小腿后群肌 分浅、深两层。浅层有小腿三头肌和跖肌；深层包括在近腘窝处的腘肌和在比目鱼肌深面的姆长屈肌、胫骨后肌和趾长屈肌（表 8 - 3）。在小腿上部，由外侧向内侧依次为姆长屈肌、胫骨后肌和趾长屈肌。在内踝后上方，趾长屈肌腱越过胫骨后肌腱的浅面斜向外侧，至足底与姆长屈肌腱形成"腱交叉"。

2. 胫后动、静脉 posterior tibial artery and veins 胫后动脉为腘动脉的直接延续，在小腿后群肌浅、深两层之间下行（图 8 - 19），沿途分支营养邻近诸肌，主干经内踝后方至足底。胫后动脉起始处外侧发出**腓动脉 peroneal artery**，沿胫骨后肌表面斜向外下，继而在姆长屈肌与腓骨之间下行，至外踝后上方浅出。腓动脉主要分支营养邻近诸肌及胫、腓骨，并参与踝关节动脉网的组成。**胫后静脉**为两支，与同名动脉伴行，向上注入腘静脉。

3. 胫神经 tibial nerve 为坐骨神经的直接延续，伴胫后血管沿小腿后群肌浅、深两层之间下行，经内踝后方进入足底（图 8 - 19）。该神经的肌支支配小腿后群肌，皮支为腓肠内侧皮神经，关节支分布于膝关节和踝关节。

第六节 踝和足部

踝部的上界为内、外踝基部的环形线，下界为经过内、外踝尖的环形线。踝部借内、外踝分为踝前区和踝后区。**足部**为踝部远侧，可分为足背和足底。

一、踝前区和足背

（一）浅层结构

踝前区和足背的皮肤较薄，移动性较大。浅筋膜较疏松，缺少脂肪，浅静脉和皮神经穿行其内。浅静脉有足背静脉弓及其属支，该弓的内、外侧端分别向后沿足背两侧延续为大、小隐静脉。皮神经有分布于足内侧缘的隐神经，分布于足背外侧部的足背外侧皮神经（腓肠神经终支），分布于足背内侧部和中间部的足背内侧皮神经、足背中间皮神经（腓浅神经终支）。此外，还有分布于第1、第2趾相对缘皮肤的腓深神经终支。

（二）深层结构

1. 深筋膜　踝前区的深筋膜为小腿深筋膜的延续，增厚形成伸肌上、下支持带（图8-20、图8-21），并向深部发出纤维隔附着于骨面，形成骨纤维管，此管具有保护深部血管、神经和约束肌腱的作用。

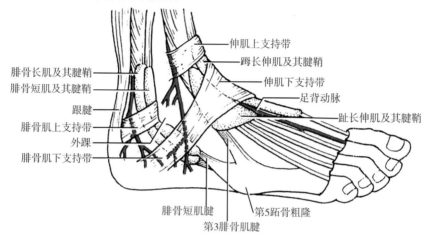

图8-20　踝部支持带及腱鞘（外侧面观）

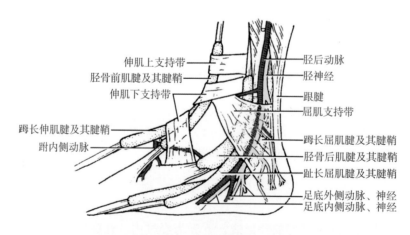

图8-21　踝部支持带及腱鞘（内侧面观）

（1）**伸肌上支持带 superior extensor retinaculum**　又称**小腿横韧带**，呈宽带状，位于踝关节上方，连于胫、腓骨下端之间。其深面有两个间隙，内侧间隙有胫骨前肌腱、胫前血管和腓深神经通过，外侧间隙有踇长伸肌腱、趾长伸肌腱和第3腓骨肌腱通过。

（2）**伸肌下支持带 inferior extensor retinaculum**　又称**小腿十字韧带**，呈横"Y"

字形，位于踝关节前方和足背区，其外侧端附着于跟骨外侧面，内侧端分叉附着于内踝和足内侧缘。伸肌下支持带向深部的骨面发出两个纤维隔，形成三个骨纤维管。内侧管有胫骨前肌腱通过，中间管有踇长伸肌腱、足背血管和腓深神经通过，外侧管有趾长伸肌腱和第 3 腓骨肌腱通过，各肌腱表面均有腱鞘包裹。

2. 足背肌　位于趾长伸肌腱深面，很薄弱，包括踇短伸肌和趾短伸肌（表 8 - 4）。

表 8 - 4　足　肌

肌群	名　称	起　点	止　点	作　用	神经支配
足背肌	踇短伸肌	跟骨前端的上面和外侧面	踇趾近节趾骨底	伸踇趾	腓深神经（$L_4 \sim S_2$）
	趾短伸肌		第 2～4 趾近节趾骨底	伸第 2～4 趾	
足底肌	内侧群	踇展肌	跟骨结节、舟骨粗隆	踇趾近节趾骨底	外展踇趾	足底内侧神经（L_4、L_5）
		踇短屈肌	内侧楔骨跖面	踇趾近节趾骨底	屈踇趾	
		踇收肌	第 2～4 跖骨底	踇趾近节趾骨底	内收和屈踇趾	
	中间群	趾短屈肌	跟骨	第 2～5 趾中节趾骨底	屈第 2～5 趾	足底内侧神经（L_4、L_5）
		足底方肌	跟骨	趾长屈肌腱		足底外侧神经（S_1、S_2）
		蚓状肌（4 块）	趾长屈肌腱	趾背腱膜	屈跖趾关节、伸趾骨间关节	足底内、外侧神经（$L_4 \sim S_2$）
		骨间足底肌（3 块）	第 3～5 跖骨内侧	第 3～5 趾近节趾骨底和趾背腱膜	内收第 3～5 趾	足底外侧神经（S_1、S_2）
	外侧群	骨间背侧肌（4 块）	跖骨的相对面	第 2～4 趾骨近节趾骨底和趾背腱膜	外展第 2～4 趾	
		小趾展肌	跟骨	小趾近节趾骨底	外展和屈小趾	
		小趾短屈肌	第 5 跖骨底	小趾近节趾骨底	屈小趾	

3. 足背动脉 dorsal artery of foot　为胫前动脉的直接延续，沿踇长伸肌腱外侧前行，经踇短伸肌腱内侧缘和深面达第 1 跖骨间隙（图 8 - 22），行程中发出的分支有：①**跗外侧动脉**起自足背动脉近段，经足背肌深面行向前外，至第 5 跖骨底与弓状动脉吻合。②**跗内侧动脉**在跗外侧动脉相对缘由足背动脉发出，有 1～3 支，沿足内侧缘行走，分支营养邻近结构。③**弓状动脉**从足背动脉发出后，在足背肌深面沿跖骨底行向前外，与跗外侧动脉吻合，并发出三条**跖背动脉**前行至趾根，每条跖背动脉又分为两条**趾背动脉**，分布于第 2～5 趾相对缘。④**足底深支**为足背动脉的终支，穿第 1 跖骨间隙至足底，与足底外侧动脉吻合。⑤**第 1 跖背动脉**为足背动脉的另一终支，自第 1 跖骨间隙近端发出后，分布于踇趾背面和第 2 趾背面内侧份。足背动脉及其分支均有静脉伴行。

4. 腓深神经　多行于足背动脉的内侧，末端分成内、外侧两条终支（图 8 - 22）。内侧支向远端分布于第 1、2 趾相对缘背侧的皮肤；外侧支行向足背肌深面，分布于足背肌、跗跖关节和跖趾关节。

5. 足背筋膜间隙　足背筋膜分浅、深两层。浅层为伸肌下支持带的延续，附着于足内、外侧缘的骨膜，深层紧贴于骨间背侧肌表面及跖骨骨膜。浅、深两层之间为足背筋膜间隙，容纳趾长伸肌腱及其腱鞘、趾短伸肌及其腱鞘、腓深神经、足背动脉及其分支和伴行静脉。

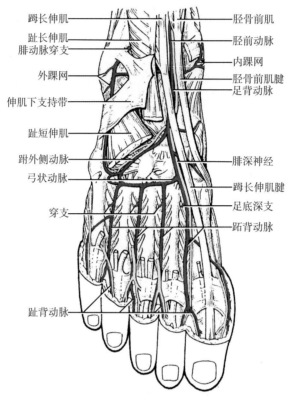

图 8 - 22　足背的血管和神经

二、踝后区

（一）浅层结构

此区皮肤移动性大，浅筋膜较疏松，跟腱两侧有较多脂肪，足跟处皮肤角化层较厚。跟腱与皮肤之间有**跟皮下囊**，跟腱止端与跟骨骨面之间有**跟腱囊**。

（二）深层结构

1. 屈肌支持带和踝管　深筋膜在内踝与跟骨结节之间增厚形成**屈肌支持带 flexor retinaculum**，又称分裂韧带。由屈肌支持带与内踝、跟骨内侧面共同围成**踝管 malleolar canal**。支持带向深部发出三个纤维隔，将踝管分为四个骨纤维管。其内通过的结构由前向后依次为胫骨后肌腱及其腱鞘、趾长屈肌腱及其腱鞘、胫后动、静脉和胫神经、姆长屈肌腱及其腱鞘（图 8 - 21、图 8 - 23）。踝管是小腿后区与足底之间的重要通道，因此，感染可借踝管相互蔓延。踝后区的外伤、出血及肿胀均可使踝管变窄，压迫胫神经，引起踝管综合征。

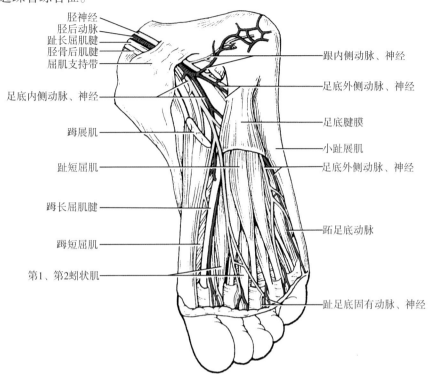

图 8 - 23　踝后区内侧面与足底的血管和神经

2. 腓骨肌上、下支持带 superior peroneal retinaculum and inferior peroneal retinaculum　为外踝后下方的深筋膜增厚而成。腓骨肌上支持带附于外踝后缘与跟骨外侧面上部之间，有固定腓骨长、短肌腱于外踝后下方的作用。腓骨肌下支持带前端续于伸肌下支持带，后端附着于跟骨外侧面前部，有固定腓骨长、短肌腱于跟骨外侧面的作用。两肌腱穿经腓骨肌上、下支持带深面时，被包裹在一总腱鞘内（图 8 - 20）。

三、足底

（一）浅层结构

足底皮肤厚而致密，尤以足跟部明显，汗腺多，角化层厚易因摩擦或压迫而形成胼胝。浅筋膜较致密，富有脂肪，并有致密结缔组织纤维束将皮肤与足底深筋膜紧密相连，故足底皮肤移动性差。

（二）深层结构

足底的深筋膜分浅、深两层。浅层覆盖在足底肌表面，两侧部较薄，中间部特别增厚称足底腱膜（跖腱膜）；深层覆盖在骨间肌的跖侧，并与跖骨骨膜愈合，称骨间跖侧筋膜。

1. 足底腱膜 plantar aponeurosis　相当于手掌的掌腱膜，呈长三角形，向后变窄附着于跟骨结节，向前分为 5 束至各趾的趾腱鞘。足底腱膜具有保护足底血管、神经及加强足纵弓的作用。足底腱膜两侧缘向深部发出内、外侧肌间隔，附着于第 1、第 5 跖骨，将足底分为 3 个骨筋膜鞘。

（1）**足底内侧骨筋膜鞘**　内有𫏋展肌、𫏋短屈肌、𫏋长屈肌腱及其血管、神经等。

（2）**足底中间骨筋膜鞘**　内有趾短屈肌、足底方肌、𫏋收肌、趾长屈肌腱、蚓状肌、足底动脉弓及其分支、足底外侧神经及其分支等。

（3）**足底外侧骨筋膜鞘**　内有小趾展肌、小趾短屈肌及其血管、神经等。

2. 足底肌　相当于手肌，分内侧群、外侧群和中间群（表 8 - 4），足底肌内、外侧群与手肌内、外侧群位置相反，并缺少对掌肌。中间群除蚓状肌、骨间肌以外，浅面还有趾短屈肌和足底方肌。

3. 足底的血管和神经　胫后血管与胫神经穿踝管至足底，即分为足底内、外侧血管与足底内、外侧神经（图 8 - 23）。

（1）**足底内、外侧动脉**　足底内侧动脉 **medial plantar artery** 较细小，与伴行的同名静脉、神经沿足底内侧缘前行，营养邻近组织，其末端与第 1～3 跖足底动脉吻合。**足底外侧动脉 lateral plantar artery** 较粗大，与伴行的同名静脉、神经斜向前外，穿趾短屈肌深面至足底外侧缘，营养邻近组织，其末端向内侧弯行至第 1 跖骨间隙处与足背动脉的足底深支吻合成足底弓。由足底弓向前发出四条**跖足底动脉**，每条跖足底动脉又在跖趾关节附近分成两条**趾足底固有动脉**，分布于相邻两趾。

（2）**足底内、外侧神经**　足底内侧神经 **medial plantar nerve** 分布于足底内侧部肌肉、关节、足底内侧半和内侧三个半趾跖面的皮肤；**足底外侧神经 lateral plantar nerve** 分布于足底外侧部肌肉、关节、足底外侧半和外侧 1 个半趾跖面的皮肤。

第七节　下肢解剖操作

一、皮肤切口与翻皮

1. 下肢前面皮肤切口与翻皮　尸体仰卧位。从髂前上棘至耻骨结节做一斜切口，由此切口的内侧端沿阴囊根部（女性为大阴唇外侧缘）做一弧形切口至股内侧缘近端，再沿股内侧缘向远端做一纵切口，经股骨内侧髁、胫骨内侧髁至内踝后方；经胫骨粗隆做一横切口；内、外踝前面做一横切口；沿足趾根部背侧做一横切口；内、外踝前面的横切口与足趾根部横切口之间做一纵切口，直达中趾尖。最后，将下肢前面的皮肤向外侧翻开，将足背和中趾的皮肤向两侧翻开。

2. 下肢后面皮肤切口与翻皮　尸体俯卧位。从髂前上棘起沿髂嵴至髂后上棘，再向内侧切至骶部正中；经臀股沟做一横切口；在腘窝下方（相当于胫骨粗隆水平）做一横切口；内、外踝后面做一横切口；从足跟沿足底的正中线至中趾的趾端做一纵切口；沿足趾根部跖侧做一横切口。最后，将下肢后面的皮肤向外侧翻开，将足底和中趾的皮肤向两侧翻开。

二、解剖股前内侧区

1. 解剖浅筋膜　在股骨内侧髁后缘的浅筋膜内找到大隐静脉，向上追踪至耻骨结节外下方，可见该静脉在隐静脉裂孔处穿深筋膜注入股静脉。在大隐静脉近侧端附近找出其5条属支（在股前部有股内、外侧浅静脉，在腹股沟韧带内侧下方有阴部外静脉、旋髂浅静脉和腹壁浅静脉）。然后，纵行剖开大隐静脉近侧端，观察其内的静脉瓣。

在腹股沟韧带的稍下方及大隐静脉近侧端的两侧，查找腹股沟浅淋巴结，并将其清除。在髂前上棘下方5~10cm处找到穿出阔筋膜的股外侧皮神经，在大腿中、下部找到沿缝匠肌表面穿出阔筋膜的股神经前皮支和内侧皮支，在大腿上部内侧找到穿出阔筋膜的闭孔神经皮支，在股骨内侧髁后缘处找到与大隐静脉伴行的隐神经。

2. 解剖阔筋膜及隐静脉裂孔　清除浅筋膜，观察阔筋膜及其在大腿外侧形成的髂胫束。髂胫束起自髂嵴，止于胫骨外侧髁。在耻骨结节外下方观察隐静脉裂孔的位置、形状、边缘及其表面的筛筋膜。在腹股沟韧带中点稍下方纵行切开阔筋膜，向两侧翻开，注意勿损伤深面的结构。

3. 解剖大腿前群肌　修洁缝匠肌和股四头肌，切断缝匠肌中部，向上、下翻开，再观察股四头肌的4个头及其止点。

4. 解剖股三角及其内容　观察股三角的境界：上界为腹股沟韧带，外侧界为缝匠肌内侧缘，内侧界为长收肌内侧缘。自大隐静脉注入股静脉处向上纵行切开股鞘的前壁，可见股鞘被两个纤维隔分成3个腔，即外侧部容纳股动脉，中间部容纳股静脉，内侧部形成股管。用镊子小心夹出位于股管内的淋巴结，并向上探查股管的上口。自腹股沟韧带中点深面至股三角尖端清理股动脉主干，该动脉上端发出腹壁浅动脉、旋髂浅动脉和阴部外动脉。在腹股沟韧带下方3~5cm处寻找于股动脉后外侧壁发出的股深动脉，该动脉在股三角内发出旋股内侧动脉和旋股外侧动脉。在股动脉的内侧寻找股静脉，注意寻找沿股静脉近段排列的腹股沟深淋巴结。在股动脉的外侧寻找股神经，其深面是髂腰肌。清理股神经的分支，皮支多穿缝匠肌分布于股前面的皮肤，肌支分支支配耻骨肌、股四头肌和缝匠肌，另有一细长的分支为隐神经，它与股动脉伴行进入收肌管。

5. 解剖收肌管及其内容　在缝匠肌下段的深面有连于大收肌与股内侧肌之间的收肌腱板。切开腱板，观察收肌管内的股动脉、股静脉、膝降动脉及隐神经。股动脉从股静脉的外侧逐渐跨过前方至内侧，两者经收肌腱裂孔至腘窝。隐神经在收肌管下端穿出收肌腱板，经缝匠肌和股薄肌之间，至膝关节内侧穿出深筋膜，于膝关节内后方与大隐静脉伴行至小腿。

6. 解剖大腿内侧群肌及闭孔神经、血管　清理大腿内侧群浅层肌，即耻骨肌、长收肌和股薄肌。在靠近长收肌起点处切断该肌并翻向外下，查看其深面的短收肌和大收肌，在短收肌前面寻找闭孔神经前支，在短收肌后面寻找出闭孔神经后支，闭孔神经前、后支均有闭孔动脉前、后支伴行。

7. 追踪股深动脉　从耻骨肌下缘开始向下追踪股深动脉，沿短收肌和大收肌止点寻找其向深面发出的3~4支穿动脉，向后穿短收肌和大收肌至股后区。

三、解剖小腿前外侧区和足背

1. 解剖浅筋膜　在足背远侧辨认并修洁足背静脉弓。可见弓的内侧端延续为大隐静脉，追踪该静脉经内踝前方向上至膝部，同时找出与之伴行的隐神经。弓的外侧端延续为小隐静脉，追踪该静脉至外踝后方，并找出与之伴行的腓肠神经及其终支足背外侧皮神经。腓浅神经在小腿外侧中、下 1/3 交界处穿出深筋膜，向下追踪其分支足背内侧皮神经和足背中间皮神经至足背的远端。在第 1、第 2 趾蹼处切开浅筋膜，寻找腓深神经的皮支。

2. 解剖深筋膜　清除浅筋膜。在小腿下部、踝关节上方，可见深筋膜横行纤维增厚而形成的伸肌上支持带；在踝关节的前下方靠近足背处深筋膜又显著增厚，呈横位的"Y"形，此即伸肌下支持带，辨认并修洁它们的境界。沿胫骨外侧髁前方向下纵行切开深筋膜（保留伸肌上、下支持带），并翻向两侧或切除。

3. 解剖小腿前、外侧群肌　于小腿下 1/3 处从内侧到外侧清理出胫骨前肌、拇长伸肌、趾长伸肌、第 3 腓骨肌、腓骨长肌和腓骨短肌。

4. 解剖血管和神经　在小腿上份，分离胫骨前肌与趾长伸肌，在两肌之间找出沿小腿骨间膜前面下行的胫前动、静脉。在腓骨头后方找出腓总神经，沿其走向切开腓骨长肌的起点，可见该神经绕腓骨颈外侧向前分为腓浅、深神经。腓浅神经下行于腓骨长、短肌之间及腓骨长肌与趾长伸肌之间，然后于小腿外侧中、下 1/3 交界处穿出深筋膜；腓深神经穿趾长伸肌起始处后，伴胫前血管下行。

5. 解剖足背的深层结构　清理拇长伸肌腱和趾长伸肌腱，并找出其深面的拇短伸肌和趾短伸肌。于足趾跟部切断拇长、短伸肌腱及趾长、短伸肌腱，翻向近侧。于踝关节前方拇长伸肌腱和趾长伸肌腱之间找出腓深神经，追踪其终支的分布情况。再找出与腓深神经伴行的足背动脉，该动脉在内侧楔骨背面发出向外侧行走的弓状动脉后，前行至第 1 跖骨间隙近侧端分为第 1 跖背动脉和足底深支。弓状动脉发出第 2~4 跖背动脉，足底深支穿第 1 跖骨间隙行向足底。

四、解剖臀部和股后区

1. 解剖浅筋膜　在臀部浅筋膜内寻找：臀上皮神经在竖脊肌外侧缘与髂嵴相交处穿出深筋膜，臀中皮神经在髂后上棘与尾骨尖连线的中 1/3 处穿出深筋膜，臀下皮神经在臀大肌下缘中点穿出深筋膜向上走行。在股后区中线附近找出股后皮神经。

2. 解剖深筋膜　清除臀部和股后区的浅筋膜，观察臀筋膜和股后区的深筋膜，并将其清除。

3. 解剖臀大肌及深面的肌肉　修洁臀大肌下缘，并用手指伸入臀大肌深面，使其与深面的结构尽可能分离，然后于臀大肌起点处将其切断，并逐渐翻向外侧，注意观察进入臀大肌深面的臀下血管和臀下神经。先观察臀大肌深面与大转子之间的滑膜囊，然后再清理臀大肌深面由上而下的臀中肌、梨状肌、上孖肌、闭孔内肌、下孖肌和股方肌。

4. 解剖梨状肌上、下孔的血管和神经　观察梨状肌的形态，从其下孔中由外侧向内侧清理出坐骨神经（注意观察坐骨神经与梨状肌的关系）、股后皮神经、臀下神经、臀下血管、阴部内血管和阴部神经。切断臀中肌，观察其深面的臀小肌及由梨状肌上孔穿出的臀上神经、臀上血管。

5. 解剖坐骨小孔的血管和神经　切断骶结节韧带并翻开，观察坐骨小孔内的阴部内血管和阴部神经。该血管和神经从梨状肌下孔穿出，经坐骨小孔进入坐骨肛门窝，分布于会阴部。

6. 解剖大腿后群肌　清理内侧的半腱肌、半膜肌和外侧的股二头肌，3 块肌（股二头肌短头除外）的起点以一共同附着点起于坐骨结节，向下分别达膝关节的两侧。

7. 观察坐骨神经的行程　坐骨神经由梨状肌下孔穿出，经大转子与坐骨结节之间下行，在臀大肌下缘与股二头肌长头之间。坐骨神经位置表浅，向下行于大腿后群肌的深面中线下行，至腘窝上角处分为胫神经和腓总神经。

五、解剖腘窝和小腿后区

1. 解剖浅筋膜　在外踝后下方的浅筋膜中找到已暴露的小隐静脉及其伴行的腓肠神经，向上追踪该静脉直至腘窝下角处穿入深筋膜，注入腘静脉。沿腓肠神经逆行向上追踪，可于小腿后正中线、深筋膜的深面找到腓肠内侧皮神经（在腘窝处起自胫神经）。在腘窝外侧角处找出由腓总神经发出的腓肠外侧皮神经，该神经发出腓神经交通支与腓肠内侧皮神经汇合形成腓肠神经。清除小腿后面及腘窝残余的浅筋膜。

2. 解剖深筋膜　切开腘筋膜，在小隐静脉末端附近寻找 1 ~ 2 个腘浅淋巴结，观察后清除。清除小腿后区的深筋膜，注意保留位于内踝后下方的屈肌支持带。

3. 解剖腘窝及其内容　清理腘窝境界：内上界为半膜肌和半腱肌，外上界为股二头肌，内、外下界分别为腓肠肌内、外侧头。沿腘窝外上界找到腓总神经，追踪它至腓骨头下方。在腘窝中清理出胫神经，注意其发出肌支到小腿三头肌及关节支至膝关节。清理腓肠肌内、外侧头，并以手指伸入内、外侧头的深面，使之与跖肌、比目鱼肌及腘肌分开。从腓肠肌内、外侧头起点下约 5cm 处切断两头，将该肌翻向下方，然后在腘窝处切开包裹着腘动、静脉的筋膜鞘。暴露腘静脉，将它拉向一旁，其深面为腘动脉。仔细寻找腘动脉在腘窝内发出的 5 条关节支：①膝上内侧动脉绕过股骨内侧髁上方，走向膝关节前方。②膝上外侧动脉绕过股骨外侧髁上方，转向膝关节前方。③膝中动脉起自上述动脉的任何一条，或直接由腘动脉的深面发出，以垂直方向穿入膝关节。④膝下外侧动脉起自腘动脉的外侧，穿过腓侧副韧带的深面，水平绕向前方。⑤膝下内侧动脉沿腘肌上缘斜行向下绕过股骨内侧髁的下方，穿往前方。

4. 解剖小腿后区的肌肉及血管、神经　清理腘肌、跖肌和比目鱼肌，注意比目鱼肌上缘的比目鱼肌腱弓。仔细解剖穿腱弓的各结构，可见胫神经的位置最表浅，胫后动、静脉的位置较深。将比目鱼肌内侧份的起点全部切断，把该肌翻向外侧。辨认胫骨后肌（位于中间）、趾长屈肌（位于胫侧）和姆长屈肌（位于腓侧）。注意这三块肌肉在下行过程中位置关系的变化。腘动脉在腘肌下缘分为胫前、后动脉。追踪胫前动脉直到它在小腿骨间膜上缘穿至小腿前骨筋膜鞘为止。在腘肌下缘胫后动脉起点稍下方寻找腓动脉，沿腓骨后肌表面下行。胫后动脉在伴胫神经下行途中还发出许多肌支至邻近肌肉。胫神经在腘窝内位于腘动脉的外侧及浅面，在小腿上份，位于胫后动脉的表面，至小腿下份又偏向胫后动脉的外侧。胫神经沿途中也发出一些肌支和皮支，分布于小腿后面的肌肉和皮肤。

5. 解剖踝管及其内容 在内踝与跟骨之间切开屈肌支持带以暴露踝管。该支持带向深面发出 3 个纤维隔，将踝管分成 4 个骨纤维管，从前向后依次容纳胫骨后肌腱、趾长屈肌腱、胫后血管和胫神经、姆长屈肌腱。

六、解剖足底

1. 解剖浅筋膜 足底皮下脂肪较厚，且纤维束纵横交错，不易剥除。可从足跟后缘开始向前修去浅筋膜，直至出现发亮的腱性深筋膜。

2. 解剖深筋膜 深筋膜分为中间部、内侧部和外侧部三部分。内侧部分最薄，外侧部分较厚，中间部分最厚称足底腱膜。足底腱膜向前分为 5 束，止于第 1~5 趾。其两侧缘向足底深部发出内、外侧肌间隔，分别附于第 1、第 5 跖骨，构成足底内侧、外侧及中间 3 个骨筋膜鞘。

3. 解剖足底浅层肌及血管、神经 在跟骨前方5cm 处，横断足底腱膜，向远侧翻开，并切断内、外侧肌间隔。从内侧向外侧依次观察姆展肌、趾短屈肌和小趾展肌，在趾短屈肌两侧分别可见足底内、外侧神经及血管。

4. 解剖足底中层肌及血管、神经 在足底的中部切断趾短屈肌，翻向远侧，可见姆长屈肌腱和趾长屈肌腱。观察此两肌腱在足底内侧交叉的情况，并观察起于跟骨止于趾长屈肌腱的足底方肌和起于趾长屈肌腱止于趾背的 4 条蚓状肌。在足底内侧切断姆展肌的起点，翻向远侧，可见足底内、外侧神经和血管分别来自屈肌支持带深面的胫神经和胫后血管。

5. 解剖足底深层肌及血管、神经 在跟结节前方切断足底方肌、趾长屈肌腱及姆长屈肌腱，翻向远侧，暴露姆短屈肌，姆收肌和小趾短屈肌。在姆展肌深面辨认来自踝管的胫骨后肌腱，于足底外侧切断小趾展肌的止点并翻向近侧，露出腓骨长肌腱，追踪胫骨后肌与腓骨长肌的止点。切断姆收肌斜头和横头的起点，翻向远侧，露出由足底外侧动脉与足背动脉的足底深支共同构成的足底弓、足底外侧神经的深支，以及附于第 3、第 4、第 5 趾内侧半的 3 块骨间足底肌和附着于第 2、第 3、第 4、第 5 趾的 4 块骨间背侧肌。

复习思考题

一、名词解释

隐静脉裂孔　股三角　股管　股鞘　踝管　收肌管　血管腔隙　股环　髂胫束

二、问答题

1. 试述大隐静脉的起止、行程、属支及其临床意义。
2. 试以解剖学知识解释股疝的形成，并说明其容易嵌顿的原因。
3. 简述股三角的境界、内容及其位置关系。

4. 简述梨状肌上、下孔和坐骨小孔通过的结构及其位置关系。

6. 试述梨状肌综合征产生的解剖学基础。

7. 简述腘窝的境界、内容及其位置关系。

8. 简述腓骨颈骨折易损伤的神经及其典型症状，并分析其原因。

9. 试述胫神经损伤后出现"钩状足"畸形的形态学基础。

10. 试述踝管综合征出现症状和体征的解剖学基础。

附录　实验报告书写指导

　　书写实验报告对于学生来说是个综合性的作业，是对实验过程及其成果总结的形式之一。认真书写实验报告，能够促进实验课教学质量的提高，为学生提供了更大的自主学习空间，为今后临床资料采集、病历书写、科研资料搜集和加工、科学论文撰写提供了锻炼机会，也为培养创新意识和实事求是的科学精神，以及基本技能训练建立了承载平台。以形态和行为研究相关的学科可根据自己的需求和实验进程自主采集实验资料，由于未确定因素较多，用表述性的实验报告书写形式较为合适。以下以局部解剖学及腧穴解剖学为例，分述表述性实验报告书写的基本项目、规则、技术和注意要点。

一、一般项目

　　一般情况下按照自己学校的实验报告专用纸照章填写即可。主要包括以下方面：①实验名称（按本次实验课单元的名称填写）。②实验者姓名，学号，小组成员，指导教师。③实验时间和地点。④其他涉及本次实验或实验报告的相关信息。

二、实验目标

　　1. 设置合适的目标　对于实验报告中的目标设置有两种情况：一种是以本次实验课所涉及的范围作为实验目标。它对系统、完整地复习和回顾知识有好处，但也因其涉及范围大，使得实验报告篇幅较长，不易把握，不易写出深度。另一种是围绕本次实验自己比较感兴趣的点，或围绕要讨论的主要问题设置实验目标。不求大而全，讲究的是书写深度练习。建议不要将实验报告写成对整个实验过程完成情况流水账式的记录，最好是在实验中及时捕捉兴趣点，并做比较细致的即时记录，做完实验后，重新回顾、整理和组织实验资料，针对实验中体会较深或有所感悟的部分作为本次实验报告的目标。

　　2. 目标的可测量性　设置的目标要具体可行，在实验完毕后能够直接检验是否完成。建议在文字上用比较容易评价的"实验目标"来替代习惯上使用的"实验目的"。每个目标不要设置得太大、太笼统。如"观察腹前外侧壁的层次结构"就显得比较宽泛，不如将其分解为"腹直肌和腹直肌鞘""腹股沟区""腹外侧壁"几个部分，分别单独以小目标的形式列出。

　　3. 尝试多元化目标的设置　我们习惯于将教学大纲规定的知识获取作为实验目标。作为学生，不妨尝试一些非知识性能力目标和情感目标的设置，将隐含在实验过程中对动手和思维能力有影响的过程作为训练目标，以挖掘和深化实验课的内含。如：掌握某种解剖器械的正确使用，评价某穴位的针刺危险性，比较胸壁与腹壁解剖层次结构的异同等。

三、实验准备

如实分类记录与本次实验相关的操作标本和解剖器械等物品，特别是同学自己准备的物品，如测量工具、记录工具、照相机等。要养成注明实验仪器或工具的型号、生产厂家等基本信息的习惯，必要时也要标明与实验环境相关的各项指标。

四、实验步骤

对实验步骤（即解剖操作过程）的描写是书写实验报告的基本要素。实验预案中的操作步骤要求尽量详细，有明显的操作指导性；而实验报告中的"实验步骤"不要求写得太详细、篇幅过长，只要求记录能够完成实验目标所涉及的主要步骤。在实验步骤的撰写过程中，主要需要注意：①按实际操作的自然顺序，如实记录和表述。②正确应用行为动词，如切开、剪断、探查、剔除等；特别是区分度较小的动作，如剥离、分离、游离等。③一般不主张将"实验步骤"与"实验结果"合并来写。因为实验步骤是按自然操作顺序记录的，而某一实验结果的完整呈现可能会涉及不同部位和不同深度。跨步骤表述实验结果会出现一些问题，影响被描述结构的完整性。如对坐骨神经的观察，会涉及多个部位，在各部位的走行和毗邻关系比较复杂，如果按照不同部位和不同深度分开描述就会显得很凌乱。

五、实验结果

实验结果是实验报告的主体，是根据实验目标，将解剖、观察的实验现象或重要结构按一定的条目和逻辑关系依次列出，并逐一做出比较详细的解剖学描述。它的依据是实验记录，而实验记录的核心是客观性和真实性。实验结果并不是实验记录的自然呈现，而是对实验记录精心筛选、整理后的实验成果。表述性实验报告中"实验结果"粗与细、质与量的取舍，取决于实验操作者、记录者、实验报告执笔者捕捉实验信息的主观愿望、敏感程度和能力，但最后所呈现的"结果"都应当是客观的。

1. 与实验目标和实验步骤相互照应　每个实验目标的完成情况，原则上都应当在实验结果中有所体现，并在"实验步骤"中描述操作过程。在本栏目中呈现出的应当是知识性目标，非知识性的目标难以在本栏目中显性呈现，但可以在"讨论"或"体会"等栏目中表述。

2. 文字是最基本的表达方式　即用准确的专业术语，客观、真实、细致地描述实验现象和结果。在实际应用中常配以照片、表格等，以便更好地呈现实验结果。

（1）照片　用数码设备记录重要的实验过程和实验结果，以图片的形式呈现于实验报告中。①拍摄要求：除了拍摄照片的基本技术要素外，还要注意目标物及其周围环境的整洁，显示出能够辨认解剖方位的参考物，尽量保持结构的原始位置。②加工要求：要对图像进行适当的剪裁，调整合适的像素值，用文字、线条或箭头等标注关键结构。但不要对图像中的结构进行增或减的改动，以保持图像的真实性。③呈现要求：每幅图片都要标明图序、图题和图注。

（2）绘图　可以对观察对象用绘图的方式简明扼要地记录。

（3）表格　合适的表格能够简明、清晰、有条理地呈现实验结果。我们经常使用的是多个项目或指标相互比较的文字描述性表格和有测量数据的数字性表格。数字性表格要尝试使用三线表，要注明数据的单位，还要注意原始数据和加工数据的正确应用。与图片一样，表格也需要有表序、表题、表注及必要的文字说明。

3. 需注意的问题　①按顺序依次展示重要实验结果，注意条理性。②不要只罗列诸多结构的名词，一定要对这些结构进行详细的解剖学描述。③不要在此栏目中对尚未见到的现象进行推测性表述。如"某神经进入某肌，支配该肌运动"，其中的"支配该肌运动"我们在本实验中并不能证实，不能写在实验结果中，但可以在讨论或小结栏目里进行表述。④不要将预案中设想或预测应当观察到而在实验中并没有出现的现象或结构作为实验结果写出。同样，所得到的实验现象和结果与预期或教科书的表述不符时，要尊重事实，不能随意修改，但可以在讨论中对此状况进行探讨。

六、讨论

该部分是实验报告的灵魂，是调动自己的主观能动性对实验结果进行再加工（假想、分析、推理、论证）的过程，是促进知识拓展、提升发散性思维和创新能力的平台。它是花费时间最多、写作最难的部分，也是最锻炼人的部分。

1. 基本结构　①你要讨论的问题是什么？分别以小题目的形式明确列出。②这个问题所涉及的相关主题词的基本概念或别人的观点是什么？就其主题词查阅资料，写出其概念、知识来源或背景等。③你对此问题的观点是什么？这是写好讨论的起步点，学生可以充分发挥自己的主观能动性，大胆、清晰地提出自己的主见，或假设，或验证，或迁移，或疑惑，或顿悟。④你要讨论的问题与你的实验结果有何关系？结合你的实验结果，提出你的观点、意见或合理的推理、分析、猜想。所讨论的问题一定要用与本次实验相关的实验结果为基本依据，如果没有这些，只用其他理论、知识或经验来支撑你的问题和观点，你的讨论就变成"综述"了。⑤除了自己的实验结果外，还有哪些资料可以支持、论证你的观点？特别鼓励涉猎跨学科的知识，通过查阅文献，提供你的支撑材料，进行逻辑分析和论证。

2. 可以进行讨论的问题　①验证性问题：实验的某结果与自己以前的知识相印证的，有感而发的体会。如在颈项部按摩可能引起晕厥（已有的知识或体验）的现象与颈动脉窦位置（本次实验的结果之一）的关系。②对比性问题：对比同一问题几种不同的形式或观点，说明自己的倾向。如两组标本的差异性比较，教科书的表述与实验结果的差异，某一结构位置的观察结果与活体的动态情况比较，基础与临床对某一结构的不同观点或命名。③质疑性问题：实验结果与自己以前的认识或观点有差异或相悖的，感觉困惑的。④其他问题：通过本次实验触发灵感或感悟的问题。即对本次实验中自己感兴趣的点进行探讨，可以是通过本次实验得到的目前尚未见报道的实验结果，也可以是比较独特的观察和表述视角，这些都可以视为学生阶段的"创新性问题"，如有同学曾讨论过"用流体力学的观点分析腕部桡动脉分支情况与寸口脉强弱的关系"。

七、结论（或小结）

结论是通过对实验结果进行加工、讨论、分析、综合后，做出的规律性、概括性的判断。它必须以真实的实验结果为依据，但切忌将实验结果再次罗列一遍。能否写好结论，是对综合能力的检验。结论可以是对本次实验单元的实验结果的总结，也可以是针对讨论的题目分别做出各分题目的小结，即经过"讨论"论证后形成的结论。如某些解剖结构的配布原则、分布规律；针刺某穴位的主要危险性因素和预防要点等。

八、评价（或心得体会）

该部分是对实验过程、书写过程的反思和精神升华。写出自己在这些过程中的情感、态度、体验、经验、收获、遗憾、教训、批评、建议、合作、致谢、评价等。实验报告中一般不设该项目，但我们认为，如能认真记录和分析自己实验过程中的心得体会，或理性地评价本实验的任何环节，不但是对自己认知过程的回顾，更可促进知识的巩固、能力的加强，是对自己人文修养和精神素养的提升。

九、参考文献

按照科学论文的格式，列出在本次实验及其报告中特别是讨论部分所用到的参考资料，如引用的某句原文，某种观点，或对自己的观点、表述有启发和借鉴的文章等。

主要参考书目

1. 严振国. 正常人体解剖学. 北京：中国中医药出版社，2003.

2. 严振国，李伊为. 正常人体解剖学（英文版）. 北京：中国中医药出版社，2004.

3. 邵水金. 正常人体解剖学. 第 3 版. 北京：中国中医药出版社，2012.

4. 严振国. 正常人体解剖学. 上海：上海科学技术出版社，2006.

5. 杨茂有，邵水金. 正常人体解剖学. 第 2 版. 上海：上海科学技术出版社，2012.

6. 柏树令. 系统解剖学. 北京：人民卫生出版社，2001.

7. 邵水金，朱大诚. 解剖生理学. 北京：人民卫生出版社，2012.

8. 严振国，杨茂有，邵水金. 局部解剖学. 北京：中国中医药出版社，2006.

9. 聂绪发. 局部解剖学. 北京：中国中医药出版社，2008.

10. 严振国，聂绪发. 中医应用局部解剖学. 上海：上海科学技术出版社，2006.

11. 邵水金. 局部解剖学. 上海：上海科学技术出版社，2012.

12. 彭裕文. 局部解剖学. 第 5 版. 北京：人民卫生出版社，2002.

13. 王怀经. 局部解剖学. 北京：人民卫生出版社，2005.

14. 邵水金. 中医应用腧穴解剖学. 北京：中国中医药出版社，2014.

15. 严振国. 中医应用腧穴解剖学. 上海：上海科学技术出版社，2005.

16. 邵水金，杨茂有. 腧穴解剖学. 上海：上海科学技术出版社，2012.

17. 邵水金，张黎声. 正常人体解剖学习题集. 第 3 版. 北京：中国中医药出版社，2013.

18. 邵水金，李一帆. 正常人体解剖学习题精选. 上海：上海科学技术出版社，2014.

19. 邵水金. 应考宝典——正常人体解剖学速记. 第 2 版. 上海：上海科学技术出版社，2013.

20. 邵水金. 局部解剖学与腧穴解剖学习题精选. 上海：上海科学技术出版社，2013.